我如此努力地活着
一位重度抑郁的哲学教授的自我救赎

[美] 克兰西·马丁（Clancy Martin）著

吴万伟 译

金城出版社
GOLD WALL PRESS

·北京·

How Not to Kill Yourself: A Portrait of the Suicidal Mind
Copyright © 2023 by Clancy Martin
Published by arrangement with Writers House LLC, through The Grayhawk Agency Ltd.

图书在版编目（CIP）数据

我如此努力地活着：一位重度抑郁的哲学教授的自我救赎 /（美）克兰西·马丁著；吴万伟译 . -- 北京：金城出版社有限公司，2025.8. -- ISBN 978-7-5155-2753-6

I . R749.4

中国国家版本馆 CIP 数据核字第 2025CA2071 号

我如此努力地活着：一位重度抑郁的哲学教授的自我救赎

作　　者	［美］克兰西·马丁
译　　者	吴万伟
责任编辑	刘　磊
责任校对	张超峰
特约编辑	吕梦阳
特约策划	领学东方
责任印制	李仕杰
开　　本	880 毫米 ×1230 毫米　1/32
印　　张	13.25
印　　刷	天津鸿景印刷有限公司
字　　数	310 千字
版　　次	2025 年 8 月第 1 版
印　　次	2025 年 8 月第 1 次印刷
书　　号	ISBN 978-7-5155-2753-6
定　　价	78.00 元

出版发行	金城出版社有限公司　北京市朝阳区利泽东二路 3 号
	邮编：100102
发 行 部	（010）84254364
编 辑 部	（010）61842989
总 编 室	（010）64228516
网　　址	http://www.baomi.org.cn
电子邮箱	jinchengchuban@163.com
法律顾问	北京植德律师事务所　18911105819

读到有关自杀的报道,人们往往感到脊背发凉,这并非因为悬挂在窗栏上的脆弱躯体,而是因为其生前所遭受的心灵创伤。

——西蒙娜·德·波伏娃

　　独自一人时,我意识到自己与试图杀死我的人待在一起。

——约翰·木兰尼

目 录
CONTENTS

- 1 致读者
- 3 前　言

第一部分　看一看真实的自己

- 003 第一章　你真的了解自己吗？
- 038 第二章　心之呼唤
- 066 第三章　门总是为你敞开着
- 103 第四章　如何成为更好的父亲？

第二部分　一只脚踏入坟墓

- 129 第五章　醉生梦死
- 152 第六章　哲学的慰藉
- 194 第七章　致死的疾病
- 231 第八章　不相信来世，那就欢迎来到精神病院

第三部分　漫长的回归之路

- 253 第九章　相信相信的力量
- 269 第十章　努力让生活变得更好一些
- 294 第十一章　西西弗斯的快乐

- 349 附　录　樱桃的滋味
- 387 译后记

致读者

  谨以此书，献给像我一样的人。在过去三十多年里，我认识了很多人，他们曾经自杀未遂，目前仍然在杀死自己的冲动中挣扎。我也希望与有过自杀念头的人、可能企图自杀的人以及那些因亲人自杀而生活发生巨大变化的人对话。我希望这些无论因为什么而活在自杀阴影之下的人都可以通过阅读本书得到一些帮助，通过了解我的努力、失败教训以及成功经验，来抗拒如地球引力般的自杀冲动。

  我的愿望自然是，希望各位能读完整本书，希望此书鼓励您继续前行，即使现实令人感到绝望。

前　言

　　我最后一次试图自杀是在我的地下室里，当时我想用一根狗链勒死自己。像往常一样，我没有留下遗书。我从办公室里搬出一把绿色皮革质地的木头椅子，而我的狗则在楼梯上看着我。它害怕下到地下室来。我拿起结实的蓝色帆布狗链，把它套在一根横梁上，然后把狗链穿过把手做成一个套索拴上，检查是否系紧了。我站在绿色椅子上，把套索套在脖子上。然后我踢开了椅子，与《肖申克的救赎》的结尾那个温和、年迈、被体制化的自杀者布鲁克斯·海特伦的做法没有两样。我吊在那里，脚在扑腾。但我没有死，只是非常痛苦。上吊真的很疼。尽管我以前试过上吊自杀，但我已经忘了它带来的疼痛，这是因为我最近一段时间都在读人们上吊自杀的文章，自杀好像很容易。有的人把绳套挂在门把手上坐下就自杀成功了。我开始感到恐慌，尽管我努力克制，却更加惊慌失措。我记不清了，有一个瞬间，我试图把自己提起来，于是挣脱了狗链。我掉到了地板上，在满是灰尘的水泥地上躺了一会儿，至今我都没有把上吊用的椅子搬回楼上。它让人望而生畏，我再也不想在家中看见这把椅子。

那天晚上，我和妻子通了电话。她去旅行了，她问我为什么声音怪怪的。

"我嗓子疼。"

"泡点儿生姜蜂蜜茶，"她说，"听起来你好像生病了。"

"嗯嗯。"我说道。

我的喉咙疼了一个星期。有几个学生问我脖子怎么了，因为上面的瘀青很明显。我告诉他们："哦，它只是看起来严重罢了。"然后回避了这个问题。

我也许可以告诉他们真相。但是，撰写关于自己自杀和自杀企图的文章，然后学生在网上看到这些内容——学生的确会在搜索引擎上搜索他们教授的名字——是一回事，而在现实中直视学生的眼睛，展示脖子上的瘀青，然后说"哦，我前几天试图上吊自杀"，则完全是另一回事。即使后一种做法不会影响我的职业生涯（但我怀疑可能会带来影响），我也会担心，这将给年轻人施加一种心理压力，促使他们中已经患有抑郁症或有自杀念头的人做出糟糕的选择。

在我的一生之中，脑海中一直存在着两种自相矛盾的想法：我希望我已死去，但我又庆幸自己自杀未遂。我从来没有想过，要是我当时成功自杀了，也就不用活这么久了。然而，当我觉得生活完全是在浪费时间时，我的第一想法是：那好吧，现在就去自杀。或者更确切地说，我倾向于按照非常具体的思路来思考如何自杀，比

前言

如：我最好上吊自杀，因为我没有任何毒药。如果我去买一些，到了快递送达时，我可能已经丧失自杀的勇气了。重要的是，趁此刻我的思路很清晰，立刻行动起来。（这也表明我其实很困惑。）在那一刻，我坚信自杀是正确的，我确信我终于愿意承认有关自我的真相，正如一个人在非常愤怒地反驳别人时知道的那样。当时我想：现在，我终于可以说出我心里一直想要说的和需要说的话了。但是，冷静下来后，这种在愤怒之下坚信不疑的东西未必能证明真相变得一清二楚了。

当然，我并不总是纠结于自杀的念头。比如，我在2022年的冬天写下了这句话："我不想结束自己的生命，我很感激自己还活着。"但是，在某种程度上，说"感激"没有抓住要点。你可以对某事心存感激，却仍然无法胜任这项任务。

即使自杀的念头重现了——那么，就去自杀吧，或者换句话说，去吧，是时候了，你太累了，该结束这一切了，结束吧——我仍然会庆幸，此前的自杀没有成功，因为正是在那些未遂的自杀尝试之后，发生了许多好事，包括最重要的事情——我的孩子们出生了。

我想自己最终还是会自杀，但同时我也明白，我为从前的自杀尝试都失败而庆幸。我已经意识到这听起来有多么奇怪。如果之前的自杀未遂让我能够继续活着、创造和体验美好的事物，那么这种逻辑难道不应该同样适用于继续活下去吗？难道我不明白屈服于这种自杀冲动是错误的吗？也许我正在慢慢领会这一点。但是，在我被死亡欲望牢牢控制的那一刻，我不相信未来有更多好事在等着我。更重要的是，不管未来会怎样，我相信自己活在这个世界上只会让事情变得更糟糕。

其实，人的头脑中以这种方式同时存在自相矛盾的两种想法并不那么稀奇。我们通常称之为认知失调，这就是自我欺骗的本质，也是令人类成为极其有趣的生物的众多深层非理性的因素之一。"我自相矛盾吗？很好，我就是这么自相矛盾，因为我广大无边，因为我包罗万象。"诗人沃尔特·惠特曼的这句名言可以表达珍视生命的想法，也适用于自我毁灭的念头。

举个简单的例子：有了孩子还离婚可以体现这种矛盾。我很遗憾自己离过两次婚，并为此感到非常羞愧。如果可以，我愿意回到从前并纠正自己的错误，做一个好丈夫。但与此同时，我很感激先后嫁给我的三任伴侣，尤其感激她们为我生了孩子。如果没有和第一任妻子离婚并再婚，我就不会有女儿玛格丽特和鲍西娅；如果没有和第二任妻子离婚，我就不会和现在的妻子艾米结婚，也不会成为拉特纳和卡莉的父亲。艾米、大女儿泽莉和这四个孩子是我活着的主要理由，我通常觉得他们是我活着的唯一理由。

如今，我很高兴，自己还活着。尽管我想尽各种办法，却从未自杀成功过，对此，我内心充满感激。这是我写此书的原因之一，因为我相信，对绝大多数人来说，自杀是糟糕的选择。

我深刻理解自杀的冲动。这不仅仅是想要去死，而是想方设法主动结束自己的生命。这是我最早的记忆之一。虽然这种冲动时起时伏，但我的生命中总有那么几天（绝对没有几个星期），我被自身的存在和结束存在的念头吞没。我曾多次试图自杀，但都失败了。（从自杀历史的角度看，我是个十分滑稽的人物，因为我总是搞砸，似乎总是靠着好运才侥幸活了下来。）

无独有偶，我很多朋友每天都有自杀的念头，他们尝试过自杀，有的还不止一次试图自杀。这正是我写此书的另一个原因。自杀的秘密只有我们熟悉自杀想法的人知道，尤其是这些自杀未遂者（或者多次自杀未遂者）。安妮·塞克斯顿在其著名诗歌《自杀遗书》中讲述了自杀的若干秘密：

> 我能承认
> 我只是个懦夫
> 不停地哭着喊我我我
> 更别提那些小昆虫和飞蛾
> 受环境所迫
> 扑到电灯泡上吮吸。

塞克斯顿在这里倾诉了什么呢？首先，是的，人们说的有些道理，自杀者是懦夫。更重要的是，她认为自己是懦夫，她希望自己是勇敢者的一员，尽管生活中有痛苦、挫折和无数的障碍，也能继续前行。她还承认了懦弱、自杀和虚荣与"我我我"之间的联系。因为每个自杀者都知道自己会因为自私受到指责，因为我们的生活不仅属于我们自己，还包括我们对他人的义务。"我我我"是一种可怕和丢人的字眼，是人们羞于去说、去想、去感受之物，但它就在那里，也是存在于每个人生活中的响亮无比的声音。试问谁没有充满恐惧而又轻蔑地想过，如果我不关注自己，还有谁会关注我呢？

而当你决定结束自己的生命时，这声音会在耳边尖叫。"我我我"让自杀成为可能。如果我真的只想着"你"，我怎么会自杀呢？"我我我"也是我们试图永远摆脱的东西。最后，塞克斯顿还坚持认为（对此，我会进行更多阐述），自杀不仅代表懦弱和自私，也代表弗洛伊德（继叔本华之后）所说的死亡驱力，一种非常基本和原始的"扑到电灯泡上吮吸"的需求。

　　塞克斯顿在她四十六岁生日的前一个月结束了自己的生命，她的诗歌展露了很多死亡欲望。当然，她的作品应该推荐给任何一个在死亡欲望中挣扎的人。但塞克斯顿的诗歌可能只应该由那些能够站稳脚跟、对自杀有清醒认识的人阅读，因为她的作品里表现出诚实和绝望，同时也将自杀行为浪漫化了，而这对于心理脆弱者来说是十分危险的。如果我的学生告诉我，他一直在自残的念头中挣扎，并问我是否可以推荐一些书籍，我可能会推荐几本不同的书（当然，我还想与这个学生谈论更多），但我绝对不会推荐给他们的作家就是安妮·塞克斯顿。我也不会建议他阅读爱德华·勒维、大卫·福斯特·华莱士或奈莉·阿坎的作品。因为正如我们将在后面讨论的那样，这些作家都熟悉自杀行为，都对自杀进行了详尽的描述，并最终都自杀了。

　　当人们大着胆子来跟我谈论自杀时，我总是感到欣慰和感激。这是一个棘手的话题，即使在今天也是禁忌，大多数人都不愿意讨论自杀。从前，提起酒精和药物成瘾也是如此，并且现在，在某些方面仍然如此（因此戒酒会和麻醉品都有匿名的属性）。抑郁症和其他形式的精神疾病也是禁忌，而且现在在某些方面仍然如此（因此世界体操冠军西蒙·拜尔斯公开谈论她与精神疾病的斗争，值得庆祝）。就在不久之前，承认自己是同性恋也是禁忌，尽管现在这在我们看来可能很奇怪（现在也许仍然如此，取决于你的文化背景）。最近，我的一位好朋友的儿子结束了自己的生命。尽管我花了十三年时间来阅读和撰写自杀方面的文章，最近几年还写了这本书，但我还是很难与这位朋友谈论此事。

但自杀就在我们周围，我们必须谈论自杀。真相是，如果愿意诚实面对自己，我们对自杀都有一些认识。我曾经告诉学生，如果我们的肚子上有一个开关，按下它就能结束自己的生命，那么没有人能活到十八岁。这就是为什么对于我来说，尽可能诚实地告诉你我的自杀冲动和尝试特别重要。如果我在胡说八道，你是会察觉到的。当然，在某种程度上，不再活着肯定更容易一些。最消极的情绪本身也是最确定无疑的情绪，但这无济于事。众所周知，幸福感和安全感最不稳定且脆弱不堪。还有什么比愤怒、沮丧、恐惧更加确定无疑的情绪呢？（但这当然是错误的，因为人的情绪就像想法一样，来去匆匆，很容易改变。）很多时候，生活真是太难了。我们很多人都有过恐慌不已的时刻，我们都会感到很累。

这令我想到了我写此书的主要原因：我想真诚而准确地表达想自杀（有时候是天天都想自杀）但还要继续生活的感觉是什么样的，并说出我自己这样做的特殊理由。自从十多年前我开始谈论自杀并撰写相关文章以来，我便已经和许多人交流过了。他们认同我那些最阴暗的自我厌恶和绝望情绪，并表示我的故事对他们有所帮助。

意识到有这些感受的不止自己一人很重要。在这之后，我们会开始明白，自己不是绝望的边缘人，也不是在顺风顺水的世界里只有自己过得一团糟。知道其他人也有这种感觉，并意识到有这种感觉也没有太大关系，有助于我们明白也许自己没有任何问题。往往正是我们觉得自己有问题的想法让我们面临自杀的威胁，或者将我们推下悬崖。

我鼓励任何读到此书并有自杀倾向的人加入一个名为"自杀互戒匿名会"的组织。同样，自杀干预热线[1]和最近推出的在线聊天也可使用。但是我不太喜欢拨打匿名求助热线，主要是因为我不想和陌生人或一群比较生疏的人谈论我要自杀的冲动，尽管这种冲动实际上是十分强烈的。（在这里，我的想法只代表我自己。自杀干预热线每天都在拯救生命。在为帮助处于危险之中的人付出的共同努力中，它们是不可或缺的资源。）

我能做的并且已经做的是读一些能让我的自杀冲动在那个特定的日子消失的东西。更好的情况是，它们让我的冲动停下来，甚至让我开始重新思考自杀的吸引力。我并不期待我的自杀念头会消失，不过我很高兴告诉大家，我自杀的念头可能正在减弱。我的确相信，我对这些念头的态度会改变，自杀的念头会变得不那么吸引我，也不那么令我执着。事实上，我对自杀的态度已经发生改变，部分原因是撰写自杀文章，但主要原因是我与其他有自杀倾向或曾经有自杀倾向的人进行过交流。

假设一位朋友过来找你说："我买了把枪，我决定今天晚些时候

---

[1] 在中国，全国统一心理援助热线为12356。——编者注

开枪自杀。"（这位朋友并没有患不治之症，看上去和平常也没什么两样。）那么，有没有一种场合，让你赞同这是个好主意呢？

当然没有。其他人这样想时，自杀明显是个坏主意。这个事实显而易见。然而，当我们自己也这样想时，我们却无法看到这个醒目的真相，即自杀并非解决问题的最佳方法。肯·鲍德温从金门大桥上跳下，自杀未遂，幸免于难，后来他说了一句成为名言的话："跳下去之后，我意识到，除了刚刚跳下大桥这件事，我本来认为生活中无法解决的一切都是完全可以解决的。"或者正如乔尔·罗斯在他的朋友安东尼·波登去世后不久所说："自从他去世以来，我一直都处于他自杀的震撼之中，他结束了自己的生命，然后说，'唉，我都做了什么呀？'"

我也希望，通过坦率讲述一个长期受自杀念头困扰的人的故事，或许可以帮助那些在生活中有或曾经有过自杀念头的人或他们的朋友，使他们能够对自己或朋友都更温柔一些。当我们思考和谈论自杀时，也应该尽量温柔一些。

我认识的第一个自杀者是我继父的儿子保罗，他在我六岁时跳楼自杀了。我问妈妈保罗自杀的事，她给我发了这样一条短信：

> 我当然记得那一天，那是1974年，保罗看起来很开心，有些安静，那天早上他预约了他的心理医生，但他没有赴约，而是从那栋办公楼的楼顶跳了下去。

保罗去世时二十一岁，一直和我们一起住在我儿时的家里。他是二十世纪七十年代的一个嬉皮士，花了很多时间在温哥华和我们居住的卡尔加里（位于我的家乡艾伯塔省，与落基山脉平行）之间浪荡。他用美丽的彩色玻璃珠为我们——他的弟弟妹妹——制作手镯和项链（当时我们家里住着八个孩子）。出门在外时，他就靠在街上卖这些"珠宝"来赚路费。

自那时起，我便认识了很多自杀者。我们大多数人，一旦到了一定的年龄就会出现这种情况。我知道无论怎样都无法阻止别人自杀而自责是什么感受。然而我相信我们可以做些什么和说些什么来帮助我们关心的人，他们可能正在自杀的冲动中挣扎。这是我写此书的另一个理由，但我并不认为事后自责是那些理由之一，所以我希望自己对自杀念头的见解可以帮助人们避免发生这种情况。

我自己与自杀念头的关系大致可以分为三个阶段。在此，我再赶紧补充一下，我并不认为我的生命中的这三阶段或自杀念头的三阶段之间有严格的分界线。它们以各种方式相互融合，有时候，五十四岁的克兰西结束自己生命的幻想似乎与七岁孩子的幻想并没有太大区别。

在童年和青年时期，我相信自杀会消除"我"的本来面目。我认为这是我生命中的"自杀倾向"阶段。正如诗人济慈所言，我在两种情绪之间摇摆不定，一边是"几乎爱上这种安详的死亡"，一边是绝望的感受，即我想改变我的生活却做不到，我认为自己是失败者。在我看来，在此阶段的大部分时间里，如果说自杀不仅仅是结束生命的话，那么它还会彻底改变我的存在，以至于我将不再是我认识和遭受痛苦的那个我（比如说，我上了天堂，或者重生为另外一个人）。这一阶段随着我的第一次离婚、职业上的彻底改变和父亲的去世而宣告结束（我父亲很可能是自杀，尽管我不敢肯定。稍后会详细介绍）。

然后，当我喝酒上瘾后，我曾尝试过自杀。我偷偷饮酒和戒酒，每天都故态复萌，重新回到酒吧。伴随我喝酒戒酒挣扎的还有严重的抑郁症，这在我前三年的清醒阶段尤为糟糕。我认为，这是我自杀生活的"危机"阶段。这些年的主题和主要心理体验是逃避。当然，酒精是逃避的一部分。但是，还有什么比自杀更能帮人逃避呢？我完全依靠好运气才熬过了人生的这个阶段。不出所料，该阶段以我第二次离婚和生活方式的巨大变化而告终。

自那以后，我尝试自杀过两次。其中一次我在前言中描述过，在我看来，这与瘾君子的复发非常相似。我认为这是我自杀经历的"恢复"阶段，这听起来可能像是在开玩笑。在绝望之时，自杀对我来说似乎颇具吸引力。这种绝望伴随着疲惫，给我带来一种无法继续的感觉，是在心理上向自己最坏的本能投降。精疲力竭之时，我又回归旧的思维方式。"复发是恢复的一部分"，这是匿名戒酒会的信条之一。我发现该法则不仅适用于饮酒，而且也适用于自杀以及不太明显的自残行为（例如大发脾气或大肆超支等）。

在我人生的最后阶段，即我写本书的十年之前，越来越明显的一个特点是我的着重点发生转变，即从职业上的成功和我过去经常想的"玩得开心"转变为努力做个好伴侣、好父亲和好朋友。我也终于懂得心理学上所说的保持心理健康的重要性，对此表示尊重，并从中受益匪浅。就我本人而言，我会记住要密切关注一些简单之事，如我吃的食物、进行的体育锻炼、户外晒太阳的时间以及我得到的睡眠。我现在所处阶段的另一个特点是，我开始怀疑自杀对我来说不大可能带来多少改变，这一点变得越来越清晰。从精神上来说，（我越来越相信，我的思想会在肉身死后继续存在）自杀可能会使我的情况变得更糟，并且会深深伤害我爱的人。暴力，尤其是在愤怒、恐惧和绝望中实施的暴力，似乎总是让波及的每个人的处境都变得更糟。

因此，我将本书分为三部分，分别对应我生命中的这三个阶段。第一部分讨论人们是如何有了自杀倾向。第二部分展示了人们处于危机之中是什么样子。第三部分则是人们如何摆脱想要自杀的困扰。在每个部分，我都会讨论自己的亲身经历，有时还会讨论其他自杀者的经历，以及若干哲学观点，它们要么非常适合我当时的想法，要么是对这些想法的反思。我也看过若干自杀身亡的作家的作品，这些作家提供了自杀者思想的最敏锐见解，因为他们在书籍、故事和日记中留下了自己思想的记录。

讲述我的故事帮助我形成了有关自杀思维的更具普遍性的观点。我相信，我们所有人都有某种自我毁灭的冲动。这种冲动可以通过许多不同的方式表达出来，如试图通过超负荷工作、浏览短视频、购物或住豪华酒店来逃避自我和自身存在的问题。显然，也会表现为成瘾的和相关的极端行为，以及自杀的念头、冲动或尝试。

自我毁灭的冲动——死亡冲动——对我们的心理来说可能就像性冲动一样原始和基本。我们都非常乐意承认甚至庆祝、吹嘘我们的性冲动并极力为之辩护。但是，死亡冲动是截然不同的事。性冲动尽管很复杂，但从根本上讲，我们对性冲动的感觉良好，承认性冲动也不觉得难为情。但是，死亡冲动呢？要是我们宣称"是的，死亡就是生活的一部分"就好了。毕竟，生就是死，每天我们都离死亡更近了一步。死亡不可避免，我们不得不接受它，对我们来说，死亡就像性一样自然。但是，正如在性方面存在合理和不合理的想法和行为一样，死亡问题上也是如此。尼采就观察到，想法会在它自己愿意的时候而不是在"我"愿意的时候出现。然而，我们能够影响、培养和训练我们的想法。谢天谢地，很明显，想法并没有全部变成我们说的话。更令人高兴的是，想法也并没有全部变成我们的行动。你可以有想法，然后赶走它；你可以有想法，仅仅看着它来了又走；你可以有想法，抓住它，并鼓励产生相关想法。

你可能会对自杀的想法上瘾，就像你可能会对喝葡萄酒的想法上瘾一样，总以为喝一两杯博若莱葡萄酒就会让一切看起来更容易一点儿。或者就像你可能会对性、购物或浏览短视频的状态或点赞上瘾一样。我开始逐渐明白我对自杀的想法上瘾了，而且最近我可能正处于上文所说的恢复阶段。与所有瘾君子一样，先天或后天的问题总是异常复杂，难以解决。我生来就是个酒鬼，还是经过一系列糟糕的选择才变成酒鬼的？

自杀的念头是强加在我身上，还是我有过这些想法，然后以某种方式培养或依赖它，从而鼓励它日益壮大并最终付诸行动？有人相信，自杀和酒精使用障碍（我们过去常说的酗酒）一样，是一种身体疾病。其他人则认为，自杀就像药物依赖和酗酒一样，是错误选择和意志薄弱的结果。简而言之，自杀就是一种道德失败。还有一些人像我一样相信，一旦将某些想法的先天倾向与自由意志相结合，就会将我们束缚于上瘾之网中，而新思维方式的自由培养可能帮助我们逃脱这个罗网的束缚，甚至彻底解开这个结。

第一件事就是要了解糟糕的思维模式是什么以及它是如何形成的。对我来说，对自己的信仰采取过于教条式的态度常常使我产生无力感和痛苦愤怒。当世界拒绝按照我坚持的方式运行时，或者更加常见的情况，当我未能达到我为自己设定的某些标准时，我会惊慌失措，并进入战斗逃跑的思维模式，根据我的经验，这正是播下了萌生自杀念头的种子。所以在过去一些年，我一直在努力让自己不那么自以为是，对我认为自己知道的事不那么信心满满。我想拥有更温和、不那么固执的个性。

我会尽我所能告诉各位我自杀的故事，我的自杀企图，尤其是自杀念头的细节。我相信，归根结底，这是从根本上认可生命的故事。我的第五个孩子出生于 2021 年 12 月 17 日。在我写下这些话时，她已经一个月零几天了。我不记得还有过比今天早上更不想自杀的感觉了。现在我觉得，将自己吊死在我家车库的一根梁上的想法简直荒谬至极。但是，我也知道，情况未必总是如此，就像抑郁症一样，这些念头和感受的确会以出乎意料的、不可预测的和激烈的方式卷土重来。我希望，一旦出现这些念头，我能注意到它们，不予理会。我喜欢对那些处于自杀危机之中来找我的人说，就算情况变得实在糟糕，我已经忍无可忍，明天再自杀也不迟。

PART I

第一部分

看一看真实的自己

难道没有好心人来把睡梦中的我勒死吗?

——芥川龙之介

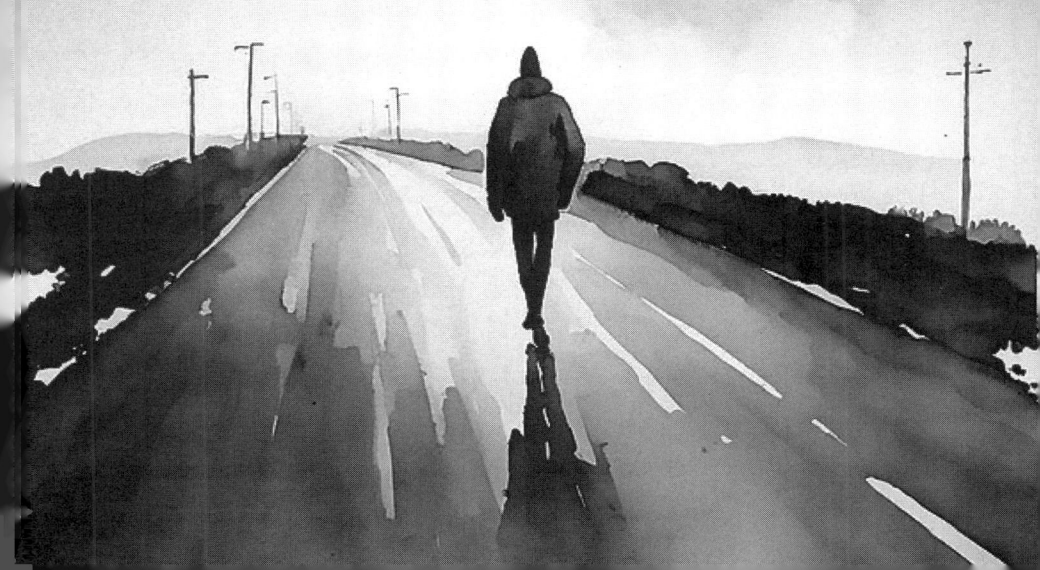

第一章
你真的了解自己吗？

"你知道有多好笑吗？你的脚链救了你一命。卖脚链的人真应该拿此事好好宣传一下，或者应该找你要封感谢信。要不是这脚链，你早就没命了。"

我在医院的病床上醒来，头痛欲裂。伸手摸了摸头发，我摸到了头皮上的钉子。一位年轻帅气的黑发男医生正站在床边跟我兴致勃勃说着话。他留着浓密的小胡子，眼睛炯炯有神。我不知道他说了多久，也不知道我是否一直在回应。我似乎是在中途加入对话的，但这或许是他的交流方式，也许他只是与病人交谈，等他们准备好了再继续谈下去。我口渴得很，紧张地用指头来回摸着头上的封口钢钉，我伸出看似自由的手去拿床头柜上的大塑料水杯，结果却发现我被铐在了床上。

"来，我给你拿。"他把杯子塞在床栏和枕头之间，把塑料吸管弯到我嘴边。我喝完水然后吐出吸管。我感到喉咙火辣辣的。

"我做了手术吗？"我问道。

"你运气很好。就是两个很小的手术。"他指了指我头上的钢钉，也就是我手指摸到之处，"你肯定是不小心摔倒了，把头摔出血了，伤口还不小。轻微脑震荡，所以可能有些头晕恶心。"

这是我在还不到一年里第二次脑震荡了。七个月前，我喝醉了从楼梯上摔下来，另一侧脑袋被打上封口钢钉。这两次事故我都不记得了。我记得吃了所有的安定药，拿了刀，爬进浴缸里躺着，膝盖弯着，腿搭在浴缸边缘。我记得我费了好大劲拿一杯酒、一把刀和我的手机。我记得那天回家之前我在酒吧"戴维上城流浪者俱乐部"玩，下决心当天晚上自杀。但我不记得是怎么从酒吧回来的。

"我的喉咙好像伤得比脑袋更重，你听我的声音，"我说，"听起来是有些无力，但我没觉得恶心想吐。"

"之前我们必须给你洗胃，但好在你基本没事。很抱歉我们只能把你铐起来。明天会把你转到精神科病房，你就不用被铐起来了。你把精美的脚链弄坏了。"他笑道，他是个招人喜欢的医生，"它好像是在发出警报之后才短路的，真是现代科技。"

我想解释说，我的脚链不是法院强制佩戴的，是我自己为了戒酒才戴的。但我意识到，从我嘴里说出的任何额外细节听起来都像在自我辩护，而且不管怎样都显得很多余。

若干年后，我的一位好朋友，一位著名的古代语言学学者告诉我："很多人认为，企图自杀只是一种呼喊救命的方式，想引人关注而已。我知道这不是真的，因为当我在医院里醒来发现自己还活着时，吓坏了。"我的感觉是沮丧、极度失望、对自己更加厌恶。不是因为我再次尝试自杀而难过，而是为自杀再次失败而痛苦不堪。

"下次别在浴室自杀了，最好不要有下次了，好吗？我们希望把你留在身边。就算想自杀，也别再吃安眠药了。现在服用安眠药过量已经死不了了。"让我觉得奇怪的是，他花了一两分钟来讨论用什么方式自杀最好，"你还可以买一本书，上面会告诉你怎么做。"

我知道他说的那本书是什么，但我并不推荐这本书。

"但你知道的，你已经非常幸运了，大多数人在尝试一次自杀之后就清醒了。所以也许这可以成为你的免罪卡。我就是那样做的。多保重，好自为之，一切都会好起来的。"

他抓住我的双脚轻轻抖动了一下，动作甚至有些亲昵。随后他耸了耸肩，离开了病房。

我想，好吧，这其实是件好事。这比你预期中自杀未遂后与医生的相处要愉快得多。那人应该培训一下其他医生如何应对像我这种情况的病人。

我的手臂上扎着静脉注射针。床边有一部电话，但我够不着，因为它在手铐的一边。我手边有一个护士警报按钮，但我不想把护士叫过来帮我打电话。

"三周以前，我还和女友躺在家里睡觉呢，"我对着空荡荡的病房大声说道，"三周以前一切正常。"

但是，事实并非如此，我的生活很久以前就出现异常了。

他们半夜把我叫醒，把我转到精神科病房。病房里很安静，大家都在睡觉。在2009年、2010年和2011年，我成年后最糟糕的三年里，我做了一些特别生动的梦，我喜欢做梦，因为我经常梦到我的女儿们和其他美好的事物，而这些在我清醒的日常生活中已经可望而不可即。这时，我和妻子已经分手，她不允许我见孩子们。我被赶出家门，住在一个又脏又乱的小公寓里。一个朋友形容说："这是你可以期待查尔斯·布考斯基[1]死去的那种地方。"我故意躲着那些了解我落魄境况的同事，因为不想看到他们用怜悯或愤怒的目光看我的样子。其中一个同事甚至毫不客气地对我说："你看上去真傻，自己的事你一直都没有做好。"

这次特别的自杀尝试出现在2011年的冬天。

"我们不能在早上去吗？"我问正要把我送到精神科病房的护理人员。

他们取下了我手腕上的手铐，却在我下床之后守在身边。

"什么时候转移你不由我们来决定。你的救护车在这里。你要去的是精神科病房。"

下楼后我们走到车门前，"为什么是救护车？"我问道，"不能坐辆别的车吗？"

事实是走几步路就到了，精神科病房距离这里不到两个街区，它们在同一个院区。

"这是责任问题。用救护车你是要付钱的。你不会想让我们帮你承担费用吧？"急救医生说。我穿着医院的病号服和拖鞋，瑟瑟发

---

[1] 查尔斯·布考斯基：德裔美国诗人、小说家、短篇故事作家，嗜酒如命，被称为"贫民窟的桂冠诗人"。——译者注

抖。外面非常冷，救护车就停在那儿等着。他们在我身上裹了一条银色塑料毯子。我立刻感到暖和多了。

停车场外的地面覆盖着一层白雪。天上的星星很明亮。我心想，这就是我想变成的样子。像夜空一样遥远和冷漠。

"坐哪儿？"

"你可以和我们一起坐在上面，"另一位急救医生说，"这没有严格的规定，但那又有什么关系呢。"

那是个像长椅一样的座位，我坐在司机和他的搭档中间。

"这就跟电影《穿梭阴阳界》里的情节一样，"我说，"你们看过那部电影吗？"

"哈哈。"那位司机说道，他留着胡子，看上去有二十来岁。

另一个人说道："我想我看过。"

"要是你看过，你应该记得，"我说，"它就是有关救护车司机的。"

"尼古拉斯·凯奇。他还能看到鬼魂，对吗？"司机说。

"对啊，你确实看过。"我顿了一下，这时车开到了精神科病院的大楼前，"你们见过鬼吗？"

我相信世界上有鬼，而且我认为自杀者可看到鬼魂的世界，这是较坚强的人无法做到的。曾试图自杀的著名作家李翊云说："我一直相信，在生与死、存在和不存在之间，有一些只有接近死亡者才了解的秘密。"加拿大医生、成瘾问题专家加博尔·马泰将像我这样的酗酒者描述为生活在"饿死鬼的领地"，我们这种人在活着时已经变成鬼了。就我而言，我觉得你大致可以明白，一个长期成瘾者用药物自杀时，他就正在向幽灵地带过渡。有慢性自杀倾向者往往也笼罩在这种阴影下。

"那不是斯科塞斯最好的作品，"司机说道，忽略或回避了我的问题，"我一直认为《好家伙》是他真正的杰作。"

"或者是《愤怒的公牛》，"我说，"那是他拍过的最悲伤的电影之一。"我想到了我的父亲，他曾当过一段时间的职业拳击手。与电影中的拳击手杰克·拉莫塔一样，他的晚年注定悲惨而落寞。

"我见过几个鬼，"坐在我右边的人说，"有人看到过。这是真的。我姑姑曾经遇到一个鬼问是否可以亲吻她，那是个女鬼。"

"没有人想听这些鬼话，"司机轻快地说道，打断了他的伙伴，"我们在精神病院呢。"他说着，瞪了那家伙一眼。

在研究型精神病院主候诊室旁边狭小的幽闭恐惧症患者诊室里——我猜当时是凌晨四五点——一个三十多岁的身材苗条、脸色苍白的接诊护士向我提出标准问题："你现在想自杀吗？你有自杀的念头吗？"

不知道为什么，但我坦诚回答了。也许是在医院他们为了让我冷静给我注射的苯海拉明发挥了药效，也许是我已经无可救药了。

"好吧，很高兴你这么问。如果你把我一个人留在这里，我会用你的剪刀割开手腕，我会用百叶窗吊死自己，我会用该死的叉子把自己戳死。是的，你觉得怎么样？"

"你是不是有暴力倾向……你在威胁我吗？你想攻击我吗？"她拿起了电话。她的手粗壮有力，指甲剪得很短，干净得无可挑剔。她不苟言笑，外表看上去就是个标准的美国人。她有一头光亮的、精心打理的棕色头发。她很年轻,看起来像我从前的一个学生。我为说过的话感到后悔。她只是在做好自己的工作而已。

"不,我没有暴力倾向。我向你道歉,我没有自杀的念头。"

我一时忘了撒谎掩盖自己的真实想法。这是精神病强化治疗的基本原则,就像通奸者的"否认、否认、再否认"原则一样,面对精神科医生,"撒谎、撒谎、再撒谎"才是唯一的生存之道,是能离开那里的唯一希望。

"我只是想睡觉。我都快冻僵了。你不冷吗?这里太冷了。"

我有急诊科医生给我的银色毯子,但她的办公室里很冷。我心里有一股怨气。我还穿着病号服但拖鞋已经丢了,光着脚。

"对于屋内的温度,我很抱歉,先生。但恳请你对我说话尽量文明一些,他们把你的衣服怎么了?"

"我需要一双袜子,我没有其他衣服,他们是在浴缸里发现我的。"

"哦,我明白了。"这次她没有感到沮丧或惊讶。事实上,她似乎放心了,我们之间逐渐变得有点儿默契了。她把这些信息输入了电脑。"好吧,明天早上会有空床位。我想你得在这里等上几个小时了。我们会完成你的入院登记工作,如果你愿意,可以在候诊室小憩一下。我会给你找一条真正能用的毯子。你应该让人给你带些衣服过来。"

"我能打电话吗?我相信我可以叫人立刻过来。这样会有很大帮助。"

她桌上放着一部白色的座机,手机就在座机边上。"不不,恐怕不行。"

与被逮捕不同，当你被送进精神病院后，你就没有打电话的权利了。

"好吧，那就在候诊室等吧。"

她去给我拿了一条毯子，然后锁上了我身后的门。她带走了她的手机，在我试图用她桌上的电话拨打外线时，发现无法接通。它要求我输入安全密码。于是我又坐回椅子上，然后我听到她就在门口。她带着恼怒和怀疑的表情走进房间。

"那里有摄像头。"她说着，指了指她桌子上方的角落。

她递给我一条红色棉毯和一双蓝色棉拖鞋，看起来像是前一个病人留下的。拖鞋看上去毛茸茸的，应该不是医院里的。

"你得在这儿等着。"

我看着她关上身后的门，坐在办公桌前。随即我开始后悔在他们把我送上救护车时没有跑掉。那些人都是大块头，比我高大，也比我跑得更快，但我完全可以找个地方躲起来。沮丧之余，我把红色毯子像浴巾一样围在胸前，盖在银色毯子下面，这样我会更舒服些。然后，在冲动之下，我站起身来想开门，却发现门是锁着的。

我吓了她一跳。她从桌子后站起身来说道："你要去洗手间吗？"

"是的，"我说道，"麻烦了。"

好的，我的机会来了。我们离开时经过小候诊室的几把椅子。一名保安正在和护士或护理员交谈，她坐在柜台后面的桌子上，柜台前面是可滑动的玻璃门，就像医生办公室里面一样。门外有一个大的金属推杆。外面是冰天雪地的堪萨斯城冬夜,但如果我是自由身,我就会找到机会。有时候机会能送上门来。

这就是我当时的想法。一切都是一瞬间的事。我真的无法想象明天。事情就这样发生了,要么好,要么坏,我想远离坏事,结果就碰上好事。又或者如果找不到好事,就通过自杀来彻底摆脱一切。这与威廉·布莱克和索伦·克尔凯郭尔在写到神秘经验中的即时幸福感时可能谈到的情况正好相反。我有一种即时的绝望,我想是的。或者再多等几分钟我都等不及,因为我知道即将发生什么。

我扭头从她身边离开,跑向门口。

她说:"先生……"然后保安转过身来,但我眼疾手快,保安根本来不及站起来。

我成功了!砰!撞到了金属推杆!我的毯子掉在地上。

门是锁着的。我又用整个身体推了推门。有那么一会儿,我把额头靠在冰冷的玻璃上,想象着自由。然后我转过身,耸了耸肩,试图假装这是他们的错。我把毯子捡起来重新披在身上。

当时我没有想到,这种突然疯狂地试图逃离难以接受的环境,又在找到出口的那一刻尴尬而可笑地受挫的情况,已经成为我生活的主题。

"你为什么要那样做?"

"我很抱歉。"我说道,知道自己辜负了她的信任。另外,我还偷了她的拖鞋。

"你还需要去洗手间吗?"

她没有再说别的。我以为会有什么正式的训斥甚至惩罚或限制。

但她表现得好像这事根本没发生过一样。我想人们试图逃跑的次数一定比你想象的更频繁。

"是的,我需要去洗手间。"我说道。我走到一扇挂着"男/女/轮椅"标识的门前,看到没有上锁。他们做好了一切防范措施。这里没有像电影里那样可以爬进去的通风管,只有天花板上有一个看起来很结实的荧光灯板,没有任何可以让我用来结束生命的物件。

我坐在马桶上,哭了起来。然后我停下来,开始照镜子。这是一面普通的镜子,而非你在许多机构中看到的那种不锈钢镜子,它可能是你可以用来自杀的工具。我可以砸碎它,用玻璃碎片割开喉咙。如果我是个非同寻常之辈,也许我还能用碎片威胁别人从而逃跑。但刚刚我冲向门口的动作耗尽了所有战斗力。我已经被打败。不管怎样,我怀疑,就算我想打破镜子,可能也做不到。

镜子里的我沉溺在强烈的自怨自艾之中,我看起来就像十二岁左右的孩子。我擦去脸上的泪水,有那么一刻,我卸下了对自己荒谬处境的讽刺盔甲。我感到非常对不起我自己。我的眼睛睁得大大的,眼球通红,脸也冻得通红,我想要妈妈。我的头发在缝合伤口后刚洗过,刘海乱糟糟的,一股孩子气。一时间我竟受到鼓舞,并为自己的绝望和幼稚感到欣慰。

我想,如果是最胆小、最软弱——但可能也是最温和、最敏感的人,是的,最软弱的人自杀会发生什么呢?就像一次必要的基因剔除。**接着,我想**,但如果还有一种人比那些人更胆小、更懦弱,就像我这样的人,一直想自杀却做不到,又该如何呢?

大约过了一个小时,他们办完了我的入住手续。我躺在床上,

第一章 你真的了解自己吗？

房间里没有窗户，这是我相当熟悉的精神科病房。我或多或少地准备好接受这例行程序。我以前来过这里。以后或许还会再来。每次我在密苏里州的堪萨斯城试图自杀时，如果惊动了911紧急救援电话，最后通常都会被送来这里。

稍后我会结束这个故事，到那时，我会讨论人生第二阶段的其他自杀尝试，这些尝试大多与我酗酒有关。在此之前，我想谈谈人们为何要自杀，并审视一下我早先的自杀心理和尝试，以此表明自杀的念头可能多么复杂和普遍。

在《少年维特之烦恼》中，歌德在讨论自杀问题时写道："只有带着同情的理解，我们才能光明正大地讨论此事。"我想光明正大地讨论自杀。

在当代文化中，对于自杀，我们有一种根本上的不尊重，这与我们谈论自杀的方式有关，一点儿都不令人惊讶。多个世纪以来，我们一直都缺乏对自杀的尊重。至少从圣奥古斯丁在公元五世纪反对自杀开始（部分原因是早期的基督教团体认为，在无罪的情况下自杀可以更快地进入天堂），在社会和法律层面对自杀行为的种种谴责便一直是西方文化的主流。直到最近，自杀才在美国被去罪化，在许多国家，自杀仍然是一种犯罪。此外，出于隐私和公共安全的考虑，自杀身亡的新闻报道都会略去当事人如何死亡的事实，这让我们更加认定这种死法有些可耻。

我们在得知某人死于自杀时的感受与得知有人老死、意外死亡或病死时的感受完全不同。通常我们会产生一系列复杂的道德情绪，并且开始指责——不仅指责自杀者，同时指责其家人和朋友，也许还会指责社会环境，指责糟糕的心理健康治疗，或是指责药物成瘾和其他一系列原因。最近，我的一个好朋友独自一人在酒店房间里自杀，许多好友急于把他的死归咎于意外过量服用药物。这死因显然比起他故意自杀来说更"适合"。

事实上歌德说的全对，我们无法光明正大地谈论自杀，是因为在某种程度上我们并不真正同情自杀者。正如当代哲学家谢利·卡根以及其他许多人所指出的那样，即使在今天，"人们对自杀的看法是……夹杂着轻蔑、恐惧和不以为然的"。也许因为我们都以某种方式经历过痛苦，都可以自由决定自己的生死。但是，我们选择继续活下来，对那些放弃生命的他人做出评判。

但是，在本书中，我想尝试着光明正大地、带着尊重与同情谈论那些已经自杀或尝试过自杀的人，当然也包括我自己。这意味着要理解我在试图自杀时做出的选择，意味着要思考一些非常不舒服的话题，如绝望、恐惧、自我厌恶和死亡，还要心甘情愿地问自己一些不愉快的问题。

要真正同情已经自杀或者试图自杀的人并不容易。我们可能会感到悲伤，或愤怒，或沮丧，或担心自己对他人的决定负有责任。而那自杀未遂者可能也有这些感觉，无论对其自身还是对其亲人都是如此。如果我们发现很难同情自己怎么办？当然会出现这样的情况。如果我们只是觉得自己很丢人，又该如何？这其实正是我们最初产生自杀念头的部分原因。就像约翰·木兰尼开的玩笑，那个想谋杀我的家伙怎么样了？我真能同情他吗？我能同他光明正大地谈谈吗？我不愿意同情自己过去的自杀决定，特别不能同情在孩子出生后还试图自杀的那些时刻。

我的一个朋友,她是印度了不起的翻译家,曾在十几岁时尝试过自杀。她告诉我,她在医院醒来时看着父母,心中的第一个想法是害怕。她害怕他们会对她说什么,害怕听到他们的感受。看到她恢复了意识后,父母的眼里只有责备。

让我们从最令人恐惧和不安的自杀事例开始谈起:一个孩子想要自杀。我想我们都能同情他,都能尽力去理解他。

你可能觉得,只有当你对生死以及你自己与这些事的关系有了相当成熟的认识之后,才会产生自杀的念头。多年以来,精神病学家们信奉的教条是年幼的孩子不会尝试自杀。但事实是,对包括我在内的许多人来说,自杀的念头萌生于他们最早期的记忆中。

几年前,2013 年春季学期,我的一个学生向我和班上同学讲述了他小时候第一次自杀未遂的故事。那天,我们在庄严的灰白色板岩美术大楼前的室外上十九世纪的哲学课。那是一座有一百多年历史的雄伟建筑。如果我让学生在室外上课,他们往往表现得更聪明、更易亲近、更投入。坐在露天的草地上更容易让人用纯粹的方式思考。学生们不会因电脑和手机分心。

最近,堪萨斯城发生了一起奇怪的双人自杀,一对父女手拉手从邦德桥上跳入密苏里河。由于我们一直在讨论叔本华的悲观主义,也阅读了他的著名文章《论自杀》,所以我利用这一事件作为契机,让大家公开讨论自己对自杀的想法。

玛丽平时很安静,却是我最聪明的学生之一。她说:"我无比确信,我们这一代人对自杀的思考比前几代人多得多。"

其他学生纷纷点头，我问她为什么这么想。

"我认为，对我们来说，人生实际上是荒谬的。对我们这一代人来说，一切都显得毫无意义。气候变化让我们甚至都不知道是否还能过正常的生活。我们也不知道自己能否找到工作。父母那一辈觉得世界只会变得更好，但我们都知道，它只会变得越来越糟。我的意思是，这感觉就像询问活着究竟有什么意义。"

我问他们中有多少人同意，超过一半的人举起了手。令我不安的是，叔本华的黑暗生存观对他们有特别的吸引力。他们预料到自己的生活会越来越艰难，而不是越来越容易，而且他们真正感到了些许绝望。他们的言论有一种集体的世界末日意味。虽然我试图安慰他们，情况可能比他们预料的要好，但我突然想到，他们的世界观甚至与我们那幻灭的一代人（我是早期的X一代）的观点都不同。他们似乎有一种深刻的执念，认为生活毫无意义，而且会越来越糟。而当我在他们这个年龄时，我们似乎都怀有基本的信心，认为人生是值得过的，我们有理由对未来充满希望。

哲学课堂的特点往往就是有某种存在焦虑，尤其是我上的"十九世纪"课程（包括叔本华、克尔凯郭尔、尼采、弗洛伊德和狄金森），但这次我担心，学生正在表现出一种实实在在的变化，他们这一代人对自己生活的看法和对未来的期待都已经改变。如果你在心底里确信情况会越来越糟，这将影响你如何去适应周围的世界。

另一个学生萨姆举起手。

萨姆是哲学专业的学生，他上过我的第一门课"哲学入门"，后来又上过存在主义课程。我曾为他写过一封法学院的推荐信。我外出的时候，他还帮我照看过几次房子。可以说，他是我的学生，也是我的朋友。现在他是一名很成功的民权律师。

"我觉得因人而异，"他说，"对我来说，这取决于你是不是个抑郁者，我也曾几度试图自杀。"他承认道。

这是一个阳光明媚的春日，这个事实让人们更容易谈论自杀话题。尽管一般来说，大学生们愿意坦率地讲述他们的自杀企图，这仍有点儿出乎意料。

"我第一次尝试自杀是在三四岁的时候。"萨姆盘腿坐着，边说边抚弄着草地。一些学生注视着他，另一些望向远方，但所有人都在听他说话。"我们公寓楼的楼梯平台处有一扇落地窗，一定是安装得不好还是怎么的。总之，我当时一直想自杀，我就骑着我的三轮车直接冲向那扇窗户，结果从三层摔了下去。"

"窗户是开着的？"我问。

"不，那不是一扇能够打开的窗户。那就是一块廉价玻璃，我骑着车冲了过去。结果住了几个星期的院，身上多处骨折，还昏迷了一段时间，我的右臂到现在还有点儿问题。"他伸出手臂，看起来前臂以一个略微奇怪的角度扭曲着与上臂相连。"等我醒来时，我还以为我上天堂了，然后我告诉妈妈，我是故意这样的。从我最早记事时开始，我就想死，一直都这样。"

"我们得给你买条贵宾犬，"我说道，试图缓和一下气氛，"叔本华的贵宾犬可能就是他没有自杀的原因。也许这也是我现在养了两只贵宾犬的原因。"

我们开贵宾犬的玩笑已经有几个星期了，就像你在讲授有关叔本华的内容时那样。叔本华的父亲在运河中溺水自杀,叔本华不喜欢别人,只喜欢他的狗。他给所有的狗都起名叫阿特曼(在梵语中大意就是"呼吸"、"自我"或"普遍的自我"),外号叫布茨(Butz,在德语中为"水坑"或"小东西"的意思)。

"我也养了狗,一只金毛犬,"萨姆说,"它对我很有帮助。"

"你还有过尝试自杀的其他经历吗?"我问道,"如果你不介意跟我们说说的话。"

"有的。"他说。但是,我能看出来他不想再说了,所以我跟学生们讲了我第一次产生自杀念头的经历,那发生在我六岁的时候。

我告诉他们:"在我最早的记忆中,我记得当时我都在想地毯的颜色多么有趣,我似乎记得我还用手摩擦过它,我感到非常伤心和恐慌。我想我那时在思念我那去了'远方'的母亲,希望自己死掉。我不知道当时我多大,但我想还很小,只有两三岁的样子。"

一个两三岁的孩子怎么会希望自己死掉呢?这是个好问题。宗萨蒋扬钦哲仁波切(你会在本书中遇到几个"仁波切",这是敬语)给了我答案,他写道:自杀的念头像一些人与生俱来的默认设置。"自杀是一种我们很快就能养成的习惯,一旦养成,就很难改掉。这有点儿像酒精上瘾者总是忍不住再喝一杯……一旦你养成了遇到困难就想结束生命的习惯,在未来生活中,你就会越来越迅速地求助于自杀。"

对我来说,这是对像我和萨姆这样的案例貌似合理的一种解释,这些人似乎在对生死产生非常清楚的概念之前就有过自杀的念头。

我告诉全班学生:"我小时候痴迷于在汽车或公交车前跑过去。

第一章 你真的了解自己吗?

这是一种既好奇又痴迷的想法,我想很多人都有同感。"我抬头看着学生,有几个人点了点头。"那时我还在上一年级。有一天放学后,我跳到了一辆公交车前。我不知道我是否会称之为自杀未遂,因为从某些方面来说,这是一时兴起。以至于过去我试图将自杀未遂记录下来时,我从未将这一次包括在内。我认为我的第一次'真正'自杀未遂是在十六岁时,不管这意味着什么,我都下定决心要结束我的生命。我六岁时不确定自己是否想自杀。虽然这很难判断,但我肯定一直在考虑要不要自杀。"

也许是一时冲动。今天的精神科医生越来越多地承认儿童的确有自杀企图,他们告诉我们,大多数儿童的自杀尝试都是冲动性的。但是,现在回想起来,六岁的小克兰西·马丁做了一些计划。

"回家时,我必须从学校出来右转进入我们的社区。如果我向左走,就会进入西夫顿大道。这是一条非常繁忙的大街,若没有大人陪同,小孩是不允许穿过这条马路的。那一天我向左走了,想着自己跳到公交车前,于是我就躲在树后面观察。我记得当时非常紧张,确信自己会因为穿越学校一侧的西夫顿大道而惹上麻烦。"

"然后我看到有辆公交车来了。我很害怕。我记得当时在想:如果我死了,情况会好得多。兄弟姐妹会想念我,妈妈会想念我。学校的同学们会为我的死感到遗憾。就连布鲁斯·德瓦特也会想,哇,他自杀了。我不敢相信我从前对他这么刻薄。"布鲁斯·德瓦特当时是我们小学的第一恶霸,也是我的头号劲敌(后来我们成了好朋友)。有一次,他让我和朋友克里斯·卡特吃了掺过尿的雪。

学生们看起来十分吃惊,有几个还一脸迷惑。

"当车驶近时,我闭上眼睛冲到马路上。我听见喇叭响了起来。我不知道公交车是否真的撞到了我,但我仰面摔倒在地。当时还引起一阵喧嚣,我被抬到人行道上。他们把我送进学校,我一点儿事也没有。他们让姐姐泰琳和弟弟帕特带着我一起走回家。等妈妈过问这件事时,我假装说这是一场意外。然后她喋喋不休地教育我:要远离西夫顿大道,过马路前要两边看看。"

很多孩子或成年人自杀失败后都假装说是意外,这是一种标准动作。

"我从来没和任何人说起过这事,直到多年以后有一次我使用摇头丸后特别兴奋,把这事告诉了哥哥达伦。但是,摇头丸这种东西,你们永远不要碰。"学生们笑了起来。"我猜刚刚也许该说这是我第一次正式的自杀尝试。"

我看了一眼萨姆,从他的眼神中我读到了一些东西:尽管过了这么些年,你还有这种念头,不是吗?我们都明白小时候想自杀的想法仍然存在。

二十世纪伟大的心理学家阿尔弗雷德·阿德勒在其文章《自杀》中写道:

那种在以后的生活中容易有自杀行为的孩子(很可能他们早已在考虑了)除了不断增强的野心、虚荣心以及意识到自己对他人的价值之外,在面对生活的困难时,还有一种心理上痛苦不堪而崩溃的趋势。疾病或死亡的幻想往往与坚定相信自己对他人的重要价值平行出现。在童年早期的自杀表现中，人们还发现了这些孩子常因微不足道的小事而产生最深刻的悲痛，常常在经历羞辱时产生生病或死亡的强烈愿望，这种对待他人的态度就好像认为满足他的每一个愿望就是他人应尽的义务一样。

我不得不承认，这些听起来就像在描述年轻时的我，也许不只是年轻的我，我酗酒、离异、自恋，夸大自己的需要和目标的重要性，这些都导致我成了失败的父亲，而阿德勒早已预言了这一切。

我想自杀的最早记忆中包括我想象着在自己的葬礼上，观察泪流满面的人们。妈妈肯定会哭，哥哥、继兄弟姐妹都会伤心不已。我的继父也会明白，他让我的生活变得多么悲惨。随着年龄的增长，我看待死亡的态度也发生了改变。我想死不是为了看看别人有何反应，而是我终于能从不幸中解脱了。有人可能会说，我的自杀从"我死后你会想我"开始到"我再也受不了我自己了"结束。

我第一次尝试自杀和再次自杀，中间隔了十年。还想死，但我又害怕死。我很不开心，而且我确定就算死了，还是开心不起来。我知道，如果我下定决心就能做到。小时候或者青少年时期，自杀不过是我的另外一种失败而已，我既没有女朋友，也不讨人喜欢。我真诚地相信，对我来说，结束生命是最好的安排，但实际上采取自杀行动的挑战在我看来根本应付不了。更重要的是，我吓坏了，我害怕自杀时的疼痛，害怕失败，害怕惹来麻烦。这些使得自杀的念头给我带来严重的心理负担。意识到自己的不足和胆怯好像要求我下定决心才行。

五岁的时候，父母离婚了，妈妈又嫁给了一个带着七个孩子的男人。加上我和两兄弟，家里一共有十个孩子。这是个不稳定的组合家庭，我对这个充斥暴力的新家庭的早期记忆之一是参加继父的儿子保罗自杀的葬礼。

继父的女儿丽莎姐姐也自杀过。那大概是母亲同继父结婚三年之后，我去艾伯塔省卡尔加里的山麓医院的精神科病房看望过她，那时我八岁，她十五岁。母亲和精神科医生允许我们独处，我们在一个可怕的小房间里交谈，房间里光线昏暗，窗户上还装着厚厚的金属网。

"我没有想自杀，克兰西。"她撒谎道，"我只是想从这儿出去。"

她的手腕上缠着绷带，手上打着点滴。她从一直待着的那个问题少年之家三楼的窗户摔下来导致脾脏破裂，那窗户是几天前刚刚摘除的。

"这就像开了一个玩笑。"她说，给我看了看缠着绷带的手臂，"我当时想，如果他们知道我要自杀，就会放我回家。"然后她拉下盖在身上的床单，给我看了她缠着绷带的手术伤口。我有些紧张，因为她这样太暴露了。"但后来，他们把我转到这儿来了，因为他们说我是自杀未遂。我真讨厌这个地方，所以我尝试从窗户爬出去，结果掉下来了。"

这不是我第一次来山麓医院。上一年，我们八九个人来这里接受了若干次家庭疗法。母亲和继父、哥哥达伦和弟弟帕特以及继兄弟姐妹丽莎、泰琳、德鲁、杰夫和凯文都来了。如你所知，保罗死了，小布莱尔搬去了温哥华。

第一章 你真的了解自己吗？

我记得两位心理学家在一间地面铺着瓷砖的医院大会议室接待了我们。在我看来，这个会议室有点儿像我学校的午餐室。有一次，其中一人问道："你们能想到人们彼此合作的方法吗？有没有一些特别的事是人们能做或不做的？"

那是治疗中第一次也是唯一一次，我举起了手说："凯文不把他的咖啡杯端上来。"

"什么？"心理学家问道。

那一刻凯文正盯着我，嘴唇紧绷，嘴角露出生气的微笑。他有一双美丽的冰蓝色眼睛，后来我才知道他长得特别好看。我当时有六七岁，凯文已经十六七岁了。

"继续说，"心理学家说，"咖啡杯吗？"

"是的，唔……"我环顾一周，注意到除了心理学家，家人中好像没有人希望我说下去。

"把你要说的话说出来，克兰西。"凯文说道。

"好吧，妈妈总是让凯文把咖啡杯从他地下室的卧室端上来，但他从来不端。"

弟弟帕特看着我，像是在问你为什么要乱说话，为什么要捣乱。然后他伸手去拿刚来时给我们倒的那杯苹果汁。

"那不是……"我妈妈开口说道。

"不，这很有帮助。"其中一位心理学家说道。

"这是从小孩子的嘴里说出的。"另一位心理学家说道。我要是什么都没说就好了，我知道我背叛了凯文，等我们回家，我可能为此付出代价，这已经习以为常了。凯文的卧室在地下室。早上，他会上楼端咖啡，然后下楼。(不久之后，杰夫会拿着斧头在房子里追赶凯文，然后从楼梯扑下去，砍向他大哥的后脑勺。)然后妈妈会说："把你的咖啡杯拿回来。"但是正如我所说，他从来不把咖啡杯拿回来。

现在我自己有五个孩子，三任妻子(我跟第一任妻子有了大女儿，跟第二任有了二女儿和三女儿)。我理解继子女同继父母之间爆发的不甚愉快的悄无声息的斗争。我埋怨母亲没能力维持家庭内部的和平。但其实，我并没有指责她，因为她也无能为力。但是，我心里有一股莫名其妙的愤怒，因为我觉得她有义务把我保护得更好些。我知道母亲对我们几个比对其他几个孩子更好，所以心中有些内疚。母亲不能爱他们更多一些，我对她有点儿失望。但我也在想，我的天！母亲是如何办到的？如何在一栋两层三室的出租屋里把自己的三个孩子和继父的七个孩子(五岁到十九岁)抚养成人的？最近，一位朋友对我说："你知道吗，你妈妈，她是个真正的乐观主义者。"但是，他所说的跟我母亲正好相反，母亲是我认识的人中最悲观的人之一。正是她的悲观主义让她陷入这种处境。她总是确信情况会变得更糟。

我们说回山麓医院的丽莎。她一直离家出走不去上学，或者假装去上学，然后去做当时在卡尔加里逃学的十五岁女孩会做之事。父母尝试过给她各种惩罚，我童年最糟糕又最生动的记忆之一，是继父拽着丽莎的头发把她拖上楼。丽莎尖叫着，对他拳打脚踢，继父一只手抓起丽莎踢他的脚，另一只手里拿着一个撅子。一旦继父把丽莎拽到与泰琳共用的卧室里，就会用撅子打她。父母最终放弃了丽莎,把她送到一户寄养家庭。(她没有待在那里——她逃跑了,流落街头。)母亲常说,她一生中最大的遗憾之一就是他们对待丽莎的方式。"你的继父是个好人,"母亲告诉我,"但也许他注定不适合当父亲。"后来我开始非常关心继父。但作为孩子,我当时畏惧他,也不信任他。

"我真的不想自杀了,"丽莎再次对我说,"请帮我转告他们,否则他们就要把我留在这儿,这儿我受不了。"她开始大哭起来,我有些不知所措。但我坐在床边,丽莎哭泣的时候把头靠在我的膝盖上,她以前从来不这样。

我感觉到她需要我的关心,我能做点儿什么帮帮她,但不知道该做什么。丽莎比我大七岁,和哥哥达伦一样,她也是我的英雄。父亲搬去佛罗里达后,达伦就承担起父亲的责任。后来达伦被送去军校,丽莎就接替了他。那时,母亲和丽莎是我情感生活的核心,在混乱不幸的家庭世界里给了我一点儿安全感。

我抚摸着她的头发。我不知道除此之外还能做什么。在母亲和继父刚结婚,我们刚住在一起时,她为我梳过头发。这是她和朋友喜欢做的事,她们俩在她的房间里听专辑,给我梳头发。那时,我想她已经十二三岁了,她喜欢放一张唐尼·奥斯蒙德的专辑。

几分钟后,有人敲了敲门,我得离开了,丽莎还在哭。离开医院的路上我想到一个办法,我可以通过给自己施加一些痛苦来减轻丽莎的痛苦。于是,在和妈妈、帕特走出去时,我用尽全力把手指抵在医院的墙壁上摩擦。我们走到医院外面后见到一些砖头,尽管我只记得一块略显粗糙的瓷砖和它锋利的边缘,但我记得,我很自豪，因为瓷砖的锋利刺破了我的手指，上车时，我所有的手指都在流血，我感到很自豪。

母亲问道："克兰西！发生什么了？你摔跤了吗？你的手指是怎么搞的？"

我当然不能告诉母亲我做了什么。我也记得自己当时觉得很荒谬，好像我已经明白自己在夸大其词。但是，对我来说，这也有某种意义。

我能记录童年遭受虐待的悲惨往事的更多细节，但那些不是我们调查的重点。可能正是因为我们家是问题家庭，我的两个兄弟都和我谈到过自杀。哥哥达伦似乎和我一样将自杀视为默认设置（但令人高兴的是，据我所知，他从未尝试过自杀）。我们一起做珠宝生意时，达伦和我会坐在一起开玩笑说要自杀，我们会想多么需要自杀，然后要求彼此承诺决不自杀。

需要注意的是，自杀倾向往往会在家庭内部遗传，而这些家庭可能就像我们这样不健全的家庭。但是，有强有力的证据表明，自杀倾向也受基因遗传的影响。如果你相信基因遗传，或者你将自残的念头归咎于父母，那所谓"自杀有良好动机"的观点就不攻自破了。

二十世纪最杰出的哲学家路德维希·维特根斯坦的家庭很有特点。维特根斯坦的四个哥哥中有三个都自杀了，而他本人也长期受到自杀倾向的困扰。身为维也纳有钱有权的名流，维特根斯坦和他的哥哥们是最没有理由自杀的。但是，自杀或者人生中的寻常困难不是这样运行的。无论身处什么样的环境，我们都不知道自己为何痛苦不堪，这使得情况变得愈加糟糕。你想，我应该感到幸福，我有一切理由感到幸福。但我的内心充满自我厌恶，一直自怨自艾、郁郁寡欢。与此同时，世界上还有人在饱受饥饿、病痛、贫困和亲人意外离世等种种痛苦。他们仍然早早起床，为家人做早餐。这更加证明了我根本就不配继续活着。

每当我想跟母亲聊一聊自杀的话题，她都会借故把话题转移到别处。情感波动让她害怕，而且她觉得谈得越多，危险性就越大。我十三四岁时问过父亲，我想自杀的念头是怎么回事。他向我解释说，自杀就是去另一个"星球地狱"。父亲相信转世轮回和死后复生，相信人在死后仍然会以不同的方式存在。"别做傻事，孩子。"他平静地对我说道，"你死不了，死后，你会在其他地方醒来，而且处境更糟糕。如果你想自杀，请一定告诉我好吗？你现在有这种念头吗？"我知道我当然得骗他，毕竟，他是我父亲。现在想来，父亲的自杀观是对的。每次自杀未遂后醒来，我都发现情况变得更加糟糕了。

当然，父亲不是在提出一种论证，他只是提出自己深信不疑的观点，即生命不会因死亡而结束，冥冥之中有一些规则支配着我们的死亡方式。他认为，要是打破这些规则，就可能产生可怕的后果。

几乎所有宗教传统里都能找到一些标准观点，反对某些形式的自杀。这些传统观念通常会把一些"彰显美德的"自杀排除在外，例如亚伯拉罕宗教传统中的殉道、儒家传统中的"朝闻道，夕死可矣"、美洲土著宗教中主动参加英勇的战斗而死（很多宗教传统也将安乐死排除在外）。但是，一般来说，传统观念都认为自杀不可取，因为它会在你的来世酿成可怕的恶果。

父亲的观点源于他的宗教信仰"吠檀多"[1]，这一教派信奉"意识永存"。同样，宗教信徒们倾向于不支持"因为意识不朽就自杀"的观点。他们简单地断言，人有来世，自杀会招致不幸的来世。也就是说，得出如下观点非常容易：如果我们无法确定人是否有来生，那就并不真正知道自杀会让情况变得更好还是更糟。我们只是在打赌，认定自杀能让结果变得更好。自杀者可能觉得，他知道死后会发生什么，但实际上他并不知道。如果死后我们去了更好的地方或者像深度麻醉一样，意识彻底消失了，那么那些极度抑郁、对生活失去期望的人们就有理由选择自杀了。

但是，我们不知道死后会发生什么，我们仅仅是希望，而希望的具体内容则因人而异。这样的"赌博"也并非不理性，我们在打赌的时候也是在预测未知。自杀的赌注是，即便有来世，也不大可能像今生这么糟糕，况且死后不大可能有来世。恰如叔本华所写："一旦活着的恐惧大过对死亡的恐惧，人们就会选择结束自己的生命。"

但是，自杀者至少应该知道他是在赌一种未知。他可能自己也想承认——就像我试图记住的那样——以前有很多智者坚持认为人有来世，而现代流行的唯物主义观点，即"意识随着死亡而终结"在人类思考该话题的历史上不过是一个罕见的观点而已。此外，就我而言，我在认真思考自杀的时候，有把握认定自己的决断最好吗？

---

1 吠檀多：古代印度哲学中一直发展至今的唯心主义理论。——译者注

第一章　你真的了解自己吗？

如果你不知道人有没有来世，而你亲手实施的暴死可能导致你陷入比现在更加糟糕的困境之中，这就面临极大的风险，正如哈姆雷特的名言：

> 死了；睡着了；
> 什么都完了；要是在这一种睡眠之中，
> 我们心头的创痛，以及其他无数血肉之躯
> 所不能避免的打击，都可以从此消失，
> 那正是我们求之不得的结局。死了；睡着了；
> 睡着了也许还会做梦；嗯，阻碍就在这儿：
> 因为当我们摆脱了这一具腐朽的皮囊以后，
> 在那死的睡眠里，究竟将要做些什么梦，
> 那不能不使我们踌躇顾虑。
> 人们甘心久困于患难之中，也就是为了这个缘故；[1]

与我们大部分人相比，哈姆雷特更有理由担心自杀不能解决他的问题。有时候我们忘记，这个自杀的青年早就看见了亡父的鬼魂，早就被警告过人有来世。所以《哈姆雷特》既是自杀者的故事，也是一个鬼故事。

我的朋友吉姆·罗瑞毕生修行佛教，他写过一本书，题目是

---

[1] [英] 威廉·莎士比亚：《莎士比亚经典名著译者注丛书——哈姆雷特》，朱生豪译，湖北教育出版社，1998年。

《驯服不可驯服的众生》,该书写的是二十世纪伟大的佛教哲学家丘扬创巴仁波切。他和我最近通过电子邮件讨论自杀问题,人在自杀后会发生什么。他让我想起他书中讲述的汤姆自杀的故事。汤姆是吉姆的朋友,也是一位严肃的佛教修行者。

在汤姆的葬礼上,丘扬创巴仁波切对他的一位十分痛苦的学生说,不要担心,没有什么大不了,我们不会真的死掉。他说道:"与此同时,对他来说,可能并不容易。要是你自杀,再投胎转世就会有麻烦。自杀是过激行为,自杀者会被困在地狱天堂间的漂泊之地——灵泊[1]里很长一段时间。"葬礼上,丘扬创巴还对另一位学生说:"现在,汤姆应该发现了自杀得不到任何解脱。"他这么说是因为,如果有来世,自杀一般是不可能的。因为你试图消灭的心灵在本质上是打不垮的。就像罗瑞所写:"丘扬创巴说自杀的失败在于你想让这个世界消失,但这是不可能发生的。你自杀只能削弱自己处理自身问题的能力,你毁灭自己的肉体,你是在用你的创造力摧毁创造力。这真的并非明智之举。"

这种生死轮回、来生复活的观点可能无法阻止那些深陷痛苦之中、迫切用死亡来逃避的人。我们常常才脱小难又入大难,只是因为我们连小灾小难都忍受不了。但是,它能让有些人暂停一下,就像有时候对我产生的影响那样。暂停一下其实已经足够,等自我毁灭的可怕念头消散,我们就能继续过日子了。

我第一次住进精神病院是因为在我十六岁时自杀未遂。那时我

---

[1] 灵泊(limbo):源自但丁《神曲》。——译者注

还住在卡尔加里城。我的女友甩了我，跟另一所高中的篮球运动员在一起了，我为此伤心欲绝。精神科医生给我开了缓解焦虑的氯氮。更麻烦的是，那段时间我还和前女友以及她的家人住在一起。我撒谎说父母把我赶出家门了，这样我就能和他们住在一起，经常看到前女友。前女友的父母好心收留了我，虽然可能并不明智。诚然，我这样的行为真是令人毛骨悚然，但少年时期满心妒忌的我并没有想这么多。

有天晚上，我摸到前女友的地下室卧室窗户外，偷听她和新男友亲热。之后我回到屋里，拿了氯氮和从我工作的酒吧厨师那里买的一瓶黑麦威士忌（我打算周末和两个朋友一起喝的），去了前女友家附近的一个覆满积雪的操场。我坐在那里把一瓶药都吃了，还喝了半瓶26盎司威士忌。我以前在书中读到过，受冻而死伴随着短暂的痛苦和巨大的幸福，这正是我想要的。我还想过故意在这冰天雪地里赤裸而死，证明我的"忠诚"和前女友的背叛，让她知道我有多爱她（现在听起来相当于切下我的一只耳朵送给人当礼物一样引人注目）。

我脱掉衣服躺在雪地里，地上的雪由白色变为蓝色，再变为绿色，再变为粉色。起初我全身颤抖，忍不住想要坐起来，后来我实在太冷，真的受不了了。再后来，突然之间，我感觉自己像被一条温暖的毯子包裹着，晕了过去。我本来快被冻僵了，但一个过路人发现了我。醒来时，我已经躺在医院里。后来我还在精神病院住了几天。

在那里，我了解到有人经常会幻想自杀。一位病友告诉了我一条关键信息：只有我们学会说"再也不会伤害自己"之类的话，他们才放我们出去。

我理解了试图给自己带来痛苦的欲望。作为孩子，我的确有过一些自残行为，比如之前提到的看望丽莎后我把手指擦伤之类的事件。但是，我自杀的动机从来都不是要伤害自己。我这一辈子都很害怕和避免肉体痛苦。我这不能避免的精神痛苦——事实上没有人能够避免——才是我尝试自杀的动机。准确地说，当我想要自杀时，我是希望它能阻止我承受更可怕的肉体痛苦。自我伤害？不！决不！自我毁灭？现在引起了我的注意！

也许你觉得像我这样经常自怜的家伙实在让人无法忍受。而我愈加觉得，自怜是自我夸大的另外一面。如同美国女诗人塞克斯顿在其诗歌《自杀遗书》中写的那样，如果无论成功还是失败，我想的一直都是"我我我"，那么我关注自我的焦点才是问题所在。孩提时代的我这么做可以体谅；但作为成年人，我希望自己不要过分关注自我，多为别人想想，这难道不合理吗？

有一段时间我的第二段婚姻出现了问题，我担心再次以离婚告终。于是我给朋友兼导师黛安·威廉姆斯写信求助，然后又补充说："别听我瞎说，我只是为自己感到难过而已。"她立刻回复我说："永远不要说你只是在为自己感到难过，要真的为自己感到难过！要为自己感到更加难过！"这是我得到过的最好建议，因为它让我觉得可以接受自己的真实感受，不必自责，不必试图隐藏自己的这些感受（通常效果不彰）。黛安实际上是在说：是的，做人的确很糟糕，所以不要害怕承认这一点。为你感到难过，也要为我们所有人感到难过！这是人类向更慷慨和更可敬的思维方式迈出的一大步，无论是在思考一般的人类处境问题还是具体的自杀问题上都是如此。

顶果钦哲仁波切在谈及如何敞开心扉时给出了类似的建议。他说体验最初可能是吓人的或者痛苦的，但是，人们应该坦然接受这份恐惧或者痛苦，因为这就是我们试着体验和感受真实世界的方式。正如诗人和民权倡导者奥德丽·洛德在得知自己面临死亡时便在笔记中勇敢写下"我正在倾听恐惧给我的教导"。

说到恐惧的教导，我想起不久前，也就是2020年年底，我不知不觉遭遇写作的瓶颈。我重度抑郁，甚至严重到了几乎无法写作的地步。但是，我也猜想写作能帮助我抑制自杀的念头，陷入抑郁时，写作常常给我以帮助，如果太久不写作，我也会抑郁。所以我相信尽可能坚持写作是很重要的。我还尝试了学到的一些简单策略帮助我阻止自杀。

下面是我当时写的日记中的一个样本：

> 星期天下午3点17分，我突然感觉这一切都毫无意义可言，我感觉胃不舒服，我可以听到像水管装满水时发出的咕噜声，那感觉真像这样，求求你放我出去吧。
>
> 今天终于过去了，一天一天又一天，受够了！我真的受够了！
>
> 我被令人不舒服的自残冲动所困扰。
>
> 这是战斗意志。这是我需要的，也是我没有的东西。如果你没有战斗的意志，你会很难愿意继续活下去。但是，

这种战斗意志是绝望的对立面,而我只有绝望。

绝望源自世界末日般的思维方式。最近我和妻子吵架,岳母写信给我说:"不要觉得这就是世界末日。"不要觉得活着糟透了,繁忙、不耐烦、恐慌和幽闭恐惧症都会让你觉得日子过到头了。心理学家称之为"抑郁症患者的灾难化"。试着打消灾难化或大祸临头的想法。在希腊人看来,这种想法往往意味着英雄的死亡或者毁灭。

我感觉自己遇到麻烦了吗?或者身处险境?今天、这一刻、过去的几个小时、几周里,我真想自杀吗?

是的。

我愿意把这个念头告诉别人吗?

不。

为什么不?

我怕给自己惹麻烦。

那些后果是比自杀更严重的后果吗?

不是。

我想做什么?

我什么都不想做,我试着让自己记住,我没有一直想着自杀,我也不愿意一直想着自杀。

我摘录这段话放在这里是为了提醒自己意识到这一点很重要,即控制抑郁和自杀的念头是一个长期进行的过程。我猜,别人也会懂得这种感受。同时,我想象着他们读到这些文字时会想到自己,天哪，这人永远在发牢骚，就不能停下来吗？而这种通过未知他人的眼光而进一步加重的自我指控模式正是自杀思维的典型特征之一。精神科医生兼自杀干预专家内森·克莱恩漂亮地总结了这种心理状态："在患者自己的眼中，他没有通过意志和精神的考验。他责怪自己的懦弱，而且他觉得别人也在责怪他。"

这类特殊的抑郁阶段在数周之内就会到达最严重的程度，整个过程持续大概两个月。这段日子里，我会在我感到抑郁时小心翼翼地增加锻炼量。有一天，我通过高强度的自行车骑行缓解抑郁，但也有几次早上骑行反而加重了我的抑郁。那时我正在就自杀问题做一些对专家的采访，而对当时的我来说，通过视频在线采访很困难。

有时，抑郁带来的痛苦会让我陷入恐慌。而恐慌之后，我很难不做出一些反应。恐慌刺激我做出本能性的战斗或逃跑反应。自杀是最极端形式的逃跑，也是像激情杀人一样的战斗。很多时候我都感觉自己像让·丁格利的那些自我毁灭的"参与-自动机器"雕塑一样，其设计就是让它们在困惑沮丧和惊讶无比的参观者面前击打自己，瞬间四分五裂，成为散落在地板上的螺丝、弹簧和螺栓，它们像是在地上爬行和抽搐，终究无法决定自己的死亡命运。我不由自主地幻想着自己去买了一把枪，找一处安静的地方把车停下来，也许还有一条河让你欣赏一下漂亮的风景。然后，再见了，这个残忍无比的世界。

怎么办？我的办公桌上放了一幅宗萨蒋扬钦哲仁波切的黑白照片。照片里，他笑得很灿烂，像是摄像师在他大笑的瞬间捕捉到的画面。这幅照片总让我想起顶果钦哲仁波切（宗萨蒋扬钦哲仁波切的老师之一）的话，他说："人要学会在困境里找到幽默。"我发现，如果我能微笑面对与病魔的斗争，找到困境里的幽默，它能对我的病情有所帮助。微笑像深呼吸一样，是我能感受到的东西，一种简单、真实和积极的感受。

2020年12月，宗萨蒋扬钦哲仁波切（此后简称"钦哲仁波切"）作了一次关于内观禅修的演讲。这是他的正念冥想风格，观察你的真实想法和情绪，却不仔细打量也不做判断。提问期间，他的学生问道："为何有时我感觉很糟糕，就像被困在监狱里一样，又像是被塞进棺材里沉入海底。"这个问题似乎是在描述这位学生平时的感受，而非他冥想时的感受。

钦哲仁波切回答说：

> 实际上，你应该只观察内心想法，真的，不要做其他事。哪怕有办法消除或者解决你的困顿，也不要用。仅仅观察而已。我知道对于刚刚开始的新手来说，仅仅观察难以满足……必须立刻纠正一切。但是，真的，即使有那种低落的情绪。仅仅观察。请相信这一点，这确实是最经济实用的，完全没有任何副作用。而且会让你有很多发现。大约两个月后，你会想要那种情绪低落的感受。你会像一个渔夫，在一条没有多少鱼的河里钓鱼。你会想要那种情绪低落的感受，这样你才能抓住它，才能感到心满意足。

当您处于剧烈疼痛或绝望中时，要做到这一点可能非常困难。

第一章 你真的了解自己吗？

但同样，关键是不做事。所以如果我感到沮丧，我可以试着告诉自己，你所要做的一切——你的全部任务——就是什么都不做。抑郁很痛苦，但没关系。

大卫·福斯特·华莱士在其笔记中也有同样的结论。华莱士担忧人人都承受着"某种长期存在的深层痛苦，或许只是一种受周围环境影响的低层次痛苦"。他补充说："我们大多数人要用尽一生的时间、耗费一辈子的力气试图从这种痛苦中抽身出来，或者至少分散一些注意力免得直接面对和全神贯注于这种痛苦。"

华莱士和钦哲仁波切一致认为，逃避或隐藏痛苦不能解决问题，只会让问题变得更严重。这使我感到好奇：如果我想用更具创造性的方式解决我的痛苦（而非平常的像火苗烧到手般条件反射式惊慌失措）会发生什么？这意味着什么呢？

我不想告诉你我现在要尝试做的一切（那将在本书的最后一章详细论述），但简单来说就是：我让手指仍然停留在火苗上。我慢慢认识到，试图控制自己的情感跟试图控制身边人的情感很相似，完全没有任何用处，而且适得其反。于是，我不得不摆脱我能掌控一切的想法，不得不学着如何让自己感受痛苦。

苏妮塔·普里医生是一位临终关怀疗护师，陪伴过无数患者死去，并帮助患者亲人接受死亡事实。她曾写道："我学会了在看不下去时坚持不扭头，学会了在想跑出房间哭泣时坚持留下来。同情的前奏是愿意看一看。"

愿意看一看就是一切。我从四岁时起就一直想跑到房间外面哭泣，但是，现在我明白了，我可以选择留下看一看真实的自己。

037

第二章
心之呼唤

在讨论自杀时，经常听到人们说："我们永远不知道，他为何要这么做？"我们不知道人为何选择结束自己的生命，这是最常见的疑惑。

我们谈论或描写普遍意义上的自杀或者某个具体人的自杀时，总是把注意力放在即刻的行动、自杀的日期、方式上。我们总想知道这些人为何以这种方式结束生命，却往往对自杀者的心理解释绝口不谈。我们这么做部分是出于对死者的尊重；部分是因为我们都知道人的内心世界十分复杂；部分是因为很多当代自杀研究者坚持认为，自杀是一种冲动性行为（毕竟自杀尝试者十个之中有九个都不会再尝试自杀了）；部分因为我们觉得已经理解那个亲手杀了自己的人。可能大多数人都有过自杀的念头，甚至说过"我想死"这种话。他们说这句话的时候是认真的，只不过并没有真的尝试。为此，

第二章 心之呼唤

我们再次觉得自己好像理解了有些人为何要自杀，也接受了我们永远无法得知他们的自杀动机。这正是你觉得你再也不想继续想下去时所发生的事。

但事实上，自杀是人们思考良久之后做出的决定，这种想法在自杀尝试失败之后持续出现（特别是多次自杀者）。关注自杀的日期、导火索或者行为本身，就有点儿像有人告诉你"性就是高潮"一样滑稽：此人不了解性、不了解我们文化中的性取向、很可能不是床上的好玩伴。难怪尤其是对像我这种多次尝试自杀多次失败者来说，试图理解自杀心理非常重要。人们为何自杀？是什么促使他们走到这一步？对于自杀未遂者，当他们开始理解自己的尝试之后，其自杀念头会如何变化？为何自杀尝试是最终自杀身亡的最佳预兆？难道有人注定中了"自杀诅咒"吗？

我十七岁时有过一次特别笨拙的自杀尝试。那是1985年的一二月份，我和最好的朋友汤姆·布拉德福德长途驱车出去就是为了路上聊天。那天是汤姆在开车。高速公路上光线很暗，福特跑车车前灯照在地面上，车轮轧过地上的雪，在寒冷暗淡的冬夜里留下蛇形般的轮胎印。我们沿卡尔加里城西北方向开了将近一个小时。车后座上放着两包六罐的可卡尼啤酒，那天我俩都喝了酒。

我们每人喝了两三罐，但都没有喝醉。那个时候汤姆和女朋友之间出现了一些问题，所以我觉得他想跟我聊聊，听听我的建议。那时，我刚搬回去跟父母住在一起（在此之前，我住在前女友的父母家，后来在我工作的加气站办公室里睡觉）。本该在读高中的我又一次辍学了，前途渺茫。我的前女友跟我和好，然后又改变主意把我甩了。我就这么一天一天瞎混，生活一团糟，也无力改变。我的情绪也常常在长期轻度抑郁和短暂的兴奋之间切换摇摆。

一年前我自杀未遂（光着身子躺在雪地里的那次）。我后来没再尝试过，但我真想死。

我想听听汤姆的烦恼，却在自己的烦恼中越陷越深。说着说着，我对汤姆说："你知道，我真不想活了，我现在就想从车上跳下去。"

他说："嗯，我知道。"接着他发出一阵笑声。他认为我是同情他才这么说的。他也为我感到难为情，尤其是对青少年来说，如果有人对他们说了不该说的话，他会随口说："我有时也有这种感觉，但我们并不当真。我们并不真想死，只是有时候觉得生活糟糕透顶。"

汤姆不知道我之前自杀过，又或者说他不知道，想要自杀的念头对我来说已是家常便饭。他是我最好的朋友，但我从来没有向他倾诉过这种欲望，除了哥哥和父亲以外，谁都没有。

我不太清楚我为何无法对任何人坦白我有多么想自杀，为此我深深地感到羞耻，没有勇气继续活下去。他们可能会问我原因，而我也只能说：女朋友不爱我了，没人喜欢我；没有女孩子喜欢我。我皮肤不好，家里很穷；我还懒惰，一事无成……我一直都是这样的感觉，别人都能做到的事我偏偏都做不到。一旦我开口说话，谁知道我接下来会说出什么？

然后我心想：去他的！我是认真的。我解开安全带，打开车门试图跳下去。汤姆一把抓住了我，使劲踩下刹车。最后他把车停在了高速公路边上。

第二章 心之呼唤

我就这么肯定从车里跳下去就能自杀成功吗？这很难说，但我希望能成功。不管成功与否，对我来说都算赢了。成功的话，我就死掉；失败的话，我就能借此说出那些本来难以启齿的想法。

汤姆气得满脸通红，他大声喊叫："我的上帝啊，你是想把我们两个一起害死啊！"过了一会儿，他冷静了下来（汤姆现在是很好的精神科医生，他对朋友就是这样），想跟我认真聊聊刚刚发生的事。我装模作样地跟他道歉，骗他说就是开个玩笑，我现在很正常，刚刚只是犯了傻。

汤姆开车带我回到了卡尔加里（车速每小时三十五英里[1]）。汤姆一路上盯着我的一举一动。他说："克兰西，把你的手放在我能看到的地方，把手放在膝盖上。"其口吻听起来与警察并无二致。

几年前，我有一个学生兼朋友自杀未遂。他告诉我说："我不是因为抑郁，也不是出于冲动。可能我觉得继续活下去实在太累了。不管怎么说，我只是觉得死了比活着更舒服。"也许就是这么简单的想法，有时候就是不想活了。

这么说吧，如果我说我想活着，这听起来有些奇怪，我认为活着是理所当然的。我与我的生命不可分离。毕竟，我就是我的生命，没有生命就没有我。这是我的知，也一直是我的行。我对生没有欲望，因为那是我已经拥有的东西。

但我却常常想死。很多人跟我一样，都明白了释一行所说的"对不存在的渴望"，即不存在就是你想要的东西。

---

[1] 1英里=1.609344千米。——编者注

实际上，佛教认为，对不存在的渴望是构成生命的三种基本痛苦形式之一。（另外两种痛苦分别是对身心愉悦的渴望，追寻这种渴望必然伴随着失望和痛苦；对生命本身的渴望，但生命总是从我们的指缝间悄悄溜走。）

为了暂时毁灭自我，人们尝试过很多方法。最常见的方式之一就是酗酒和过量服用药物。但也有很多人像我一样以为自杀是最可靠的办法，能满足他们对不存在的渴望。

相比之下，绝大多数讨论我们与死亡关系的思想家，以及大多数撰写自杀题材的作家都想当然地认为，从根本上说，人类反感死亡想法。这听起来貌似很有道理，毕竟，我们大多数都不想思考死亡，不管是自己的死还是亲友的死。死亡让我们感到恐惧。于是，想象自我毁灭的欲望大概是人类心理的共同点，这听起来的确有些匪夷所思。

比如卢梭的杰作《新爱洛伊丝》中有一段有关自杀伦理的对话，其中支持死亡的辩护者坚持认为："自然让我们对死亡有了巨大的恐惧，这种恐惧让我们看不见人类生存的痛苦。人们在经历了长期忍受的痛苦和凄惨的生活之后才决定放弃他的生活。但是，一旦活着的辛苦战胜了死亡恐惧，继续活着显然才是大恶，人们恨不得早早摆脱这个地狱。"

卢梭观察到我们对死亡的恐惧有多么巨大，这也是后来很多作家在生命终结话题上的标准看法。这也让我更加好奇我自己的看法以及我认识或了解的自杀尝试者的看法是什么。因为我并不觉得自己对死亡有那么大的恐惧，我也从来没听过哪个想自杀者带着那么大的恐惧来谈论死亡。事实往往正好相反,我们这些想自杀者都有一种倾向,被误导的倾向,认定"死亡是一种解脱"。

死亡渴望就跟我们吃、喝、性以及生存欲望一样直截了当。正如当代作家李翊云所写:"人的死亡欲望跟生存欲望一样盲目,是一种本能;但后者却从未遭到质疑。"1974年,哲学家同时也是大屠杀幸存者让·埃默里自杀未遂,1978年他又因故意过量服用药物去世。他写道:"我不讨厌死亡,反而迫切渴望早点儿死去。"

佛教认为人们自我毁灭的渴望构成人类心理的基础,其实,我们对此并不陌生。所谓的"死亡驱力"是弗洛伊德精神分析理论的关键部分。继莎宾娜·史碧尔埃1912年发表的论文之后,1920年,弗洛伊德受到叔本华大大得益于佛教心理学的"内驱力心理学"的影响,在其名作《超越唯乐原则》中介绍了这一观点。弗洛伊德指出,我们既有"生本能"(Eros,厄洛斯,爱欲),也有"死亡本能"(Thanatos,塔纳托斯,死欲)。前者支持确认生命的活动如性爱和创造活动,后者则解释了人类那些敌视生命的行为和习惯,例如上瘾的冲动性行为、攻击、谋杀、各种神经症和精神病,当然还有自杀。作为明确认同佛教观念的表示,弗洛伊德也提到了"涅槃原则",即一种寻求消除内心所有矛盾的倾向。按照弗洛伊德的理论,这种状态只有在死亡时才能实现。因此,"涅槃原则"不过是死亡驱力的极端形式罢了。

对想自杀者而言,这些解释完全说得通。他承受着无法忍受的痛苦折磨,他明明知道继续活着只会让矛盾继续延长,内心冲突越来越激烈,于是他想依靠死亡来让自己彻底解脱。他最迫切、最疯狂的期盼就是在涅槃中得以证明。

但是，想死的意愿远比这复杂得多，因为即使想自杀者也仍然要和本能性的生存意志作斗争。"我的第一次自杀尝试发生在我十四岁时。"加拿大小说家奈莉·阿坎在她的小说《出口》中这样写道。她在写完这本书的几周之后自杀身亡。"他们称自杀是求救信号，是警告信号，他们相信我其实不想死，也许他们是对的？谁知道呢？直到今天我仍然不清楚，有些人就是毫不含糊地想死，真的把死作为人生目标，想一劳永逸地永远消失，有没有这种可能呢？是真的，并不是说着玩的。"

若干年前，也就是在我第一次自杀未遂后，一位朋友很生气地跟我说："你要是真想自杀，现在应该已经死了。"后来我告诉另一位朋友，我最近想割喉，他问我："是吧，那你用什么样的刀子？"说真的，对于像我这样多次自杀未遂者来说，"你怎么还没有自杀成功？"的确是最烦人的（也最具毁灭性的）问题之一。

提出这个问题并非没有道理，只不过可能有点儿不太礼貌。自杀者都明白藏在这些问题背后的隐含意义，我能给出的回应是，自杀就像大多数事情一样，并非表面看起来那样简单。另一个回答是，就像大多数事情一样，绝大多数自杀成功者在成功之前都练习过自杀。在玛戈·杰斐逊的精彩回忆录《黑人区》中，她抨击了不允许黑人女性自杀的古老神话："练习，练习，练习；就像弹钢琴、举杠铃那样，每天都做自杀热身。"可能需要多次失败，你得应对那些失败的后果，然后才能找回勇气确保你万无一失。我能提供的另外一个答案是，就像弗洛伊德所坚持的那样，即使我们意识到自己有死

第二章 心之呼唤

亡冲动，但我们同时也有生存本能。

自杀了这么多次，我怎么还没有死？——这种挑战一直存在。其实，我并不是真想死，有这种可能性吧？当然，鱼与熊掌你都想要。在很多时候，我的确很纠结。想死，这样我就不用继续过这糟糕的生活了，就不用再挣扎、痛苦、失败、失望了。我的所有问题会在一瞬间统统消失。也想活，因为死亡意味着……谁知道意味着什么呢？这些天来，我试着牢记自己从前干过的糊涂事，它意味着给我爱的人和留下的人带来许多痛苦，而这些人本不该遭受这种痛苦。

任何想自杀者都会在这种矛盾心理中纠结。通常我们聊到自杀，都喜欢把"真正的自杀念头"和"求救信号"区分开来。比如说，有人开枪自杀或者跳楼自杀未遂，我们不会说："哦，这人只是在发出求救信号而已。他根本不想自杀。"但如果有人吃了一整瓶阿司匹林自杀，导致胃损伤。我们可能会安慰自己，或者责怪自杀者，认定"他并非真想自杀，只是发出求救信号而已"。

在此，我们尤其要评判一下我们对充满戏剧性的，甚至是带有舞台表演效果的自杀场面，特别是自杀未遂者的行为。我们总是倾向于怀疑自杀未遂者是在作秀，企图以此引起别人的关注，或者是并没有真正绝望，只是假装完全绝望了。接下来，我们会不止一次地讨论自杀的戏剧性方面，在此，我只想对那些想自杀、尝试过自杀或者想对自杀做出评判的人简单地说一句：充满戏剧性的自杀有什么毛病呢？

生活中的方方面面都有戏剧性，我们一直在不停地扮演各种角色，我们在做的许多事上都是演员，往往还是业余演员。充满戏剧性的自杀尝试既不能在道德上被谴责，也不能改变自杀者以自杀表达死亡意愿的事实或者自杀成功的事实。抑郁者经常会感觉自己既在扮演某个角色，又真正陷入抑郁之中，而对于究竟哪个是哪个理不出头绪，这正是抑郁的组成部分。自杀同样如此。他可能不知道他的自杀有多少是"认真"的，有多少是在"作秀"。这不会让他对自杀尝试及其失败感觉更好一些，反而感到更加糟糕。我是在骗人吗？还是真想死？问自己这样的问题并不好受。

法语中有个短语叫作"心之呼唤"，意思是"陷入困境者急迫、强烈地寻求帮助"。人们经常用它来形容自杀未遂。而在英语中我们描述自杀未遂时总带着淡淡的贬义和评判的意味，把自杀未遂当作是一种"求救信号"："哦上帝啊，他要自杀？""是啊，我不清楚他是认真的还是在发出求救信号。"

在你还想活下去时尝试自杀有一个好处，那就是你至少希望，以后人们能对你更温柔一些，或者能对你更宽容一些，无论自杀尝试有没有暴露。就拿我来说，如果你想告诉妻子你一直在偷偷喝酒，你可能半真半假地上吊自杀。这样等整个真相水落石出，她就会担心是不是对你太凶了：我不该因为他喝酒就使劲责怪他，我不希望他再次自杀。

但是，尽管是这种几乎绝对不会出意外的自杀尝试，也常常导致死亡。而且，预测自杀最准的指标就是以前的自杀尝试。所以，坚持将哪怕最轻微的自杀未遂都一直视为一种警告或者呼吁就特别重要，那是自杀者的无奈之举，他们只因不知道怎么告诉世界或者

第二章 心之呼唤

亲人自己真的有多么绝望。

这就是为什么比起"求救信号",我更喜欢"心之呼唤"。后者更温和,更接近自杀未遂者的真实情况。他是发自内心地呼唤,不知道能否被人听到。他的心很痛,痛得在尖叫。

想自杀者往往不太清楚自己究竟是想死还是想活。这是释迦牟尼和弗洛伊德在思考这一问题时的部分智慧。如果我们的自我毁灭欲望真像其他竞争性欲望一样强烈,那么从动机上来说,自杀尝试将是非常棘手之事。对于一个有自杀倾向的人来说,在生死之间摇摆不定是常态,而非例外。

而在我们假设所有的自杀尝试无论成功与否,都包含了犹豫不决的元素之前,我们应该提醒自己意识到自杀其实非常难。在尝试之前,你可能觉得很容易。难怪圣雄甘地年轻时要和朋友一起吃杂草种子自杀。万一有人来采访他为什么要自杀时,他也不必太担心。无论在心理上还是实践中,这都是挑战。或者正如美国著名幽默作家多萝西·帕克所写:

> 剃刀令你疼痛
>
> 河边湿漉漉的
>
> 硫酸有污染
>
> 药品引起痉挛
>
> 枪支不合法
>
> 绳子会断掉
>
> 煤气太难闻

还是活着吧。

帕克的诗很有意思。她想到了所有办法,却发现没有一个吸引人。她本人曾五次自杀未遂,最后死于心脏病发作。

不仅有像我一样没有自杀成功的例子,或过度服药,或割腕,或上吊,而且一直存在采用似乎万无一失的办法自杀却没有成功的情况。在《自杀行为的神经科学》(Neuroscience of Suicidal Behavior)一书中,研究自杀的专家基斯·范·希林根(Kees Van Heeringen)写的献词是"献给所有的瓦莱丽"。因为他当医生的初期遇到了"一个聪明伶俐的年轻女孩,名叫瓦莱丽"。"几周之前,这女孩因跳桥自杀失去双腿,在大学医院的康复科住院"。1979年12月,二十九岁的埃尔维塔·亚当斯在贫困和绝望中从帝国大厦86楼的观景台上一跃而下。后来她被一阵强风吹到85楼两英尺[1]半宽的窗台上,保安把她从窗户拉了回去,并将其送往贝尔维尤医院。最后埃尔维塔盆骨骨折。事实上,一旦你开始搜集相关新闻,你会惊奇地发现很多人从悬崖般的高处跳下,却能奇迹般地活下来。老天爷就喜欢跟自杀者开这样的玩笑。

最常见且万无一失的办法是饮弹自杀。作家萨拉·戴维斯曾两度自杀,她还写了一本回忆录讲述自杀过程。在书中她讽刺地说,饮弹自杀是"最好的办法",不过很快又补充说:"我们很少人能轻易拿到枪,而有了枪可能会带来可怕的意外。"(戴维斯写这些话时

---

[1] 1英尺=30.48厘米。——编者注

第二章　心之呼唤

身处二十世纪六十年代的英国，不幸的是，如今在美国，几乎人人都能轻易搞到枪。）

我所知道的第一个用枪自杀者是我的朋友格雷厄姆，我们是在十年级威克森老师的物理课上认识的。格雷厄姆身材高大，但人很文静，相貌清秀，还有一头及肩的细软棕发。他像我一样戴着眼镜，但比我高。我们总是相互较劲，尤其是讲到我们都热爱的热能知识的时候。有一次我们合作完成了十年级科学课喜欢布置的任务——从楼顶丢鸡蛋。结果，我们的鸡蛋都摔碎了。

有一天，威克森老师走进教室后告诉我们，格雷厄姆在前一天死了。他忍不住告诉我们这个消息，因为我们那天分明看到格雷厄姆来上课了，所以老师只好解释说格雷厄姆是自杀。后来我们才知道，格雷厄姆拿了他爸爸的霰弹枪饮弹自杀。我们惊奇的是他居然能拿到霰弹枪，纷纷猜测他的当大学教授的父亲可能喜欢打猎。

对我来说，拿枪自杀太可怕了。不只是这个行为太暴力了，而且我认为万一幸存下来，给身体造成的伤害太吓人。2020年4月16日（加州封锁初期），二十八岁的德鲁·罗宾逊对着自己的右太阳穴开枪自杀。而子弹只击碎了部分头骨和右眼，自杀后的二十小时他在公寓的地板上恢复了意识，拨打了911急救电话。经过一年的身心治疗后，他对外说很庆幸自己活了下来。

很多人在网上讨论自杀的办法，讨论对自杀过程的恐惧。比较常见的就是我说的拿枪自杀带来的恐惧。要是自杀失败了，后果可能是被子弹打碎的身体。这也指向我们一直讨论的矛盾心理，即想自杀又想留个全尸。即使是自杀，人们也仍然爱惜自己的身体。从某些方面来说，想自杀也是爱惜自我的表现，因为你不想让自己受苦。自杀失败往往会增加你的痛苦，尤其是自杀未遂导致身体某些部位残缺。如果自杀行为能避免强烈的肉体疼痛，采用这种方式就是合理的。疼痛很可怕，尤其是与死亡有关的疼痛。部分原因就在于我们并不知道有多痛，以及这种疼痛会持续多久。

有些青少年几乎爱上了那种安详的死亡，但是把自杀的绳索系得太结实，结果死掉了。另外一些人攒了一年的巴比妥类药物。到了想死的那天，一口气吃了足够杀死十个人的量，昏迷后全给吐了出来，最后又活过来。你可能改变主意了，可能想多么幸运啊！你还活着！你可能想，不，我还没有准备好，然后突然想改变主意，但最终还是死掉了。你可能绝望地盼着死去，但你又活了下来，就像根本死不掉一样。然后可能从内心深处知道，你现在必须得走了。最终你还是用自己的方式自杀，别人发现你的尸体。事实上，对大多数自杀者来说，这四种可能性或者它们的组合是掺杂交织在一起的。

研究自杀领域的创始人，临床心理学家埃德温·S. 施耐德曼写道："自杀行为中有一个奇怪的悖论，那就是自杀者会留下线索，这也许是他们内心深处矛盾的一部分，既想要停止痛苦，又希望得到干预和有人前来搭救。"渴望丢失的部分内容是希望被人找到；需要放弃自我的部分内容是渴望得到救援。

据我哥哥达伦说，2009 年 2 月，我曾试图冲到卡尔加里城的一条繁忙的马路上来结束自己的生命。哥哥冲进车流把我从一片喇叭声和咒骂声中拉了出来，我才毫发无伤。那时我刚因前一次自杀企

第二章 心之呼唤

图住进了精神病院。出院几周后，我去看望他。根据我的回忆，我很确定当时不是想自杀。我就是受到一堆精神科药物的药效影响，我只是想过马路而已。至于有没有安全地避开车流，我当时不是很在意。这就有点儿像你睡着时，意识到自己在做梦，然后你觉得自己想干什么就干什么。但是，我想不起来自己在哥哥的注视下冲到开过来的汽车前的场景。

在哥哥面前，我坚持我的说法，但他摇摇头，眼中的恐惧让人无法忽视。他脸色苍白，浑身颤抖。我从未见过他如此难受。

"克兰西，你一定不要再自杀了，"他说道，"困难总会过去的，不要这样对我，我承受不了这种愧疚感。"

"我不会再这样了，达伦，我保证。"我说道，"我真的不是想——"

"咱们不说这个了。"他说道。

我完全有可能再次试图自杀，只是我自己不承认。我们总是这样，做了事不承认，这就是自我欺骗的本质。

在许多自杀案例中，自杀者往往不知道自己在干什么。二十世纪诗人、批评家阿尔弗雷德·阿尔瓦雷斯是西尔维娅·普拉斯的挚友之一。他曾在停电期间自杀过。（我也试过这样的自杀。我从巴黎的一座桥上跳了下去，被一位服务员从塞纳河里拖了上来。我不记得是什么促使我跳河，只记得这糟糕的结果。）阿尔瓦雷斯不清楚自己想自杀，至少在他心里是这么想的。直到在医院醒来后医生告诉他，他才知道自己一直在尝试自杀，比如他攒下很多巴比妥类药物，但他对这些完全没印象。我们的大脑实际上很复杂，我们自己、我们的想法以及我们自杀的动机都有太多未知的内容。和达伦在一起的那个寒冷的日子，我其实真想死，只不过没有真正意识到我的意图。那天也许是我的肌肉记忆对我的生命发起攻击。我的大脑有一部分可能在不受神经系统控制的情况下运行。

在美剧《火线》中，有一个场景是马洛·斯坦菲尔德杀他的导师"提议乔"（Proposition Joe）。乔坐在桌子旁，知道将要发生什么。当他的助手克里斯慢慢地举起乔脑后的枪时，马洛告诉乔："闭上你的眼睛。它不会伤害任何人。好了，现在好了。乔，放松。轻松呼吸。"然后马洛点点头，克里斯就开枪了。老普林尼（公元23—79年）区分了自杀的两种手段，暴力和非暴力，并认为后者对于那些"厌倦了生活"的人来说可能是合理的，而前者则应该尽量避免。让我们中的一些人望而却步的可能不是死亡恐怖，甚至也不是痛苦恐怖，而是暴力恐怖。当我看着马洛处决乔时，我想，好吧，这是个非常好的方式。对马洛和克里斯来说，这可能是暴力，但对乔来说，只是像关上了灯。

再来说说枪吧，我从不随身带枪，而且对于任何来找我聊自杀的人，我都会问他有没有枪。在本书中，我给出了关于以自杀者身份生活或与自杀者一起生活的许多实用的建议。如果从中选一条至关重要的建议，那就是：绝对不要在家里放枪。

如果你有枪，请立即扔掉它。在美国，一半以上的自杀者是用枪自杀的，女性自杀未遂数量是男性的三倍，而自杀既遂者的数量是男性多于女性，原因是男性更可能使用枪支。（截至2020年，在美国，每100个自杀者中，约有70人是男性，30人是女性——在过

第二章 心之呼唤

去几年中，女性自杀率一直在缓慢上升，而且在 2020 年，平均每有一个男性自杀未遂，就有大约三个女性自杀未遂。）拥有枪支比例最低、枪支管控最为严格的加利福尼亚州和纽约州，其自杀死亡率也最低。相比之下，在枪支拥有率高的犹他州，85% 的枪击死者都是自杀。

简而言之，要是你惊慌失措，而你碰巧又有一把枪，你很可能会做出无法挽回的糊涂事。

快三十岁时，我手头总有一把枪。如果想饮弹自杀，我甚至都不用去商店买枪。我的最后一把枪是一把深灰色的第二代格洛克 17，跟所有格洛克一样有一个方形枪管，手枪握把上有格纹和锯齿。连同我的第一把和第二把枪都是我的一个客户——一名退休的联邦调查局特工带给我的。

二十世纪九十年代，我和两兄弟在得克萨斯州从事珠宝生意。大学毕业后，我在得克萨斯大学奥斯汀分校攻读哲学研究生，主要研究索伦·克尔凯郭尔。后来我与女友艾丽西亚结婚，一起去了哥本哈根做研究。她去完成有关安徒生的硕士论文，我则撰写研究克尔凯郭尔讽刺概念的论文。那一年里，艾丽西亚怀上了我们的女儿泽莉，我们开始为钱发愁。与此同时，哥哥达伦在得克萨斯州阿灵顿开了一家小型珠宝店。他想买断他的合伙人，于是请我帮助他写一份商业计划书用以找到投资者。

后来我们筹集了几百万美元，达伦问我要不要当合伙人。我一直很喜欢哥哥，但从来没有想到能和他一起生活，虽然我希望如此。在我小时候，他和爸爸住在一起，十七岁时开始自己生活。所以，这个既能完成心愿，又能赚钱的机会，我很难抗拒。跟高中时辍学的模式一样，我从研究生院退学。1994年，我们搬去了沃斯堡。直到2000年，我才重新返回研究生院读书。中间这些年是我人生中最不快乐的几年。

在沃斯堡，我先后成为几家规模不同的珠宝店的合伙人。当时，我靠珠宝生意搞到了很多非法物品，包括我经常吸食的可卡因（做珠宝生意很容易弄到毒品），还有几把编号被抹去的手枪。"不是说你需要用这个，"退休的联邦调查局特工解释说，"但有一把来历不清的手枪总不会有坏处。何况你并没有许可证。"这个家伙是劳力士收藏家，或者在转手倒卖牟利。不管怎么说，我的三把手枪都是从店里工作的其他人那里用二手劳力士换来的。

对于第一把枪，我其实不太想要，但又是成人礼般的"通过仪式"。"如果你要做珠宝生意，就必须有把枪，"哥哥解释说，"因为很多时候，抢劫犯会见人就杀，他们不会留下证人的。如果有人在这里拔枪，我们就开枪。"我觉得这则信息不靠谱，而且谢天谢地，我从来没有在愤怒或自卫的情况下拿起过枪。

很久以来，那把枪一直放在我右手边的办公桌抽屉里，直到我第一次尝试朝自己开枪。我害怕枪。这看起来很奇怪，如果死亡都不害怕，为何会害怕一把枪呢？但是，在我看来，枪代表的不是死亡，它代表的是暴力。而且，实在太容易了。我一直梦寐以求的自杀终于有机会实现了。再也没有任何借口了。这意味着一切准备就绪，只要动动手指头就能杀了自己。

但是，很长一段时间，大概一年多，我都不敢拿枪指着自己。

第二章 心之呼唤

有一天深夜，我在漫长一天快结束时清醒了过来，独自待在珠宝店里。当时，我情绪低落，觉得生活难以忍受，而且毫无意义。于是我回到浴室，坐在马桶上，打开手枪保险，把枪伸进嘴里，准备开枪自杀。然后我把枪对准胸口，觉得这样可能没那么吓人。我又对准了太阳穴，这是我在书上看到的，感觉还是不太保险，于是又把枪放回嘴里，试图把枪对准脑子。我把枪倒过来放在嘴里，这样的角度更好操作。我试着扣动扳机，但我下不去手。我一直在尝试。坐在那里的每一分钟都不是为了继续活着，而是为了不去死。这听上去很荒谬，只需要扣动扳机即可，但我坐在那里足足将近半个小时。接着，我把枪放回抽屉里，在那之后，至少有一年时间我没有再尝试拿枪返回厕所自杀。

我做不到大概是因为我知道这样自杀很可能成功。不像我的其他大多数自杀尝试，我还能自欺欺人地想，好吧，我很可能会死，但谁也保证不了，我可能会活下来。我无法扣动扳机或许还有其他理由。几年之后，情况变得越来越糟糕。我已经有了第三把枪——格洛克。此时，我有了外遇，不再与妻子和宝贝女儿住在沃斯堡，而是住在达拉斯的一套公寓里。我确信自己是个人渣，伤害了我周围的每个人。我的情绪时而高涨，时而低落。对我来说，这意外地成了我的快乐时光，尤其是每天傍晚喝得半醉之时。从研究生院退学之后不再写作的我又开始继续写作了。但是，到了早上，我又总觉得自己一无是处，再次决心结束自己的生命。

我早上五点左右起床，为的是避开从达拉斯到我们珠宝店所在的阿灵顿的交通堵塞，也是想成为早上第一个到店的人。以前就算是在高速公路上，我也会经常把敞篷车的顶篷放下来。但是，这里是得克萨斯州，我每天穿西装很热，所以只能在晚上或者早上这么干。通常，我会把车停在店外的老地方，然后走到林肯广场购物中心的另一边，到咖啡店里买一大杯拿铁，然后坐在办公桌前。我会阅读《纽约客》、《哈泼斯》或《巴黎评论》中的一些故事。我让人把这些杂志和其他杂志送到办公室来，对我来说，它们是生命线。边看边喝咖啡，有时是喝一两罐可乐。

然后从右手边的抽屉里拿出手枪，回到只有我的兄弟们才能使用的"经理专用厕所"（请原谅，我们都是年轻人，突然赚了很多钱，就干了这样的蠢事。其实，那个厕所人人都能用）。我坐在马桶上，或面对镜子站着，试图向自己开枪。我把保险打开，把枪管放进嘴里。我将永远记得枪管的油腻味道，以及通过喉咙进入鼻腔的清洁剂味道。厕所里有一个淋浴室，有时我会到这个隔间里，站在或坐在地板上尝试自杀，心想这样达伦进来后看到的就不那么吓人。我希望找到我的是达伦，而不是我的弟弟帕特，因为我觉得达伦在心理上能够承受，但这可能会对帕特的心理造成永久性的阴影。

这种情况持续了快两年。根据我的经验，当你想开枪自杀时，你的脑海中会闪过成千上万的想法。不过，基本上会挣扎于三种感受：你的痛苦与自我厌恶，你对这种自杀暴力的恐惧，以及你要该死地坚持下去。正是这种"该死"让你的手指紧紧扣住扳机，让你想知道你要多用力才会开火。你捏一下，松一下，吓唬自己，把枪从嘴里拿出来，放在水槽上，有时坐在马桶上或地板上哭，站起来，又尝试一次。我会看着镜子里的自己，觉得自己多么可笑。我穿戴

第二章 心之呼唤

着世界知名奢侈品牌阿玛尼西装和杰尼亚领带，在我的豪华珠宝店里那铺满大理石镶有青铜的浴室里开枪自杀。如此地戏剧化，如此地可悲，如此地神经紧张，如此地乏味俗套，太可笑了。但是，我非常不快乐，实在活不下去。我的种种失败就像一长串清单一一浮现在眼前：未来的一天，所有那些我不能再面对的人，我们的过度消费和透支的银行账户，与富人坐在一起劝说他们购买钻石和瑞士手表，拖延供应商货款，给情人编造借口晚点儿回家，又一次……噢，该死。但是，别价，不要这样做。

最后我把那把枪卖回它原来的主人。但是，有趣的是，我不是在拖延时间等我扣动扳机的那一天。我得感谢大女儿泽莉"除掉"了这把枪。那时她五岁，经常在我的办公室里玩。一天下午我坐在办公桌前，她在我旁边玩耍。她打开了办公桌的抽屉，手里拿着那把手枪。枪还没拿出抽屉，枪口离她很远，保险也开着，但她五岁的小手紧握着枪，饶有兴趣地看着。一想到这里，我现在仍然觉得恶心。我把枪从她身边拿走，放在巨大的保险箱里，打电话给联邦调查局的那个人说我想卖掉它。

我的吞枪自杀阶段到此结束。说起来好笑，这可能是我离自杀成功最近的一次。毕竟，我曾三次自杀未遂被送进医院，至少两次被警察打断，被送去精神病院。还有别人在我自杀过程中阻止了我。我也曾偷偷试过上吊、溺水和其他方式。我相信在大多数甚至所有这些尝试中，我都是真想自杀，但那把枪像是死亡之手，只要开枪我就会死。或许有点儿矛盾的地方是，在我不太确定能否成功的时候，自杀可能更容易。实际上这大大增加了我自杀成功的可能性。

当我扣紧扳机时，手指的每一寸皮肤都实际上能触摸到死亡，这个事实表明，我其实还没有如自己设想的那样准备好。

有一次我又想在浴室里使用手枪自杀，脑海中出现了一个奇怪的想法：我为自己闭上眼睛自杀感到羞耻。很奇怪，这部分原因可能在于我自杀是极其懦弱的举动，这个观念我今天不那么确定了。但我还是不想让自己看上去很懦弱，坚持睁着眼睛。又或者说我想强迫自己亲眼看见我正在做的一切。也可能是我运气好，加上内心深处自我保存的渴望，要是闭着眼睛我可能就扣动扳机了。但只要我站在厕所的镜子前看着自己在做的事，我就开不了枪。我觉得那不是死亡恐惧。也不是我留给达伦在一个小时左右后赶到现场时要看到的场景。

真的，正是开枪自杀太过暴力的想法再次救了我的命。对暴力的恐惧或许让人更容易理解我们这些人，那些像我一样或者像李翊云和让·埃默里一样的人。他们虽然一直渴望死亡，但真的要自杀很难。这些人可能会想，每次不带家人自己坐飞机，现在就是另一个机会，什么都不用做就能死掉。让飞机坠海吧，他们甚至愿意让飞机上的陌生人与他们一起死。公平地说，在和表达过此类希望的其他人谈过之后，我羞愧地承认我经常这样想。我非理性地希望飞机上的其他人说不定能奇迹般地活下来。

就这个问题，弗洛伊德写道：

> 难道我们不应该承认，在我们对待死亡的文明态度中，从心理学上说我们已经生活在入不敷出的困境中，必须改

变,并且赋予死亡应有的承认吗?在现实生活中和我们的思想中赋予死亡适当的地位,更加突出地显示我们迄今为止一直小心压制的对待死亡的无意识态度,难道不是更好吗?

我们对待死亡的无意识态度有哪些?我们都渴望死亡,就像我们渴望性、食物、爱情或名望一样。有些人是无意识地渴望;有些人是潜意识地渴望;还有一些人像我一样头脑中的死亡渴望挥之不去。因此,有自杀倾向者,以及经常在死亡念头里挣扎却没有做出自杀尝试者,都在以自己的方式赋予死亡应有的承认。他们没有压制他们的部分想法,与更加娴熟地管理或制伏自杀念头的其他人不同。

1970年,英国讽刺作家马尔科姆·马格里奇在一篇讲述他自杀尝试的文章中写道:"我想,大概几乎每个人都曾在某个时候有过自杀的念头,但是,在真正自杀成功者与程度各异的自杀未遂者之间,存在着一条巨大的鸿沟。"不幸的是,我不敢肯定,这条"鸿沟"是否如马格里奇想象的那样巨大。正如我提过的那样,自杀未遂是自杀而死的最佳预兆,也就是说形形色色自杀尝试及其失败离自杀成功往往只有一步之遥。但是,我最感兴趣最想调查的是那些陷入"鸿沟"之人,那些在自杀的念头中挣扎或是已经尝试自杀的人。毕竟,我们能帮助的是那些还活着的人,其中包括那些亲人因自杀去世的人,和现在可能也想快点儿自杀以结束生命的人。

我在此提出的适度主张是,自杀的念头与成瘾性的自杀想法之间有很多共同点,这远比我们设想的要多得多。它们甚至可能是同一种思维的不同变体而已。的确,这个模型可能只是对一种自杀倾向的特征概括,即自杀的念头就像你喝了几杯酒后发现心情轻松了许多,刺鼻的自我气味似乎在风中飘散。而事实上,这个理论阐释的是佛教观点即自我毁灭的欲望是我们最基本的痛苦形式之一,或者是弗洛伊德观点,即求生欲望和死亡欲望乃同一枚硬币的两面。

想想很多人并没有真正尝试自杀,但因为某些行为导致自己英年早逝。很明显,背后的原因在于他们逃避自我的压倒性需求。说艾米·怀恩豪斯[1]死于自杀,这说得通吗?或者美国诗人罗伯特·洛威尔自杀说得通吗?他沉迷酗酒直接使其在看望前妻伊丽莎白·哈德威克的出租车上心脏病发作身亡。美国黑人说唱歌手厄尔·西蒙斯[2]和洛威尔一样死于心脏病,但他一辈子痴迷于死亡,吸食可卡因,似乎在无情地不断寻求自我毁灭。或者过去二十年中我最喜欢的演员菲利普·塞默·霍夫曼[3]死于自杀说得通吗?他死于"急性混合药物中毒",死在临街的私人公寓。

虽然我过去当然尝试过尽情饮酒一直到喝死为止,但在某种意义上,我觉得这些行为与那种更明显的自杀企图并不一样。死于酒精中毒与喝下一肚子威士忌,吃几百毫克的安定,然后躺在浴缸里泡澡时拿着一把锋利的剃刀自杀是不一样的(我的另一次自杀未

---

1 艾米·怀恩豪斯:英国女歌手,二十七岁那年由于酒精过量死在了自己的公寓里。——译者注
2 即DMX(Dark Man X),原名厄尔·西蒙斯(Earl Simmons)。——译者注
3 菲利普·塞默·霍夫曼:美国演员、导演、制片人,四十六岁时猝死于纽约公寓中。——译者注

遂)。但是，我们再想一想，说艾米·怀恩豪斯并非死于自杀真能说得通吗？"二十七岁俱乐部"有个长长的名单，上面有罗伯特·约翰逊、布莱恩·琼斯、吉米·亨德里克斯、吉姆·莫里森、詹尼斯·乔普林、让·米歇尔·巴斯奎特、科特·柯本……就像这个俱乐部的许多其他成员一样，艾米把自我毁灭当作人生指南，她猜自己活不过二十七岁。如果过了二十七岁还活着，她就自杀。因此，虽然我可能争辩艾米·怀恩豪斯没有自杀，但她的确是自己选择结束了生命。工具不同，但使命是一样的。这就是为什么在说到自杀或者与此相关的行为时，人们会谈到"绝望而死"。在某种程度上，一个人花三年服用药物自杀、花三天酗酒自杀还是花三分钟开枪自杀，这其实并不重要。他们的目标是一样的，找死。这么看来，这甚至是更加明目张胆的自杀。

阿图·葛文德在《纽约客》中写道："从1999年到2017年，仅在年龄四十五岁至五十四岁的群体中死亡人数就新增了六十多万，超过了人口统计学预测的数字。"而这些死者的死因大多数是自杀或者自残性的准自杀行为如酗酒、用药过量或者其他异常暴力的生活方式，以及越来越暴力且后果越来越严重的慢性自杀尝试（本章中我们一直存疑的部分内容就是自杀尝试的严重性到底是什么）。当代研究自杀的先驱，精神病学家和心理治疗师卡尔·门宁格尔将这种自我毁灭性的行为称为"渐进式自杀"。

死于绝望或自我毁灭的准自杀行为通常指的是，一个人没有尝试旨在结束自己生命的具体行为，比如在浴室里用皮带上吊；而是持续不断地、三番五次地做出一些很可能加速死亡的行为，有时候很多人做过这种事。很多人会说，艾米·怀恩豪斯不是自杀，她是这种准自杀行为的极端例子。一种极端事件通常会被定义为自杀尝试，其动机不是为了死亡，而是接近死亡的东西。这也是"心之呼唤"的另一个例子。

我的妻子艾米是美国歌手、吉他手杰夫·巴克利的忠实歌迷（谁不是呢）。1997年5月27日晚，巴克利穿戴整齐，去田纳西州孟菲斯郊外的沃尔夫港口游泳。据说，巴克利的一位朋友在岸边看着巴克利一边唱着齐柏林飞艇乐队的《全部的爱》，一边游向密西西比河平潮河口水道；但下一刻，他就不见了。巴克利当时三十岁，体内没有检测到酒精或者药物，于是他的死亡被认定为意外，这很可能是意外。

"我知道你觉得他是自杀的。"艾米对我说。公平地说，穿着整齐地在河里游泳是自杀的传统方式，在许多不同的文化中都有，而且可以追溯到数千年前。但我没有对她说这些。她继续说："但我觉得，他好像是众多案例之一，虽然有点儿想自杀，但还没有下定决心。比如他可能在想'我这样做会不会死掉？我不知道。我不知道是否想这样做'。"

我们也不清楚。正如我所说过的那样，在自杀尝试中，许多自杀者自己可能都不确定是否真想死：我下不了决心，让河流替我做决定吧。只有不必为自己的死亡负责，才可能让人从亲手夺去自己生命的道德愧疚中解脱出来，这也是"提议乔"的死很吸引我的部分原因。

有时候，自我毁灭的欲望和这种欲望的宣泄似乎构成了准自杀的起起落落。以著名自行车运动员马可·潘塔尼为例,因其标志性的头巾和耳环,他也被称为"海盗"或"小象"(这只是猜测)。潘塔尼之所以成为传奇人物是因为他会狠狠地"虐待"自己。他的攻击性风格是出了名的,被大家普遍认为是有史以来最伟大的爬坡自行车手。他在环法自行车赛中以36.40分钟完成了著名的阿尔卑斯山环法自行车赛(长度13.8千米)。这是有史以来最快的爬坡,他还获得过第二和第三名的成绩,他后面跟着的是第四名兰斯·阿姆斯特朗和第五名扬·乌尔里希。

尽管他赢得了这么多热门比赛和奖项,包括环法自行车赛和以难度高、路线陡、环境恶劣而闻名的环意—环法双料冠军,但他并未像一些同类车手那样获得名声和地位。而且据说他对自己的职业生涯感到失望,他被指控使用兴奋剂,又因毒瘾在精神病院住过一段时间。他躲在酒店房间里吸食可卡因致死时才三十出头。也许像潘塔尼这样的准自杀者既想死却知道自杀是错误的。我不是想自杀的人,虽然我的生活方式多多少少确保我活不了多长时间,肯定早早就会离开人世。

与艾米·怀恩豪斯不同,潘塔尼死于职业生涯的低谷。潘塔尼之死让我特别感兴趣的另一个原因在于,他们显示出自杀念头和行为持续不断地存在。一方面,我认识一些人也从他们身上学到很多东西——有些人如钦哲仁波切对我能活到现在并写出这本书至关重要。显而易见,他们性格稳重,性情温和,似乎从未伤害过他人或者自己,能够理解我们这些自杀者,并愿意与我们交谈,虽然他们自己从未尝试过自杀或者想象自己会有自杀的念头。另一方面,我也读过很多案例，案例中的人活着时充满愤怒和自我厌恶，甚至在自杀之前还杀过人。

在这两个极端之间的人像我这样尝试自杀也许还成功了，他们过分接近伤害自己和他人的那个极端，给所爱之人的生活带来毁灭性的伤害；还有些人生活幸福，关心他人，但也许因为无法忍受自己也自杀了；无数死于准自杀行为者皆是自虐自残造成的结果；还有像艾米这样的人，他们从自己的亲身经历中理解这种成瘾行为，但从未主动寻求自我毁灭；还有一些人过着平凡的生活，他们有过短暂的成瘾行为，经历过在自杀念头中挣扎的艰难时期但随后就回归正常生活；当然还有更幸运者，他们从未尝试过自杀，也没有任何成瘾行为，他们甚至难以理解人们何以做出自我毁灭的蠢行。（我曾经跟很多完全无法理解自杀行为的人聊过天。）我们很多人的确都有过自我毁灭之举，此时如果我们的注意力转向这个事实，我们或许认识到对自我毁灭的某种秘而不宣的渴望。

在 1637 年出版的关于自杀的最早英文著作《防止自杀倾向的生命防腐剂》（*Life's Preservative Against Self-Killing*）中，哲学家和神学家约翰·西姆将那些使用一些手段（如上吊）"直接"自杀者与那些用酒精或其他自我毁灭式生活方式"间接"自杀者区分开来。"间接自杀者设想其自毁行为旨在获得的好处，直接沉浸在使用的手段之中纵情享乐，期待在死亡之前而不是死后去享受这一切。虽然这类人热衷于做出那些促成死亡或加速死亡的行为，但他们对此类行为本身感到厌恶"。西姆认为自杀是一种罪过，他觉得，从道德上说，间接自杀在某种程度上可能比直接自杀更为恶劣，因为前者还涉及自我欺骗问题。

间接自杀者"用借口和形形色色的伪装自欺欺人，因此他眨眨眼装作看不到亲手结束自己生命的真相"，而且未必产生像"直接自杀者"那样的悲伤。根据我对"自杀"和"准自杀"行为的思考，西姆从道德层面对这两类行为的评价是错误的，但他的确提出了这两种不同类型的自杀是如何进行的有用观点。西姆坚持认为这两种自杀都基于同一动机，他是对的。但是，我认为，西姆可能过高估计了准自杀者在自我毁灭行为中获得的快感。就我而言，在想喝酒喝到死时，我唯一真正的乐趣就是知道自己正在慢慢毁灭。我猜大多数准自杀行为者大抵如此。

最近，运动课的教练曾对我说："也许可以考虑一下在不伤害自己的前提下改善自我的可能性。"我们很多人从小到大所得到的教导往往是"不劳动，就没有收获"。而那些准自杀者似乎也相信类似格言：一个人若渴望、需要或配得上受苦，他就应该尽可能多地让自己受苦。

但是，这么想肯定是错误的。正如佛教所坚持认为的那样，人生就是苦海，但这并不意味着我们就应该受苦。我们或许无法逃避痛苦，但这并不意味着我们需要主动寻求痛苦。

第三章
门总是为你敞开着

2018年6月8日，凯瑟斯贝格小镇夏天的早晨暖意洋洋、清风徐徐。尚巴德水疗酒店的客人在享用早餐，享受清风拂面的舒适。凯瑟斯贝格是一个旅游小镇，拥有5,000人口。它坐落在法国的阿尔萨斯-洛林地区，位于佛日山脉东麓，距离德国和瑞士约一小时的车程。法国的这一地区是世界上最美丽之地之一，而凯瑟斯贝格小镇被公认为全法国最漂亮的城镇之一。人们在阿尔萨斯-洛林地带种植葡萄，酿造出质量上乘的灰皮诺葡萄酒，该地还以诸如雷司令、西万尼、琼瑶浆和黑皮诺的葡萄酒而闻名，凯瑟斯贝格就位于天下闻名的"葡萄酒之路"上。由于受到法国、德国和瑞士的影响，这里的美食也别出心裁，美味非凡。游客到此游玩，旨在放松身心，徒步远足，酣饮美酒，品尝美食，亲近山水。这里的米其林星级餐厅不胜枚举，在小型的、装饰精巧的尚巴德水疗酒店里总能找到米其林餐厅，这些地方只有当地人和有钱人才知道。

那天，安东尼·波登像往常一样起得很早——"我是一个早起者"，他这样评价自己，部分原因是他在餐馆工作，他必须在餐厅开业之前完成写作——并与一同住在尚巴德水疗酒店的朋友埃里克·里珀尔共进一顿清淡的早餐，早餐里有阿尔萨斯奶酪、冷盘、水果、面包和果酱。埃里克曾告诉他母亲，安东尼情绪低落，但《未知之旅》[1]最新一集的拍摄照常进行。埃里克后来说道："安东尼把所有东西都融入拍摄，然后回到房间独处。"

然而，6月7日，波登没有像往常一样前往温斯顿餐厅吃晚餐。

"里珀尔先生觉得这有些反常，"酒店的服务员玛克辛·维尔森说，"我们也觉得很奇怪。波登先生认识主厨纳斯蒂先生，对厨房也很熟悉。也许他出去，到其他地方用餐了。"

那天深夜时分——据我们所知，波登与当时待在罗马的伴侣艾莎·阿基多发生争执——波登走进酒店浴室，用浴袍腰带上吊自杀。

波登自杀的消息一经传出，不出所料，全世界都倍感震惊。为什么不呢？诚然，每当富豪或名人自杀时，我们都会感到惊讶，天真地以为金钱或名声可以解决任何问题。但安东尼·波登自杀的消息尤其令人震惊。可以说他要什么有什么：有温馨甜蜜的家，有孩子；身体健康；名闻天下；风流倜傥。而且，他衣食无忧，却又不至于富可敌国，徒增烦忧。作为艺术家，波登在多个领域（写作、

---

[1] 《未知之旅》(*Parts Unknown*)，2013年首播的美国一档纪录片，安东尼·波登是该节目的主持人。——译者注

烹饪、表演、制片）都成绩非凡。他仪表堂堂，风度翩翩，魅力十足。或许最重要的是，他有生活情趣，对生活满腔热情的他令人赏心悦目，因而到处有人缘。他在影视方面赢得过十项艾美奖；在去世前两年，他甚至还获得过柔道金牌。亚里士多德曾列了一份清单，里面囊括了想要品行端正、过上富足美好生活所需的许多基本条件：朋友、财产、金钱、家庭、健康、教育、艺术追求。这一切，波登可以说应有尽有。

波登还是一个品德高尚的人。据认识他的人说，他非常慷慨和善良。与波登长期合作的出版商兼好友丹尼尔·哈尔彭告诉我，波登始终如一地为他的众多粉丝和仰慕者付出。"他从不拒绝那些向他提出要求的人。和他一起去酒吧，路上总会花费很长时间，因为他一路上都忙着和人们合照。"哈尔彭还说："他从不认为自己的生活和成功都是理所当然的，绝不。他热爱生活。他的生活看起来称心如意。"他看起来像尼采所说的超人，能够坦然接受生活中的幸福和痛苦，真正品尝生活的所有复杂性和丰富性。他是勇于直面生活的人，享受生活中真正的喜悦（也许还有安慰），生活则对他做出积极的回应。

他的成功离不开辛苦努力和天赋。他看起来普普通通，依靠坚持不懈赢得了一切。波登之所以受到各方人士的广泛爱戴，部分原因可能就在于他让我们相信自己。他与人相处亲切随和，并不在乎他们是富贵还是贫贱、鼎鼎大名还是寂寂无名、才华横溢还是循规蹈矩、达官显贵还是平民百姓，他都喜欢并尊重他们，只因为他们都是人类同胞。然而，就是这位出类拔萃的人，这位身体强健、性格阳光的才子却在事业如日中天之际自杀而死，享年六十一岁（有人可能会说，他看起来要年轻得多），人们本来期待这样年龄的他应该拥有比年轻时更多的智慧和达观的。毕竟，他既没有慢性抑郁症，也没有接受过精神病治疗。可他却成了当年794,000名自杀者中的一员。

像艾米·怀恩豪斯和潘塔尼这样明显具有自我毁灭倾向的人自杀是非常方便证明人人都有死亡渴望的案例。了解我的生活之后，你可能会想，像我这样的人一定认为人人都有自我毁灭倾向。这家伙已经被生活压垮了。如果人的生活像二十七岁时开枪自杀的美国著名摇滚歌手科特·柯本那样昙花一现或像六十六岁时在监狱自杀身亡的亿万富豪杰弗里·爱泼斯坦那样跌入人生的谷底，生命以死亡告终有什么好惊讶的呢？

但是，那些似乎要啥有啥、什么都不缺的人为何还要自杀呢？那些生活美满、多姿多彩的人何以出乎意料且神秘莫测地抛弃自己的生命？这难道不会迫使我们以另一种方式看待自杀，将其看作更类似于一时冲动或被激情误导之举吗？如果像安东尼·波登这样的人都不免有自杀的冲动，那么谁能说是安全无虞的呢？

的确，许多自杀都是冲动所致，但这种冲动可能已经酝酿了很长时间。就波登自杀的案例而言，其直接起因（即"冲动"之源）可能是让他痛苦不堪的爱情生活。在从前有关自杀的大量文献中，心碎是最常被引用的起因之一。"这可能是因为他的感情出现了问题，"哈尔彭在对话中曾告诉我，并迅速补充道，"这是令人感到痛不欲生的短暂瞬间。如果那一刻能撑过去，他可能就没事了。"

他的女友，意大利演员艾莎·阿基多本人谈到他们的关系可能与波登的自杀身亡有一定联系，"人们说是我害死了他，指控说我才是罪魁祸首。我明白，大家要为波登的自杀找个理由。我也想知道他为何自杀，可我没有找到"。

在某种程度上，阿基多在暗示波登自杀的真相。是的，他们的关系破裂了，但人们总会分手，会互相伤害，但没有人因此死掉。波登自杀的时机与其心碎有关，但多年来，导致波登自杀的心理齿轮一直都在转动之中。他曾经说过，他不是那种应该拥有自己的家的人，他只是房客。读到这句话，我立刻就想道：哦，是的，我完全明白你的意思。这让我想起著名作家斯蒂芬·茨威格及其妻子洛蒂双双自杀的事，他写道："有位朋友曾经说过，无论你在何处遇到茨威格，他的行为举止都让人觉得隔壁房间里有一个尚未装满的手提箱。"

虽然波登的自杀肯定能够避免，我相信几乎所有自杀都可以避免，但他很可能在自杀念头中挣扎很长一段时间了。他经常将自己比作虚构作品中自杀的推销员威利·洛曼，但除非他相信自己的生命会以这种方式结束，否则我们很难看到两人之间的相似之处。他的朋友弗雷德·莫林说："他有一种奇怪的阴暗面，我觉得他并不害怕死亡。我想他从很小时候起，就在舌头下含着一颗氰化物药丸，他一辈子都时刻准备着随时自杀。"

波登沉迷于毒品和酗酒，这在最终死于自杀的群体中很常见。虽然这并非他公众形象的一部分，但他的许多朋友都说，他一直挣扎在焦虑和抑郁之中，他经常说，他没想到自己居然能活过五十七岁，那是他父亲去世时的年龄。他在畅销书回忆录《后厨机密》（*Kitchen Secret*）中说，因为吸食毒品，他觉得自己能活到三十岁就不错了。即便当时没有自杀行为，但显然有自杀倾向。

波登的年岁渐长可能也是自杀的因素之一。人们往往认为，年纪越大，生活技能就越好，渡过难关的能力就越强。事实上，人们的适应能力似乎的确随着年龄的增长而提高。但是，随着年龄的增长，人们自杀的可能性也越来越大。作为美国男人，波登正在接近生命中自杀风险最高的时期。根据2015年的一项研究数据，六十五岁以上的男性最有可能自杀（每10万人中有27.67人自杀），紧随其后的是四十到六十四岁的男性（每10万人中有27.10人自杀），二十到三十九岁男性的自杀人数明显下降（每10万人中有23.41人），而十五到十九岁男性的自杀人数则要低得多（每10万人中有13.81人）。美国预防自杀基金会最近的综合数据显示，在美国，自杀死亡风险最高的群体是白人中年男性。

这听起来像是我在说波登注定要自杀。假设我说得没错，人们都或多或少意识到身上拥有某种自我毁灭的欲望。但是，这是否意味着那些自杀者实际上只是将一种已经无法抗拒的欲望付诸行动了呢？

我并不这样认为。我相信，我不是命中注定要自杀身亡，因为每次自杀尝试，我都有理由。人们的自杀并非无缘无故，而且这些理由在很大程度上并不让人觉得意外。在我看来，我们自我毁灭的冲动的重要性在于，它有助于解释为何有人会选择自杀作为解决生活问题之道，而不是去选择其他方案。这也解释了为何有像我这样的人,他们头脑中的自杀念头无论如何都打消不掉。

人们往往是出于特定理由而自杀的,这一观点很重要,因为如果我们自杀是有理由的,那么我们同样也能找到理由不自杀。这也是对自杀者的生活和思想做一番研究的很好理由。

十七世纪,罗伯特·伯顿在他有关抑郁症的开创性著作《忧郁的解剖》中,表现出对自杀的矛盾心理,这是许多研究自杀的作家也都有的心理:有时自杀听起来好像是为了逃避精神或肉体痛苦而选择的方法,但他似乎认为,自杀者决定亲手杀了自己是说不通的。当代小说家唐纳德·安特里姆曾尝试过自杀,对自杀的描述非常精彩,他同意后一种观点。"我相信自杀是一种自然而然发生的历史,是一种疾病生成过程,而非一种行为或者一种选择,也非一种决定或者一种愿望。"他接着说,"自杀是身体和大脑的一种疾病,如果非要做出区分,自杀就是随着时间的推移而越来越致命的疾病。"作家奈莉·阿坎在完成她的最后一部小说《出口》后立即上吊自杀,此书就是关于自杀的沉思,她曾在早期的小说《疯狂》中写道:"对于像我这样的人来说,出现的问题不是做出哪个选择,因为他们只是得到虚无之声的引导,我们则保持沉默作为回应。"我们将在第七章更详细地研究她的作品。

抑郁来临时,它并非一种选择,甚至通常也非一系列选择所带来的结果。正如我的一位一生都在严重抑郁症中挣扎的朋友所说,"你的心情就像天气一样变化无常"。或者如凯文·桑普塞尔在《沙龙》上发表的文章中谈及自己患上抑郁症濒临自杀时所说,"这几乎就像是我身上出现的症状,就像我出了车祸或因为从楼梯上摔下来而遭受脑震荡，体内的化学物质已经不知何故被震坏了"。这就是抑郁侵袭时的感受，你不知道它从何而来，也不知道它为何出现，就这么噼地一下，来了！它让你痛苦不堪，有时甚至是恐慌不已。当美国时装设计师，凯特·丝蓓（Kate Spade）品牌创始人凯特·丝蓓这样功成名就的大名人在五十五岁自杀身亡时，她正值壮年，而且有十三岁的女儿——像安东尼·波登一样，她也有"感到快乐幸福的所有理由"，所以我们猜想，我们会找到丝蓓的严重精神痛苦来解释其自杀。正如《纽约时报》在丝蓓的讣告中报道的那样，"她的丈夫安迪·斯佩德后来说，丝蓓女士曾试图治疗抑郁症，并补充说，她的病情有时候很严重"。

加尔文·特里林撰写《怀念丹尼》是为了弄明白他的好友丹尼·汉森为何自杀。丹尼是他在耶鲁大学读书时最有天赋、最有成就、最乐观的伙伴。丹尼以"他的加利福尼亚风度"闻名。他原本有望成为参议员甚至总统，他是罗德奖学金获得者，其事迹曾两次被《生活周刊》刊文介绍，并以其"价值百万美金的微笑"（特里林的父亲这样描述他）闻名天下。然而，正如特里林在葬礼上看到丹尼的照片时所说，到了五十五岁时，他"看起来好像没有一丝笑容"。丹尼的另一位朋友就其自杀写道："未来的总统不应该躺在里霍博斯沙滩被锁上门的车库地板上，他的本田车还在启动，油门踏板靠一本书和煎锅顶着。"特里林在调查结束时发现，即使在年轻时，"丹尼就有一些莫名其妙的阴暗情绪，或许根本就无法解释"。

但是，当我们考虑到精神折磨时，我们在为自杀辩护时并不像在面临身体痛苦时那样信心十足。当我和朋友讨论本书的想法时，我说到罗宾·威廉姆斯的自杀让我震惊。她说:"哦,我也感到震惊……但是,当我了解他为何这样做时,我感觉好多了。(他的病)是绝症。"(后来发现,他的情况比大多数人想象的要复杂得多。)关键在于,我们对这些事的情感反应往往是在真相被隐蔽的情况下做出的,仅仅看到了未被隐蔽的东西而已。他真的患上了一种可怕的疾病,不仅仅遭受个人内心挣扎或抑郁的痛苦折磨。

想要为自杀寻找借口或者为此道歉,或者告诉自己这人"不是故意的",或者说是被自己无法控制的身体疼痛或心理障碍"而不得不出此下策",这是非常自然的。但是,这等于是另外一种说法,即任何自杀者若没有这些令人信服的外界因素逼迫,都应该被追究责任,都应该受到审判。这让我想起了电影《漫长的告别》中的场景,喝醉了的、心中有自我毁灭念头的作家罗杰·韦德询问冷漠无情的私家侦探菲利普·马洛:"你有没有想过自杀?"马洛轻蔑地回答说:"我?我没想过。"

其中一些因素来自古老的犹太教、基督教道德行囊,它们与如下观念有关,即人类的灵魂被罪恶吸引,且必须抵制罪恶才能发现美德。面对肉体痛苦和绝症,反抗毫无意义,但面对精神痛苦,我们却有机会战胜它。部分原因是我们意识到,如果我们愿意,任何人都可以结束自己的生命,但我们没有。(这是不是我们谨慎地鼓励自己和评判他人的原因,是另一个问题。)部分原因是如下事实,我们都经历过肉体痛苦,因而同情那些渴望避免难以忍受的身体痛苦的人,但是,我们中的许多人可能并没有经历过中度或重度抑郁症和/或自杀,所以只是没有同样自然而然的理解。

还有一部分原因是人们对精神疾病的偏见。直到最近，医学界才承认抑郁症和其他类型的精神疾病。如果我们能像治疗糖尿病一样，或者更贴切地说，像治疗小儿麻痹症一样治疗抑郁症——如果我们能立即为轻度至重度抑郁症接种疫苗——会解决自杀问题吗？或者像释迦牟尼、基督、西班牙的一位圣女——加尔默罗修会圣师阿维拉的圣特蕾莎、克尔凯郭尔、里尔克、黑人女作家奥德丽·洛德和许多其他人所认为的那样，悲伤、焦虑、忧郁、孤独和绝望是人类的基本生存条件和精神成长的关键机会呢？

我们将抑郁症的概念以及分析和自杀紧密捆绑在一起并不明智。自杀者在自杀时往往感到沮丧，但这并不意味着抑郁症和自杀遵循同样的法则。抑郁症患者可能会将自杀（无论正确与否）视为解决其绝望的最佳方法，但不会认为自杀是唯一的解决方案或者是其心理问题积累到顶峰的结果。幸运的是，大多数抑郁症患者并不会选择自杀。不幸的是，许多人自杀是出于抑郁症之外的原因。

我们在上一章中看到，在考虑从慢性自杀倾向到准自杀的案例范围时，将这些案例按照从自由意志到安特里姆称为"自然历史"的光谱范围内排序是说得通的。这样的连续光谱类似于我们在成瘾中看到的变化情况。也许我的生物学特质注定我是个酒鬼；也许我的生物学特质注定我会尝试自杀。但是，在我看来，我的意志在这两种情况下都能发挥积极作用，可以说，在走向地狱的道路上，我做出了很多选择，就像上次我到地下室试图上吊自杀一样，我觉得，我当时本来还可以做其他事，如用这条狗链遛遛狗，而不是把它缠在天花板的横梁上然后勒住自己的脖子。但是，上吊自杀就是我当时做的选择。就算自杀冲动对某些人来说是一种疾病，我们也可以像安特里姆一样，采取措施减缓这种疾病，也可以像糖尿病患者一样学会与糖尿病共存。

最终自杀身亡的大屠杀幸存者让·埃默里写到自由意志与可能导致自杀的沉重外因和内因之间的这种令人好奇的互动关系。他指出，有些人"已经为自己开发出一种自杀机制"。这种措辞恰好抓住了我心目中想到的自由意志和决定论的光谱范围：为自己开发一种自杀（或上瘾）机制。也就是说，正如选择变成了习惯一样，这使得选择行为变得不那么引人注目甚至不必要一样，所以性格的形成——一种体制，一种存在方式——反映我们做出的选择以及生活中的许多元素，严格来说属于我们无法控制的内部和外部因素。

虽然这样说，在埃默里看来，当我们自杀时，我们的行为是自由的，心中有自我解放的感觉。为此，如果扭转临时起意选择自杀者的意图，或者即刻夺去其死亡手段，就可以避免许多自杀事件。建造了围栏以防止人们跳桥，自杀率就会下降；让煤气闻起来有刺鼻的味道，人们就不会不知不觉地吸入煤气，或者逐步淘汰煤炉，靠吸入一氧化碳中毒的自杀就变得更为困难，自杀率也会下降；禁止某些杀虫剂和除草剂——以此方式自杀在亚洲很流行，因为这些致命毒剂在那里更容易获得——自杀率也会下降；禁止私人持有枪支，开枪自杀的比率就会下降。有些人可能注定要结束自己的生命，但我相信这些案例并不常见，大部分死于自杀的案例其实本来可以避免。不过，话又说回来，我之所以坚持这种观点，可能只是因为我不想把自己看成命运的受害者，或者我不相信命中注定要亲手结束自己的生命。

我的确相信的是——这或许是促成安特里姆观察的部分动机——亲人自杀身亡的幸存者不应该为发生的不幸自责。我们感到悲痛的方式肯定因人而异，但是，自责或反责往往成为许多人悲痛中的重要组成部分。责怪自己和埋怨死者是自然反应，即使于事无补，即便我们什么也改变不了，即使那个人找不到解决自身困境的其他任何方法。既然是因果关系的链条导致了我们所爱之人的死亡，那么我们当然希望设法在这些链条中塞入某些其他原因以便产生不同的结果。

如果别人真想死，我们在大多数时候可能无法（在某些情况下，也不应该）阻止他们。俄罗斯神秘主义者拉斯普京的一位追随者悲痛欲绝地前来寻求帮助，因为她所爱之人自杀了，但她根本无法阻止。拉斯普京对她说："你是谁呀？凭什么认定你有能力阻止另一人自杀呢？上帝和救世主耶稣基督都无法阻止其使徒自杀。"此处指的是犹大。事实上，那些在亲人自杀后自责者也有可能成为帮助延缓自杀者，只要他们愿意那样做。

从我的亲身经历来说，其他任何人都不应该依靠任何言行来阻止我尝试自杀。是的，人们的干预或许让事情变得更好，但也可能让事情变得更糟糕。是的，人们有时会在争论过程中自杀，或者因伤心欲绝而自杀。但是，人们本来可以采取其他办法，不一定非死不可。你和别人争吵，不会直接就把人杀了吧。作为有自杀倾向者，我一直在苦苦挣扎，与自己过不去。我竭力要消灭的就是我自己。

美国女诗人艾米莉·狄金森写道：

> 我源自——放逐的我——
>
> 我有让我
>
> 坚不可摧的堡垒
>
> 定居在所有心的技巧
>
> 可是既然我自己——攻击了我——
>
> 我如何拥有安宁啊
>
> 除非
>
> 征服意识？
>
> 既然我们是相互的君主
>
> 这会如何呢
>
> 除非
>
> 我中之我退位？[1]

  对于有亲人自杀身亡的人来说，我希望这可以帮助你明白，亲人的早逝并非你的错。我不知道自杀对某些人来说是否不可避免，但我坚信，那些花了很长时间思考自杀、多次自杀并最终自杀身亡者——或者第一次自杀尝试就成功死掉者——从根本上说只是在孤军奋战。难怪自杀遗书通常并没有充满愤怒或指责，而几乎通篇都在道歉。

  人们自杀的（部分）原因是什么？法国社会学家让·贝希勒在其里程碑式著作《自杀》中（该话题的权威文献之一），将自杀动机

---

[1] 来自豆瓣译文：Me from Myself -- to banish -- (douban.com)。——译者注

分为四组：逃避现实型、攻击反抗型、修身奉献型和嬉戏玩闹型。前两类的动机显而易见。他所说的"修身奉献"是指通过寻求更高目标来为自杀辩护，如拯救另一个人的生命，或者为理想而奋斗，如为了证明自己的爱情或者抗议一场战争。他所说的"嬉戏玩闹"是指可能与玩游戏相关的自杀，或者为了证明自己的功德而心甘情愿地遭受折磨（如宗教殉道）的磨难型自杀。

在此，我主要讨论逃避现实型自杀案例，因为这些是我所熟知的案例。对我来说，想到自杀（尤其是自杀尝试）有点儿像喝酒：暂时摆脱克兰西的纠缠，获得片刻的喘息。求你了，让我以某种方式摆脱自己吧。也就是说，逃避现实型和攻击反抗型自杀的原因经常混合在一起（弗洛伊德的观点在二十世纪的精神分析学家如门宁格尔中很受欢迎，也就是说，我试图自杀时，我试图逃避的部分是我对别人的攻击受挫）。例如，六岁的我试图自杀肯定是对母亲组建新家庭生气；是因父亲离开我们，搬到很远的地方生气；是因哥哥跑到美国和父亲住在一起，抛弃了我生气；是因继父生气，我多次非常不公平地将我和我所爱之人的所有不幸皆归咎于他。我不能直接攻击家人。但是，在六岁的我心中，我可以通过自杀让他们为对我做的一切付出代价。

有时，自杀的原因或多或少显而易见。奥地利精神病学家阿德勒在他1937年的文章《自杀》中指出："在某些情况下，正常人认为自杀是唯一的出路……异常痛苦和难以忍受的场景，例如看不到任何缓解希望的折磨、惨无人道的攻击、害怕可耻的或犯罪的行为被人发现、患上无法治愈的和极其痛苦的疾病等。令人惊讶的是，实际上死于这种原因的自杀者并不多。"阿德勒接着提出了其他一些动机,根据其作为心理学家的丰富经验,他提出:"在自杀的所谓原因之中,若心理疾病的情况忽略不计,那么,金钱损失和无法偿还债务是占第一位的原因。在频率上看,紧随其后的原因是失望和不幸的爱情。"

同样,一个多世纪之前,在美洲土著纳瓦霍人中,据说自杀的四个常见原因是"被不治之症困扰;性嫉妒和婚姻问题;希望免除牢狱之灾或法律严惩;亲人离世。"这些都是我们所熟悉的自杀原因:疾病、心碎、羞耻、悲伤。

法国存在主义哲学家和小说家阿尔贝·加缪在其著作《西西弗斯神话》——这可能是他传播和阅读最广泛的作品,当然也是最著名的自杀著作——中讨论自杀"原因"时,他写道:"引发自杀危机的原因几乎总是无法证实的。报纸上经常谈论'个人悲痛'或'不治之症'。这些解释貌似合理。但是,人们必须知道,这个绝望之人的朋友当天是否冷漠地敷衍了他几句。这位朋友才是罪魁祸首。"

也就是说,人们自杀的确是有原因的,但这些原因只是让他们濒临自杀;最终驱使他跳下悬崖,让他最终认定"今天就是末日,我再也受不了了"的导火索可能是最微不足道的小事。加缪的看法是正确的,因为身处困境,一个本来永远不会自杀的人开始感觉到越来越想自杀了,然后他变得越来越沮丧,最后,哪怕是一两句冷言冷语就足以让他说"受够了"而走向死亡。

事实上,对于许多人来说,在某种程度上,甚至对于每个人来说,活着的每一天都需要付出巨大的努力。美国德裔诗人、小说家、短篇故事作家查尔斯·布考斯基曾说过，每天早上起床、系鞋带和刷牙，这些小事都足以让任何理性之人濒临自杀。日复一日的苦差事似乎不可能使我们成功，而且令人感到压抑和沮丧。就算不是这样，有时候想到一天中必须面对的烦心事——责备、失败、恐惧、痛苦、愤怒、令依赖你的人失望——你就会觉得实在让人受不了。

我们对现实的控制程度可能并非我们设想的那样牢靠。在《未知之旅》的其中一集，安东尼·波登说："比如，我不知不觉来到机场，我会点一个机场汉堡包。这是一件微不足道的小事，小事一桩，只是一个汉堡包而已，但它不好吃。看着那个汉堡包，我突然陷入抑郁之中，而且一直持续了好几天。"

2020年6月9日，编剧兼记者贾斯明·沃特斯在加利福尼亚州洛杉矶县的家中上吊身亡。她是热播电视剧《我们这一天》的编剧，也是第一批摆脱种种桎梏，无论在艺术上还是在经济上都功成名就的好莱坞黑人女性之一。

在《迈阿密时报》的讣告中，报社记者很自然地提出了一个问题："但是，何以如此？贾斯明是一位漂亮的黑人女性，在好莱坞事业有成，赢得同行和明星的交口称赞。她似乎拥有了一切，要什么有什么。为何自杀，究竟发生了什么？"

贾斯明·沃特斯的离世意外引起媒体的广泛关注，因为有关美国黑人女性的某种东西，它有时候被称为"自杀悖论"。"在美国的四个主要亚群体中——白人男性、黑人男性、白人女性和黑人女性中，最后一个群体——黑人女性作为社会经济群体，（几个世纪以来）一直处于最具挑战性的困境中，这一点没有人否认，然而她们

081

的自杀率一直最低。"美国作家、文化评论家玛戈·杰斐逊在其回忆录《黑人区》中精妙地描述了自己在自杀念头中挣扎的故事,并指出"黑人女性被剥夺了白人女性的特权……她们被剥夺了随意屈服于抑郁症的特权"。杰斐逊继续说,直到尼托扎克·尚吉写了《致那些彩虹出现就考虑自杀的有色人种女孩子》(又名《彩虹艳尽半边天》)一书之后,黑人女性才开始"考虑——把玩、琢磨、思考——自杀"。

当我与杰斐逊谈论起黑人女性自杀率相对偏低,以及她本人与抑郁症和自杀念头作斗争时,她提醒我说,对黑人女性而言,生存一直是一种义务,也是一种胜利。"幸存下来就是胜利。"她说,其中包括"战胜自杀渴望的幸存者"。她补充说,美国的黑人女性接受了一种教育,"在任何情况下,我都必须克服困难"。这使得像贾斯明·沃特斯和玛戈·杰斐逊这样的有色人种女性——以及像美国职业体操运动员西蒙·拜尔斯和网球运动员大坂直美这样的知名人士——公开谈论她们内心挣扎的举动格外引人注目。

这并不是说贾斯明·沃特斯的自杀是件好事——当然不是。也许她觉得拥有自杀的权利是好事,尽管还有其他更好的方案来解决其困境。据我们所知,她自杀是因为承受着难以忍受的心理痛苦。引人关注的是,黑人女性针对抑郁症和自杀的禁忌也使这些问题变得复杂化,即这些禁忌或许保护整个群体,但又同时增加了个体的痛苦。一方面,黑人女性一般不自杀,因为自杀是个禁忌;而另一方面,个别黑人女性可能会发现她的痛苦增加了,因为她自我毁灭的渴望违反了公认的规范或义务。纵观普遍的抑郁症历史和特别的自杀历史,禁忌一直被用来阻止人们诚实面对自身体验,并阻止人们在行动中表达自己的感受。

沃特斯之前至少尝试过一次自杀，二十一岁时，她服用过一整瓶泰诺。十九岁时，她被诊断出患有抑郁症，成年之后似乎一直在与抑郁症作斗争。在她离世前的几个月，她社交媒体上的动态就体现了这一点：

"创造性扼杀。"

——2020 年 3 月 30 日 18 时 12 分

"刚才的一小时，我都在整理院子，而非沉浸于心情起伏之中。就这样。这就是今天的胜利。"

——2020 年 4 月 15 日 16 时 59 分

"在我们离开的这段时间，你学到了什么？我一直在思考不停滚动的系列答案。但是，如果我能找到足够详细的答案来和大家分享的话，那就是：将我最大的恐惧放床边，每天将我唤醒再让我酣睡，循环往复。"

——2020 年 4 月 16 日 12 时 54 分

"想知道我的下辈子会是什么样子。"

——2020 年 4 月 20 日 19 时 04 分

"我身在地狱。"

——2020 年 4 月 22 日 16 时 36 分

"我厌倦了满怀焦虑地就地避难。在大多数时间里，我本来就虚弱不堪。因此，烹饪只是为了享受它所带来的平静。所以，如果你正竭力控制对未知的恐惧，你要明白你不孤单。我与你同在。"

——2020 年 4 月 24 日 22 时 12 分

"有些糟糕的事会彻底改变你的人生。"

——2020 年 5 月 8 日 0 时 05 分

在发布最后一条动态一个月之后，她结束了自己的生命。

她知道自己在尽力挣扎，也知道自己并不孤单。尽管她的许多动态都可能被当作证据证明她有自杀动机，但也有足够多的动态表明她正认真对待自己的病情，并试图帮助像她这样正在遭受痛苦的人。

2014 年 8 月，沃特斯发布了一篇有关影视演员罗宾·威廉姆斯自杀的长篇博文，这是她努力挣扎并且认识到他人遭受痛苦折磨的早期例证：

致任何有需要的人……

罗宾的死给了我意想不到的打击。十九岁时，我第一次被诊断出患有抑郁症。我磕磕绊绊地度过了相当坎坷的童年，最终在两年后的一个晚上，我堕入了深渊，我觉得再也无法忍受新一天的极度悲伤。我吞下了整整一瓶泰诺。现在想想，我当时真想死吗？并不真想。但是，只有这样，我才能突破横亘在我和其他人之间的那道极其厚重的绝望屏障。洗胃足以让你终生留下累累伤痕。相信我。更加重要的是，这一点再加上父亲眼中流露的真恐惧，足以让我想学会如何与抑郁症共存。抑郁症是一种疾病，它不是一种情绪。只要投入大量时间、自我约束和不断努力，任何人都能克服抑郁症。我就是活生生的证明。抑郁症患者经常就藏在你眼皮底下，远在天边近在眼前。在最糟糕的时候，我们在生活中做出模式化的回应，表现得恰到好处，绝不引起人们的警觉，因为每当陷入困境之时，一切问题的答案都是："要点何在？"

但是，是你自己。你才是要点所在。就是你自己。

如今，抑郁症已成为我生活的一部分，就像节食减肥一样。这是一种纪律练习。每隔四五个月，我就会经历非常煎熬的一天，感觉自己像跌入了地狱。正是在那些时刻，我唤起了自己的应急响应能力，它时刻提醒我，我的生活并不糟糕，只是遭遇倒霉的一天而已。我只需等待这一天结束。如果我无法解决，我会寻求帮助。最重要的是，我只要简单地说"我需要一些帮助"，或者"我遇到了困难"，或者"我需要听到朋友的安慰"。我认识到这并不丢人。我是凡人一个。谢天谢地,其他人都是如此。

  我之所以说这些,是因为当我回想罗宾爽朗的笑声和留给我们的人生教训时,我不禁希望他不要忘记他的生活其实并没有那么糟糕。那只是最近糟糕的一天罢了。也许我们都可以将此当作罗宾赠给我们的最后礼物,这是令人心碎的教训,提醒我们认识到简单地拿起电话,发送短信,发布推文,更新状态或只是走到外面哀叹"我的日子可真难熬啊",这样并不丢人。也许这是身处困惑和悲伤的我们可以吸取的教训……对任何需要帮助的人也是如此。"啊,船长!我的船长!谢谢你。"[1]

  "我当时真想死吗?并不真想。"这句话出现在罗宾·威廉姆斯那长长的、充满爱意的悼词中,也将不断浮现在一些人的脑海中,如自杀未遂者或者想了很多但尚未付诸行动者,或者认识有自杀倾向者并为其感到忧心忡忡者。因为贾斯明·沃特斯并不真想死,最终却身不由己自杀而亡。

  贾斯明·沃特斯的抑郁症和最终自杀的故事主要是在社交媒体上向我们讲述的。但是,社交媒体的应用本身在她逐步走向死亡的过程中可能发挥了一定作用。社交媒体可能带来很多好处。患有抑郁症的人与病友分享与抑郁症作斗争的帖子,其目标对象主要是十

---

[1] 此句引自沃尔特·惠特曼的诗歌《啊,船长!我的船长!》,原是纪念林肯对美国的贡献。这里指寻求帮助,渡过糟糕的日子。——译者注

岁至二十四岁的人。当我看到他们在社交媒体发布的帖子时，我由衷感激他们分享的心得、故事。我们应该思考如何利用社交媒体来帮助那些在抑郁症和死亡念头中挣扎的人。

但贾斯明·沃特斯的经历也让我们了解到社交媒体对心理健康的影响。社交媒体可能会给我们一种与他人交流的错觉，但实际上却没有提供传统人际交往的任何好处。如果你在社交媒体上像沃特斯那样大声疾呼，寻求帮助，结果却没有人回应，该怎么办呢？

在她离世前的一次采访中，贾斯明·沃特斯谈到社交媒体时说："这是一个绝对令人恐慌不已之地，对任何人都不好。它实际上并没有解决任何问题，因为真正的交流很少。"我们不仅没能以这种方式沟通交流来互相帮助，反而可能互相伤害，因为社交媒体的使用似乎与使用者，尤其是年轻人的孤独程度大致相关。

社交媒体的另一个明显弊端是，我们所浏览和阅读的大部分内容往往说服我们相信他人的生活比我们自己的生活更好。最近的许多研究都证明了这一点，我们知道，看着别人拥有休闲假期、华丽住所、完美身材，我们就会嫉妒。（在该主题的文献中，这种情况被描述为"没有对比就没有伤害／人比人气死人"。）反复浏览这些图像——即使一个人发布并非自己真实生活的图像——也会加重和夸大我们自我怀疑和自我谴责的天生倾向。即使我只是怀疑自己状态不好，其他人一切正常（甚至状态极佳），刷了半个小时视频后就会说服我相信我对自己的怀疑并非空穴来风。

还有一个老生常谈的问题，即受欢迎程度。如果得不到足够多点赞，我们就会怀疑自己可能不讨人喜欢。看到别人获得那么多点赞后，我们会进一步地感受到遭人轻视和贬低。如果没有足够多的朋友，我们会确信自己不讨人喜欢。如果看到朋友被邀请参加派对，自己却被晾在一边；看到朋友亲人相伴，其乐融融，自己却茕茕孑立，形影相吊；朋友收到的生日祝福多得不胜枚举，而自己收到的生日祝福只有寥寥几个……好吧，这种事一直不停地出现，没完没了。实际上，社交媒体可能会造成自我厌恶，到现在为止，我们尚未找到解决之道。这还不包括许多网络霸凌直接导致的年轻人自杀案例。

去年，我采访了当代自杀问题专家、自杀未遂者德斯莱尔·斯特奇。在采访快要结束时，德斯莱尔和我说要保持联系，她说："好，我们都在使用社交媒体，对吧？"通常情况下，这句话之后紧接着出现的会是"咱们加好友吧，或关注彼此的账号"诸如此类。但是，正如我向德斯莱尔所解释的那样，我不使用社交媒体，因为我发现社交媒体令我感到沮丧，浪费了我大量时间。

我的自杀企图与社交媒体无关，但是，当我意识到社交媒体对我的心理健康带来伤害而不是好处时，我就彻底不再使用社交媒体了。难怪我钦佩的一位老师在被问及为什么年轻人的自杀率上升时，解释说，这可能与智能手机以及他们在各种社交媒体上的点赞有关。

如果社交媒体使人感到悲伤、焦虑或沮丧，那么停止使用它可能就是个好主意，这显然算不上言过其实。就我自己而言，让我厌恶自己的事情本来就够多的了，我可以轻易罗列出一份长长的清单，解释自己为何没有达到对方的要求，如何令我爱的人失望，如何没有实现预期目标，以及如何没能成为好人，我可不愿意雪上加霜。

更何况社交媒体似乎已经越来越多地成为虚假信息的源头。

自我厌恶及其来源与风险是我之前屡屡企图自杀的强烈诱因，所以对我来说，远离社交媒体是关乎生死存亡的大问题。事实上，对于许多与我谈论过自杀的人而言，无论是在精神病院还是在其他地方，自我厌恶的感受都是他们尝试自杀的主要原因。在十八世纪，法国评论家和小说家、浪漫主义文学前驱斯塔尔夫人将自杀念头描述为"一种屈辱，让那些相信自己来到这个世界上就是一个毫无用处的废物的人备受折磨"。这的确是我最了解的自杀动机。

虽然我并不总是理解自我厌恶的来源，但我已经学会了躲避那些可能加剧自我厌恶之事。我希望我能更好地理解这些触发因素，这样，它们对我的威胁就会减少一些。这正是我在本书中的尝试：在我最绝望之时审视我的生活，看看是否可以驱除这些自我厌恶之源。这是有自杀倾向者需要做的事。显然，安东尼·波登在这方面得心应手，就算骗不了自己，最起码能欺骗他人。正如他的朋友大卫·西蒙所说：

> （在波登身上）我从来没有感觉到有任何程度的自我厌恶，而我对此却十分在意。我有他巧妙而又滑稽传达自我厌恶的各种记忆，以及"我满嘴谎言，胡说八道，但现在还没被抓现行"等自嘲言论，如果我说，因为他的自杀，我对这些话有了不同想法，那我就是在撒谎。我并不这样认为。他说这些话的方式就像是心理健康之人的机智和风趣。

波登试图用幽默来驱除他的自我厌恶。承认并愿意自我嘲笑，并与他人一起嘲笑你讨厌自己的方式,这的确会有一些帮助。但这是一场斗争,是一辈子的工作,未必总能给我们带来想要的结果。有时候,自我厌恶占据上风。

有人可以帮助贾斯明·沃特斯或安东尼·波登吗?对想要自杀的人,如果我们可以什么话都说,那会说些什么呢?我们如何劝说跳楼者从高台上下来呢?

再次引用《少年维特之烦恼》中的一句话:"一个心智健全、头脑冷静的人可能对这位不幸者的处境一目了然,可能会去劝他,但这样是徒劳无功的。他不能把自己的智慧传授给别人,正如站在病榻前的健康人,丝毫不能把自己的生命力输送进病人体内一样。"

我认为这是个严重的错误。我同意这种说法有一定道理:一个人试图冷静地说服身在绝望之时企图自杀的朋友,使其相信自己的生活仍然有意义,这很可能会失败,这样的应对之策是错误的。此刻说什么"看看生活中光明的那一面"根本行不通。但是,的确有一些方法可以说服企图自杀者放弃轻生的念头,可以把他们从崩溃的心态拉到一个不那么惊慌失措的安全之地。还有一些技巧可以用在自己身上。我在本章末尾讨论了自己使用过的有效论证或技巧,我也打算在书中反复提及。

如果有人寻求帮助,或者在自杀念头稍微有些动摇之时,或者发送电子邮件、浏览网页或阅读书籍,情况就不一样了。多年来,我经常收到的有自杀倾向者的很多电子邮件都是这样开头的:"我在网上搜索最不痛苦的自杀方法时,看到了你的文章。"当然,试图与没有向你寻求帮助且身陷危机之中的人沟通,那是真正的挑战。或者更加困难的是，认识到你自己也身陷危机之中，你还需要说服自己渡过难关。

我问过很多人，对一个濒临自杀的人，他们会说些什么，即使是专家也往往感到不知所措。不是因为他们没有一遍又一遍地考虑过这个问题，而是因为在这种时候，言语实在过于苍白无力，根本起不了作用。

当我们提出"他为什么要自杀"的问题时，充其量只是希望为自己或他人找到答案，想知道怎么做才能避免类似的命运。至少，我们不再将自杀视为禁忌，这样我们作为整体就可以开始在此问题上取得进展，而不是听任它在我们的脑海中浮现，吓唬我们，让我们不知所措。正如我一直在论证的那样，我们出于各种原因尝试自杀的事实，的确很重要，因为它表明自杀并非不可避免。但是，想查明自杀身亡者为何这样做与询问有自杀倾向者"你为何要这样做？"是截然不同的两回事。

更好地理解和预防自杀的第一步或许是承认询问自杀者"你为什么要自杀？"或"你为什么尝试自杀？"通常并不是最有帮助的。即使是那些终其一生都在研究自杀和自杀倾向的人，也可能不太明白他们为何要自杀。普林斯顿大学教授兼小说家李翊云对她的自杀企图进行了精湛的分析，她写道："有很多方法可以回答这个问题。不是人人都会问这个问题，但有些人会问，真正的好奇心——理解事物缘由的真实欲望——会使人抛弃礼貌方面的顾虑。我本人也会这么做。事实上，我仍然在问自己，是什么让你觉得自杀是合适的，甚至是唯一的选择？"

几乎所有研究自杀的专家都认同，如果可能的话，应该提出一些直接、具体、大胆的问题，让有自杀倾向者说说到底发生了什么。如果人们在准备自杀时告诉你到底发生了什么，他更有可能是寻找情感的宣泄，而不是真想自杀。他可能不知不觉陷入困境中无法自拔，但自杀并不是摆脱困境之道。不是要找到自杀企图的原因（这样做可能毫无帮助，因为人们倾向于基于自己的理由深入挖掘自杀的理由），不过是创造某些空间的技巧而已，帮助人们意识到自己其实并没有被锁在棺材中沉入海底。另外，根据我的亲身体会，如果你能劝说濒临崩溃之人到外面呼吸一下新鲜空气，四处走一走，这将是非常有益的。跟他们说说话，带他们四处逛一逛。交谈会驱散他们此刻经历的可怕孤独感，他们开始感觉到自己可以熬过接下来的几分钟，个把钟头，甚至一整天。一旦开始走动，四处逛逛，奇妙的事就会发生：他们会由此发现世界如此美丽，而幽闭恐惧症带来的恐慌似乎一下子缓解了许多。

在你真正动手自杀前的最后几分钟，大部分恐惧都来自一种感觉，即世界正在向你步步进逼。当你走动起来四处逛逛，就很难再有这种感觉了。即使是短时间的散步，也能给你提供急需的内啡肽[1]。如果在户外散步，大多数自杀尝试者都有的隐蔽倾向就难以为继了——隐蔽性正是此类活动之所以吸引人的组成部分，就像手淫或吸毒要在私密空间里进行一样。一直以来总有人在众目睽睽之下

---

[1] 内啡肽：人体分泌的激素，被称为"快活荷尔蒙"，给人带来快乐。——译者注

自杀，但是，如果和私底下自杀相比，还是要少得多。

许多人经常会考虑自杀，但不会去尝试实施，他们将其视为一种诱惑。在有关自杀的大型对话中，人们越来越多地承认和讨论这种"消极被动的自杀意图"。（长期以来，这一直是精神病学文献中自杀主题的一部分，至于消极被动的自杀意图是否成为未来自杀尝试的指标，仍然存在很大争议。）最近，我最要好的朋友之一给我发了安娜·博尔赫斯关于消极被动的自杀意图的文章《我并不总是执着于活着》，朋友在邮件中还特别补充说："我不知道还有这种事，尽管这样的感觉我曾有过很多次。"

统计数据证明，成功的自杀事件，尤其被广泛宣传的自杀事件会强化人们的自杀企图，提高社会整体的自杀率。在为记者提供的自杀死亡新闻报道指南中，美国预防自杀基金会明确警告说："不要将自杀称为'日益严重的问题'、'自杀大流行'或'自杀率飙升'，因为这样的措辞已经显示会引发传染，导致更多人自杀。"若是大明星自杀，影响力就更为显著。例如，研究人员统计，在罗宾·威廉姆斯自杀后，美国的自杀率上升了10%——当年有42,773人死于自杀，这一数据令人震惊。从统计学上讲，这意味着，大约有4,200人原本不会自杀，但由于得知罗宾·威廉姆斯的自杀死讯，他们跟着也自杀身亡。

我们今天所说的"自杀传染"（或"维特效应"，因为在歌德的成长小说《少年维特之烦恼》出版后，自杀人数暴增，该书的结局是少年维特自杀了）得到广泛地引用，却没有得到很好的解释。2019年，一篇研究富人区青少年中的"自杀集群/丛聚效应"——

相互模仿集体自杀的群体——的论文得出的结论是，一个人的自杀，尤其是社区中知名人士和炫酷的人自杀，会让本社区的其他人员更容易接受自杀。从直觉上看，这是很有道理的。如果我钦佩的两个人罗宾·威廉姆斯和安东尼·波登都认可自杀行为，那么我很有可能产生这样的想法，如果真有这个念头，它的吸引力就更强大了。

可悲的是，青少年特别容易受到自杀传染的影响。如果一个炫酷的人自杀了，那自杀也会突然变成炫酷的行为。第七章中，在讨论法国作家爱德华·勒维时，我提到了自杀传染，一些思想家将其与美国西部男性自杀的故事联系起来，以欧内斯特·海明威为代表，海明威于1961年7月2日在爱达荷州凯彻姆用霰弹枪自杀，享年六十一岁。海明威远近闻名，他展现了美国男子汉的典型形象——拳击手、猎人、花花公子、户外活动者——他的自杀，以及他自杀的方式，可能已经（并且仍可能）对有自杀倾向者产生传染效应。

毫无疑问，自杀传染现象受到自杀的戏剧性及其表演心态的影响。有人自杀，尤其是我们所认识和钦佩的人自杀，这是充满戏剧性的。为什么我不该被允许上台表演一番，成为万众瞩目的中心？即使人们关注的焦点都集中在死亡上，但至少，终于有人关心我了，终于有人注意到我了，有人特意夸赞：看啊，他多么重要。

就我自己而言，我想坚持两点：一是自杀的戏剧性，一是这样一个事实——我心目中的许多死于自杀的英雄无疑对我的若干自杀尝试和整体心态都产生了影响。我最早遇到的美化自杀的作家——很多作家都把自杀描述成引人入胜的甚至魅力无穷的壮举——也许是鲁德亚德·吉卜林，他创作过一首诗。像六岁大的许多其他孩子一样，我喜欢吉卜林的故事，我阅读过我能拿到的他的所有著作。在某个时刻，我偶然发现了《年轻的英国士兵》这首诗，我特别喜欢最后一节的几行诗句，我立即熟记在心："当你负伤后被部队遗弃在阿富汗的平原上／妇女过来打扫战场／玩笑声滚到你的步枪上，射穿了你的脑袋／像个战士一样去见上帝吧。"

现在，我的孩子已经四岁，一想到年仅六七岁的克兰西日复一日地念叨这首诗，并把它珍藏在心里，我就惊恐万分。事实上，那时候我对自杀已经痴迷不已，甚至写了很多自杀的幼稚诗歌，这甚至让我的老师约见了家长，因为老师在我的桌子上发现了其中一首自杀诗，诗的名称是《亲爱的苏伊，自杀吧》，诗歌感情夸张，读起来让人觉得有些难为情。我对他们撒了谎，说写诗只是觉得好玩，现在觉得惊讶的是，妈妈和老师都再也没有提起过这件事。

虽然知名人士自杀的新闻可能会引起自杀传染，我们心中的英雄所写的自杀文章可能会让自杀看起来更具合理性，甚至更有吸引力，但是，自杀讨论本身，尤其是试图了解自杀行为的人之间的讨论会降低自杀的流行程度。英国王子哈里的妻子梅根·马克尔在谈到自己的苦苦挣扎时，用简洁的话语说："不得不向哈里承认这一点，我感到很羞愧。我知道，如果不说出来，我就会自杀。我只是不想活了。"谈论自杀帮助了她避免尝试自杀。NBA球星凯文·勒夫多年来一直在自杀的念头中挣扎，他同样坚持认为，谈论他的自杀未遂——包括在网上搜索自杀的方法——是消除自杀念头的最佳方法之一。"你要么打开，要么关闭，"他说，"没有什么比不说出来的东西更容易萦绕在我们的脑海之中的了，把自杀念头埋藏在心里，其实危害性更大。"对于自杀未遂，侥幸活下来讲述自杀故事的人来说，也是如此。讨论自杀企图可以降低后续尝试自杀的风险，也能降低社区中自杀的流行程度。

换句话说，如果我们自杀了，人们可能更倾向于模仿我们。家庭成员之间的自杀连锁反应尤其具有破坏性，并且有据可查。但庆幸的是，统计数据证明，谈论自杀的念头、谈论实际的自杀尝试以及痛苦不堪和有些难为情的整个经历，往往可以阻止自杀行为。

美国自杀学协会的阿普丽尔·福尔曼警告说："我们真的不知道更多随意性的谈论自杀的（影响）如何……耻辱感比以往任何时候都弱了，但自杀率与大萧条时期一样高。如果仅靠减少耻辱感就能挽救生命，那么自杀率应该下降才对。"尽管我十分尊重福尔曼，但我并不赞同她的话。减少耻辱感可以挽救生命和降低自杀率，但由于许多其他因素，自杀率仍然在上升中。

人们普遍觉得需要对自杀冲动三缄其口，这是可以理解的。即使我这样写，我通常也不会把自杀的想法告诉亲人，甚至也不会告诉精神科医生。不过，绝口不提自杀恰恰强化了我的自杀念头。我的羞耻感与日俱增，我对自杀的恐惧和担忧反而越来越多了，这些令人头晕目眩的情感波动有把我带入恶性循环的风险，情况变得更加严重。所以，我为什么要绝口不提自杀呢？我害怕给别人带来负担；我担心精神治疗的措施会更严厉，包括住院治疗；我担心说出这些想法的实际后果。简而言之，我担心社会耻辱/污名持续不断，这包括亲人的反应：我以为你已经克服了这一切。你已经做得好多了！你最后一次尝试自杀是什么时候？你觉得你现在有危险吗？等等。

但是，将我的自杀想法写出来对我一直很有帮助，而且有人告诉我，这还帮助过那些读过我之前的自杀文章的人。撇开别的不说，仅仅是知道其他人也在应对这种思维方式，而且成功地活了下来就让我感到很高兴了。正如作家安娜·博尔赫斯所写，"畅所欲言未必能承担起预防自杀的重任。它只是社会交往纽带带来的舒适感，让你知道自己并不孤单……我可能想死掉，永远消失不见……但与此同时，在沉没之前我需要谈谈踩水的感受。"如果不能谈论，至少我可以将其写下来。如果我的作品出现在网络上，人们可能会做出回应。然后，我们一下子就能通过电子邮件讨论此事，这既帮助了他人，也帮助了我自己。

犹他大学教授玛格丽特·（佩吉）巴丁是研究自杀和相关临终决策的世界著名哲学家。在一次采访中，她告诉我，她是美国自杀学协会的长期会员，该协会乃致力预防自杀（或"零自杀"目标——与通常被称为安乐死的临终医疗援助不同）的主要组织。

巴丁告诉我，大约五十年前，埃德温·S.施奈德曼创办了美国自杀学协会（他的工作对我来说是不可或缺的），该组织的许多相关人士都有过自杀的亲身经历，但绝对都是避而不谈。这并不是因为他们害怕"触发"更多的自杀尝试，而仅仅是因为社会对自杀有强烈的污名化倾向，而自杀未遂者面临遭到羞辱的风险。

自杀未遂是一种耻辱，尤其是像我这样屡次自杀并屡次失败的人。我觉得自己的案例有点儿滑稽可笑。事实上，我本来可能认为自己的情况荒谬至极，但是当我遇到很多人并与他们交谈过之后，我不再这样想了。他们也都多次尝试自杀，也了解并认识多次尝试自杀并最终成功自杀的人。虽然未来自杀死亡的首个预测指标是先前的自杀尝试，但第二个预测指标是持续的心理健康问题，尤其是绝望、抑郁、药物滥用问题和精神病。这些问题通常笼罩在寂静无声之中，只有在我们开始谈论它们后才能解决。当然，你不能仅仅依靠谈论它们就战胜一切，但是，如果不谈论它们，你就无法得到任何帮助。任何一个得益于认知行为疗法或匿名戒酒会的人都会告诉你，谈论你的问题带来的好处之多超乎你的想象。

虽然我们可能永远不知道"为什么"有人想自杀，或者为什么有人自杀身亡，但谈论造成自杀的可能原因要比找到答案更加重要。1989年，美国当代小说家威廉·斯泰伦在谈论到其抑郁症和自杀倾向时写道："我永远不会知道是什么'导致'了我的抑郁症，谁也不会知道自己的抑郁症是什么造成的。要了解抑郁症的成因似乎是根本不可能的，分泌异常的化学物质、性格行为和遗传学等相互交织的因素实在太复杂了。这显然涉及多个因素——可能是三个或四个，很可能更多——而且其排列方式深不可测。难怪自杀的最大谬误在于这样一种信念——自杀行为有单一的直截了当的答案。"

同样，伟大的美国心理学家詹姆斯·希尔曼在最优秀的自杀研究书籍之一《自杀与灵魂》中简要回顾了涉及自杀的"极其混乱的术语"，这是人们创建"自杀分类学"的尝试误入歧途的结果，尽管这样的尝试无可厚非。希尔曼认为，虽然我们可以在理解自杀方面取得进展——包括我们自己的自杀念头——但是将焦点过多集中在寻找一个放之四海而皆准的解释必然把我们带到邪路上去。他还认为，试图将有自杀倾向者分为不同类型，只是同样错误的更复杂形式而已。在思考自杀之谜时,希尔曼写道:"自杀是人类的可能性之一。死亡是可以选择的……每一次死亡都是有意义的,在某种程度上是可以理解的,根本无法简单分类。"

这就是我在自己的生活中所寻找的东西,也是在我认识和了解的那些企图自杀者或自杀身亡者的生活中寻找的东西。我们能了解这些特殊死亡类型和死亡尝试的意义吗?斯泰伦是对的,我们无法解开我们为什么自杀的谜团。但是,互相谈论自杀会帮助那些有自杀倾向者。我们可以在理解自杀念头方面取得一些进展。

人们经常向我寻求说服别人"走下悬崖"的有效方法,我总是指出一个特别的论证,即斯多葛学派的版本,"门总是为你敞开着"。

有一个很有意思的故事说明了这一点。早在 2006 年,在堪萨斯州的一条公路上,我在车挨着车、时速五英里的拥堵车流中与一辆汽车发生了追尾。我没有撞坏对方的车,但因为担心被撞者报警,使我因酒后驾驶遭逮捕,所以我将车子开离高速公路,开到路堤上,我打算找到一条近路,故意让车上的两个轮胎爆裂(英菲尼迪 G20 副驾驶侧的前后轮),然后逃逸。幸运的是,我的车子很快就掉进了沟里,没有人受伤。然后我弃车逃跑。警察最后抓住了我。

"我获取了闭路电视摄像机上的完整事发经过,"我的律师告诉我,"真的好好笑。你想看看视频吗?也许有益于健康。"

"呃,不用了,"我说,"所以我得到了缓刑?"

"是的,这正是我们所希望的。没有刑事指控,绝对没有。你的驾驶证暂时被吊销。你将被扣押三天。但这是开放式拘留所。没什么大不了,那里有很多像你一样的人。那里真的很舒服。你会参加一些团体治疗,如匿名戒酒会等诸如此类的团体。"

我的律师是对的,的确不是很糟糕。但是,这次经历与我入狱或被关在精神病院的其他经历截然不同,原因很简单:我可以自由离开。实际上,监管人员会告诉你可以从哪个门离开,进监狱的时候,拘留所管理员笑着告诉我:"你可以随时离开。但是请注意,一旦你这样做了——我们有摄像头和警报器,所以知道你离开的时间——我们随后就发出逮捕令。但是没有人会阻止你,这里也没有人会追捕你。有些人会回家。有些人会在公路上被接走。我并不是说这是个好主意,但你可以自由离开。"

我在那里时,甚至从未想过离开,我被迫待在监狱或精神病院时所遭受的可怕的、令人崩溃的、几乎无法忍受的幽闭恐惧症完全消失了。因为我可以自由离开,我觉得是我自己选择待在那里的。而这种微小的态度差异——在某种实际意义上根本没有区别,如果我离开了,后果会非常可怕,若还是执意离开,那肯定是疯掉了——绝对是至关重要的。

这就是斯多葛学派为自杀权利辩护的"门总是为你敞开着"论点背后的关键直觉。西方哲学文献中第一次明确提到这一论点,是在柏拉图的《斐多篇》中有关苏格拉底之死的对话。文中,苏格拉底的学生克贝问:"为什么自杀是非法的?"苏格拉底回答说:"有一种教义在耳边悄声低语,人是囚犯,无权打开门逃跑——这是我也没有弄清楚的大谜团。"然后,克贝提出了一个论点(我们将在第六章中更详细地讨论),即人类的生命其实属于众神,生命来自众神,我们应该相信众神的伟大判断。值得注意的是,柏拉图将此论点归功于苏格拉底的学生而非苏格拉底本人。

对于斯多葛学派来说,自杀能力是我们自由的最基本的、不可撤销的表现。大哲学家塞涅卡给出了"门总是为你敞开着"的论点的另一种说法:"智者该活多久就活多久,而不是能活多久就活多久。"因此,生命并不是最高的价值。其他价值可能更加宝贵。因此,当生命与其他更高价值发生冲突时,人们应该直接穿过敞开着的死亡之门。

苏格兰哲学家大卫·休谟也将此作为自己为自杀权利辩护的最强有力论证。他声称,自杀的可能性将我们"从痛苦的所有危险中解放出来"。也就是说,只要我们知道我们可以自杀,就知道我们可以摆脱所有痛苦。情况可能变得异常糟糕,因为如果它们真的变得很糟糕,我们就会有合理的解决办法。我喜欢休谟的"大门永远敞开"的论点,因为他暗中添加了心理学观察,即我们大多数人的确会时不时地考虑自杀,也许我们都会这样做。不仅仅是因为门总是敞开着的,而且我们都注意到门是开着的,甚至在考虑是否可以进去。休谟的意思是说,有时候,人人都会有这种感觉,你总是可以自由选择:关上门的唯一方法就是真正走进去。等待也许不容易,但我们所需要的只是暂停片刻。当我们意识到"好吧,自杀未必非要在今天进行",自杀念头带来的幽闭恐惧症,将我们团团包围的高墙越来越逼近我们的压力——这本身就是导致尝试自杀恐慌的一部分——突然之间就变得不那么强烈了。

最近,一位哲学家朋友写信给我说:"我一生中每个星期都会想到自杀,如果我能结束这一切,那该有多好。即使是在最幸福的时候，我也会想到自杀。有时只要沉溺于快速闪过的自杀念头，我就能立即得到解脱。"我回信说，对于了解自己有自杀倾向的人来说，我觉得这种思维方式很健康。我们习惯于认为，思想和言语往往会表现为行动，但是，事实恰恰相反。这些想法和言语恰恰帮你摆脱采取行动的需要。

　　最终来说，我们推迟对生与死这一重大问题的裁决或许是好事。自杀的确是人类的可能性，但矛盾的是，正是由于这个，我们不必选择自杀。毕竟，明天再自杀也不迟。喘一口气，给自己一些空间，明天还没到来。也许你会发现你可以度过今天。

第四章
如何成为更好的父亲？

我所有的自杀念头都可以追溯到父亲虐待母亲。哥哥达伦记得，父亲就像以前人们殴打小狗一样用报纸卷殴打母亲。后来，在1972年，他们离了婚，父亲搬到了佛罗里达州，离卡尔加里很远。我非常想念父亲。等到我最终和他见了面，我们一起驱车横跨美国大陆的时候，父亲的精神已经崩溃得很严重了——这成为他走向生命终结的开始。八年半之后，他孤独地死在一家收容无家可归者的精神病院里。

父亲离世是我人生的一大转折点。自那以后，我对自杀、抑郁症和绝望有了新的认识。我当时并不知道，但在这样的时刻，一切都突然进入了新阶段，生活与以往截然不同了，赫然出现了一种陌生的视角。我认为，如果父亲没有离世，我的第一段婚姻就不会以离婚告终结，如果没有第一次离婚，我就不会以损害身体健康的方式沉迷于酗酒,这反过来意味着我根本不会知道失去孩子的抚养权是什么感受,也就不会意识到自我厌恶和自我恐惧等并不熟悉的感受。这些发现反过来又成了我可能从自杀成瘾中逐渐康复的开端,这是我现在的想法。

但故事的真正核心是1988年夏天我们的驾车旅行。如果不了解我父亲,你就无法理解我的自杀倾向,而我自己对父亲的认识在那三个月的旅行中发生了重大转变,这也是我需要跟各位讲述该故事的原因。父亲之死以及我作为共犯就是从那时开始的。

那时,我刚满二十一岁,他刚满四十八岁。那年夏天,我打算挨家挨户售卖百科全书——到二十世纪八十年代的时候,大学生仍然在做这种事。他问我,我觉得这样打工能赚多少钱,我说8,000美元,他说他会给我同样数量的钱,让我和他一起开车穿越美国(到现在我也没拿到那笔钱),这样他就可以和老朋友肯·凯耶斯合伙做生意了。凯耶斯在俄勒冈州库斯湾创建了一个新时代精神健康和教学中心——肯·凯耶斯研究所。1974年,他写了一本畅销书《高等意识手册》。我父亲认为正是这本书在我父亲于迈阿密破产并被自杀念头困扰之时,挽救了他。父亲曾前往加利福尼亚,与肯一起学习,从那以后父亲一直是他的学生,他们还成了好朋友。父亲还经常前往印度朝圣。(多年后,正是这个原因,我每年都会前往印度朝圣。)二十世纪七十年代,父亲是古鲁[1]和治疗师(他专攻性治疗,但也提供各种专业咨询),他希望自己能和肯一起创建一个神职岗位。

---

[1] 古鲁:印度教或锡克教的宗教导师或领袖。——译者注

第四章　如何成为更好的父亲？

我们开着一辆崭新的金色本田雅阁汽车，从佛罗里达州棕榈滩出发，开始我们的旅程。我们从美国的东南端往西北边缘迈进。我们开车走了很长一段路，穿过这个国家的最南端，到得克萨斯州看望哥哥，然后沿着加利福尼亚海岸行驶，这样父亲就可以故地重游，回忆起在二十世纪七十年代经常出没之所，包括伊沙兰学院和洛杉矶的帕拉宏撒·尤迦南达自我实现联谊中心。

在讲述这次旅行故事之前，我应该补充一点：亲眼看见父亲遭受精神疾病的折磨，后来又得知他因这种疾病而无家可归，过早离世，让我痛彻无比地认识到彻头彻尾的失败者是什么样子，这是从未有过的感受。大多数人在担心自己的生活，担心会把事情搞得一团糟，担心会失去一切，最终流落街头。很少有人会从世界末日的视角看待自己的生活，想象自己孤独地死在精神病院。但对我来说，这种结局完全真实，因为我目睹了父亲在精神病院的遭遇——随后我会解释，在某种程度上，我是促成他悲惨之死的帮凶。所以（正如我现在的想法，我在写这本书时才突然意识到），作为成年人，我若担心生活偏离轨道，自杀在某种程度上往往是更好的选择，因为我看到父亲生不如死的痛苦。

六月骄阳高照，我们沿着狭窄的越野公路行驶，到达了旅途的第一站——亚利桑那州沙漠中的得克萨斯高地。我开着车。在路前方，我看到一些男男女女，他们穿着衣服，有的仰面躺着，有的趴在地上，都在路中间，他们也许还活着，也许已经死了。

"爸爸，路中间躺着些人。"

他不情愿地睁开睡意蒙眬或者冥想之中的双眼，说道："孩子，靠边停车。别熄火。我们应该没有迷路。但很明显,我们身处荒郊野外。"

我停下车,然后跟父亲一块儿下车。天气酷热难耐。两层楼那么高的索诺兰仙人掌静静地伫立凝视着我们父子俩。我想知道,这就是父亲坚持要参观的邪教头目吉姆·琼斯组织的集体自杀吗?我们会在沙滩里看到有人喝含有氰化物的果汁自杀吗?不幸中的万幸,受害者中没有孩童。当我们走近时,我发现那些男男女女都是用纸浆糊成的,但他们穿的衣服都是真的。他们简直如真人一般。有几个人还戴着黑色圆框眼镜。

"这是一种仪式,"父亲说,"一种净身仪式。真有趣。我应该一下子就想到的。我的心灵感应今天不灵了。有那么一瞬间,我担心他们死了。"

"我们要把他们挪开吗?"我问。

"不用,孩子。他们成恒星排列。或者这是专门向你提出的挑战。如我们所知,我的高层自我[1]把这些男男女女放在这里。我不知道你为什么害怕此地。"

这让我毛骨悚然,他坚持要来到沙漠深处的中心,却没有告诉我真正的原因,我确信这里会有一些可怕的未知之物。

"这只是治疗我的糖尿病神经病变的方法,"他解释说,"你甚至连门口都无法靠近。我们必须在旅程中消除你的恐惧。"

---

[1] 高层自我:简单来说就是潜意识,或者超我,佛教称之为佛性、真人、本来面目,印度教称之为梵,现代一般称为高层自我。——译者注

第四章　如何成为更好的父亲？

我的社交焦虑和整体上的担忧倾向（他称为我的恐惧）是我父亲最喜欢谈论的话题，也是我最不喜欢谈论的事情之一。

值得一提的是，在这点上，我父亲认为自己是完全清醒的——事实上，除了他在美国和印度遇到的一些精神导师，他自己也许是他所认识的人中唯一的清醒者。但是，他不止一次被诊断出精神分裂，据母亲说，自从父亲与她在十六岁相识之后，其精神分裂症就越来越严重。他声称看到"神秘的异象"，而其他人会称之为幻觉。在这次旅行中，我发现他正在服用锂片。"这是用来治疗情绪波动的，孩子，"他告诉我，"因为我时不时会情绪低落。这是一种锂盐，就像补品一样。"

在这次旅行中，我有生以来第一次意识到父亲可能患有精神疾病。以前，我一直只相信，他的怪异行为——就像他所说的神秘异象一样——是他"高级精神状态"的表现。如果我真担心的话，我提醒自己想想偶像威廉·布莱克的妻子，有人问她和这位伟大的神秘主义者一起生活是什么感觉。她回答说："我和布莱克相处的时间很少。他大部分时间都在自己的天堂中度过。"对我来说，父亲也是如此。

也是在这次旅行中，我遇到了第一任妻子艾丽西亚，她是酒吧女招待，在沃斯堡郊外小镇上的本尼根酒吧工作。当她把我和父亲点的苏打水和啤酒端上桌时，我告诉父亲："如果我有勇气跟其他女生约会，我就会约那个女孩。"当她再次经过时，父亲把我说的话告诉了她，于是在旅行结束后不久，我决定转学到贝勒大学，因为她在那里上学。父亲对我的生活有着重大影响。我常常觉得是父亲创造了我的生活。

　　这段倒霉的旅程结束三十年后,我在印度把这件事告诉了一个学生。我们坐在哈里亚纳邦索尼帕特附近的阿育王大学方庭主楼的草地上。她说:"等等,我想给你读点儿东西。"她在阅读美国作家、"垮掉的一代"的代表人物杰克·凯鲁亚克的书籍,她从背包里拿出《在路上》,大声地给我读了开头的著名段落:"这真的与父亲之死有关,也与我认为一切都死了的可怕感觉有关。"

　　我对她笑了笑,说:"这正是我在 2011 年介绍我写的那篇我父亲和此次旅行的文章时所用的语句。"

　　她很可能读过我的文章——那篇文章发表在光鲜亮丽的杂志上——并且一直在迎合我。但我有一种感觉,我父亲是在借她的口告诉我:是的,儿子,你是对的,我正是死于那次旅行。而你难以摆脱自杀的困扰正是我去世产生的后果之一。自杀和死亡就像秃鹫一样,在我们的头顶盘旋,所以克兰西,你要小心。

　　甚至在他去世之前,我经常有一种感觉,父亲一直在关注着我,并试图以谦逊的甚至壮观的方式改善我的生活。特别是在他去世后,我常常怀疑,我生命中的美好事物都是他替我不懈恳求上苍的结果,是他向本来极其严厉和毫不通融的宇宙力量祈求的结果。

　　四岁的时候,父亲送给我一台橙色的费雪牌塑料唱片机作为告别礼物。他和母亲就快离婚了,我猜他知道自己会出国,因为他还送了我约翰·丹佛的一张时长 45 分钟的唱片《乘喷气机离开》。这种花哨夸张的行为是父亲一贯的风格。现在回想起来,对我来说,这是一份荒谬的、自我夸大的且近乎残酷的礼物,尤其是考虑到我

第四章 如何成为更好的父亲？

因离婚而失去长大后结婚成家的感受，那是在1996年第一次离婚时，大女儿泽莉才两岁；然后在2011年第二次离婚时，玛格丽特才七岁，鲍西娅才五岁。但在当时，这对我意义重大。这是父亲送的礼物，这首歌我听了几年，至今仍然很喜欢。

我盘腿坐在老家卧室的蓝色地毯上——那是父亲"为母亲"修建的房子，父亲为自己设计了下沉式书房，还设计了整面墙大小的砖壁炉，为我们三兄弟设计了三个卧室——我一遍又一遍地播放着唱片，想象着父亲飞到佛罗里达州，那地方我只会联想到橙汁，虽然我们并不经常买橙汁。就像大多数加拿大人一样，我和两岁的弟弟都只喜欢喝苹果汁。

后来，我和哥哥、弟弟到迈阿密看望他，当我们走下登机桥时，他放声大哭，惹得我们很难为情。他按年龄大小依次拥抱我们：他先拥抱了七岁的丁迪，这是父亲给哥哥达伦取的小名；然后，拥抱了我，他叫我克兰西或者CW；最后，拥抱了"垃圾桶"，这是父亲给弟弟帕特取的小名，因为帕特小时候一直喜欢吃东西。有时，父亲会同时拥抱我和帕特，我们俩紧紧贴在他那满是胡须的脸颊上，闻到他身上的味道，有伊夫圣罗兰古龙水，还有夹杂着胡须上的香草烟斗烟味的男性气息。他的皮肤被太阳晒得黝黑，他年轻时是佛罗里达州大名鼎鼎的房地产开发商，经营商用和办公仓库空间。他的头发很短，前额上的头发修剪得很齐整，上身穿着马德拉斯衬衫，下身穿卡其色裤子。他总是穿着一双浅色古驰小牛皮平底鞋，鞋面上有一面红绿相间的旗帜。除了一双深棕色的侧面有拉链的古驰短靴之外，他总是几双鞋子轮着穿。

我们晚上开长途车时,他经常带着一件印有"以防紧急情况"的衣服——一件蓝色夹克,右胸印有金色的家族徽章,他会把这件衣服挂在轿车的内钩上。我从来没有质疑过他为何坚持这样做,我们马丁家族来自加拿大温尼伯山丘小镇,生活富足,除了有个家族徽章之外与一般家庭并无多大差异。我曾经相信,我们的祖上肯定是英国贵族。他总是跟我说:"穿着蓝色夹克,打一条棱纹平布领带,再穿上灰色法兰绒外套,你就可以去拜见女王了,儿子。"我从来没有勇气询问他棱纹平布领带意味着什么。

他会不停地询问我的近况,想起什么就问什么,没有任何顾忌。虽然我并不喜欢他问这问那,但有很多想问他的问题,我是没有信心他能回答得很好的。上大学时,他送给我一件金冠蓝色夹克,兄弟会里的一帮兄弟对此很是不屑。其中一位家境殷实的兄弟说:"你可以在这衣服上煎华夫饼。"这件衣服我只穿了三四次,然后,在从女朋友的活动房屋搬到另一女朋友的活动房屋时给弄丢了。

我们开车穿过亚特兰大,离开佛罗里达州只走过了几个州。随后,我又继续往前开。我们以每小时六十五英里的速度行驶,花了三天三夜才到达新奥尔良——我既紧张又兴奋,但我们要着急赶往亚利桑那州。他迫切渴望参加6月17日在凤凰城举行的为期两天的克里亚瑜伽[1]研讨会。之后,我们将前往沙漠深处,他相信那里可以治愈他的"糖尿病神经病变"。上文提及在前往该沙漠的路上,因为

---

[1] 克里亚瑜伽:又称行动瑜伽,克里亚瑜伽没有体式,是呼吸和唱诵的练习,是能量层面的练习。但反过来,也能对身体层面产生积极的影响,是一种简化了的冥想技巧。——译者注

第四章 如何成为更好的父亲？

纸糊的男男女女躺在路中间，我只好把车停在路边。

在肯·凯耶斯拒绝了他的计划后，我们不得不返回家乡。当我们开车穿过从犹他州和科罗拉多州到得克萨斯州和佛罗里达州的最短路线时，我在想，如果我猛打方向盘，我们会从山腰上一跃而下，就一了百了，任何烦恼都没有了。对我来说，这是一种解脱，对他来说，也是一种恩惠。他没能找到新工作，我突然发现，在看待父亲精神状况方面，我一直在欺骗自己。他明明就是疯子，这也是他多年来生活一直不稳定的原因所在。（我现在的观点是，他的精神状态和疯狂举动可能都有其独特的合理性。）但是，尽管我们一起死掉的想法在很多方面都有相当的吸引力，但我还是无法去亲手杀害父亲。

现在我明白了，他那时的精神分裂症已经非常严重，他可能已经停止服用锂片，而且他经常出现幻觉。但是，我当时很恐慌，甚至想把他随便留在某个大城市的酒店里。问题在于，离开父亲，我就没有钱，而且达伦也不愿意帮我买机票，帮我逃离这个牢笼。

我父亲十七岁生日前，他在祖父母豪宅的奖杯陈列室架子上拿了一把30-06式斯普林菲尔德步枪，试图枪杀他的妈妈。父亲开了三枪——当时祖母就站在楼梯台阶的尽头，但他打偏了——然后他扔下步枪，从前门跑了出去。那晚是1957年温尼伯的毕业舞会之夜，在他与后来成为我母亲的年轻女子跳舞时，被逮捕了。

"我们当时在跳慢舞，"母亲回忆说，"然后三个穿着红色制服的骑警穿过人群，给你父亲戴上手铐。他一直都在咧嘴笑。所以他当时就疯了。我知道，你认为他的精神疾病已经痊愈了。但请相信我，不管怎么说,他年纪轻轻时就患有精神分裂症。"

父亲年轻那会儿,这样的暴力事件并不少见。母亲在温尼伯湖遇见了父亲,当时祖父母在那里有一间避暑别墅,母亲那时在一家汽车旅馆当女佣。当时,母亲十九岁,父亲十八岁。几个月后,父亲喝醉后被锁在房子外。他像电影《闪灵》中的杰克·尼科尔森一样,拿着斧头左右挥舞,到处寻找祖母,大概是要把她砍成碎片。祖母开着林肯汽车,从车库逃了出去。还有一次,父亲等到祖父母都睡着之后放火烧了湖边的房子,房子被夷为平地。(万幸的是,祖父母逃了出来。)我不知道父亲为什么对祖父母这么暴力。我怀疑这离不开祖父母偏爱父亲的哥哥吉米,即使在吉米伯伯离世之后,这种偏爱仍在继续。直到父亲去世后,我才知道这些事,母亲才放心地把这些事告诉我。

我问母亲,到底为什么要嫁给这个疯子。她回答说:"因为我以为我可以拯救他。我当时以为他母亲只是在胡编乱造。"

他们结婚的消息震惊了整个温尼伯,因为马丁家族是新兴富豪,就像曼尼托巴省的其他贵族一样,尊贵无比,而我母亲则和父母、妹妹挤在一套两居室的公寓里,父亲是穷困潦倒的爱尔兰醉汉,母亲是能干顽强的俄罗斯犹太裔女人。据外祖母说——在我带着父亲和未婚妻去温尼伯,打算把未婚妻介绍给母亲那边的亲戚时,她告诉我这个故事——她用锤子砸在外祖父的后脑勺上,然后把他推下地下室楼梯摔死了。外祖父是个酒鬼,经常殴打外祖母和他们的两个孩子(母亲和姨母),她实在是受够了。

外祖母说:"克兰西,我对你要娶的女孩很满意。我希望你看着我的眼睛，答应我一件事。"

"姥姥，是什么事？"我大声说道。（外祖母的耳朵几乎聋了。）

"答应我，不要像你那该死的父亲欺骗你母亲那样，欺骗那个漂亮的女孩子。"

我许下了诺言，但后来食言了。

父亲第一次破产——我不知道他一生中宣布过多少次破产，尤其是算上商业破产的话，但是毫无疑问，他宣布破产肯定有好几次——当"那个浑蛋尼克松宣布虚假的石油危机，人人都不再开车去海滩度假。当时我拥有迈阿密市中心一半的土地。突然之间，与我购买时的价格相比，所有东西都贬值一半。银行因抵押人未如期还贷取消赎回权，合伙人带着我们仅有的资金消失不见，我坐在四十层高的办公室窗台上，纠结要不要跳下去"。

"然后，我的一位租客进来了——信不信由你，他是一名律师——他递给我一本书，那是肯·凯耶斯的《高等意识手册》。如果不是那名该死的律师，我就不会沦落到今天这个地步。"听到这句话，他总是笑着摇摇头。"我搬到加利福尼亚州和肯一起学习。就在那时，我认识了蒂莫西·利里，美国女演员、导演、编剧、制片人雪莉·麦克雷恩，伊萨林团体[1]，大亚·马塔，拉姆·达斯，那个骗子玛哈里希·玛赫西·优济及其整个团队。我第一次体验宇宙意识时，蒂莫西·利里正和我坐在卡梅尔山坡上，看着太阳下山。我们在那里待了两天，滴水未进，不吃不喝。"

---

1 伊萨林团体：美国流行的集体心理治疗方法。——译者注

到现在我都不知道，这些故事是真实的，还是虚构的，还是半真半假的。我知道，当我们驱车到加利福尼亚海岸时，我们遇到了他的许多老朋友，他们谈论着同样的时代和同样的人，他讲述的二十世纪七十年代在加利福尼亚的冒险经历似乎都是真实的。我对某些事很好奇，比如，如果他和蒂莫西·利里在山上待了两天，他怎么注射胰岛素呢？这是一个我想问又不敢问的问题。

"就是那里，儿子。我第一次和雪莉·麦克雷恩做爱就是在那块石头上。"

有据可查，我的确相信父亲是雪莉·麦克雷恩的情人之一。他编造过很多故事，但我不认为他在性这方面撒过谎。因为性对他来说太重要了。毫无疑问，在我读了麦克雷恩的作品后，我没有找到有关我父亲的蛛丝马迹。但是，这不足为奇。

父亲有个很大的白色活页夹，里面有金色的压花信件——时间跨度从1958至1961年、1965至1967年、1972至1974年——以及他所有的奖牌、奖项、剪报、杂志和重要邀请函，都压在透明塑料薄膜之下。在漫长而百无聊赖的夏日里，我和弟弟帕特那时候还不经常打网球，就会翻阅那些活页夹，看到很多对父亲的赞誉。他在英联邦运动会上赢得过举重奖牌，在你能想到的任何体育比赛中他都取得了胜利。当他第一次搬到佛罗里达州时，在棕榈滩岛上买了一套房子，就在约翰·列侬的房子隔壁。他曾登上《麦考林》杂志的封面——相当于加拿大版的《时代周刊》或《新闻周刊》——他坐在摩托车上微笑，是"新晋百万富翁"之一。

那是有关父亲的故事。每当我开始怀疑他的故事时，我就会翻

第四章　如何成为更好的父亲？

开一本很大的白色相册，看到父亲十六岁时在一场穿越山脉的公路赛中获得第一名，或者他在迈阿密创立开发公司的头条新闻，或者他在印度接受香灰的照片。母亲也证实了他的许多故事，因为母亲会对这些故事提出争议或者进行补充。在卡尔加里，在他以前的乡村俱乐部格伦科俱乐部（我在那里找到打工的第一份工作），我遇到了他的其他朋友，他们会告诉我更多有关父亲比尔·马丁的辉煌故事。因此，尽管我经常怀疑他告诉我的事是否真实，但同时我也很尊敬他，并且大多数时候认为他只是在说一些奇妙的事实。我的前妻艾丽西亚很了解他，我的妻子艾米（第三任）不了解他，但她坚持认为，父亲虽然情绪不稳定，说的基本上都是实话。

在加利福尼亚州，父亲的精神分裂症（如果是真的——我们家族中没有其他精神病史，除了我自己之外）开始实实在在影响生活了。在亚利桑那沙漠，他没有得到他想要的接待，这让他真的非常失望。他本以为他会得到一次深度调整，清除他正在经历的所有负能量，从而有助于治疗他日益恶化的糖尿病。当他们拒绝他时——甚至不让我们留宿——他就觉得，这是表明他注定失败的信号。

旅途中的几个星期毫无作用。我开始明白，父亲需要常规生活和更好的饮食，他需要躺在自己的床上好好休息。他和坐在轿车后排的隐形乘客进行复杂的、循环的对话，谈论平行平面和行星上的人的生活，或者谈论我的母亲。如果我不回答他们的问题，他就会生我的气。我对库斯湾有一种不好的预感。我想改走 5 号州际公路来缩短旅行时间，但父亲坚持走 1 号公路和 101 号公路。"如果你要在那些该死的十二条车道的高速公路上开车，就没意思了，还不如

115

坐飞机。一路上除了广告牌和购物中心,就没有什么好看的。"

五年级时,父亲说,我可以和他以及哥哥一起住在圣地亚哥湾的科罗纳多,他们在海滩附近有一所房子。我把搬家的事告诉了母亲——那是我一生中看到母亲第二次落泪——还向朋友们吹嘘,自己住在迪士尼乐园和好莱坞附近。我唱着"希望你们都是最迷人的加州女孩"这首歌。父亲开车去了卡尔加里,我们边吃晚饭边制订计划。第二天早上,我提着打包好的行李箱在门廊上等他。他停下林肯牌汽车,在我身旁的台阶上坐了下来。

"儿子,我和你母亲谈了很久,"他跟我说,"我们认为你现在需要留在这里。说这样的话让我很伤心,克兰西。"他在哭泣。

事实并非如此。他只是正确地意识到,自己没有能力照顾一个十一岁的男孩子。哥哥达伦和父亲住在一起时,一直没有认真读书,他也准备离开加利福尼亚搬回卡尔加里,他成了一名可卡因和大麻贩子。还不到一年,他就因为贩毒而被关进斯皮希尔监狱。

"在经过不列颠哥伦比亚省和两个州的时候,我一直在哭,"父亲后来告诉我,"甚至回到圣地亚哥,我还在哭。"父亲很容易哭。

我们还没有谈到父亲离世的情况,但请耐心再等片刻。那年是1997 年,当时我三十岁。在父亲去世几周后的一个早晨,我们收到了邮寄来的死亡证明。我收到一个大信封,18 英寸[1]长,6 英寸宽,两边都是蓝色的,中间有一条条纹。信封是牛皮纸色的,长度就像手腕到前臂那么长。信封就放在我的桌子上。在佛罗里达州,我已经没

---

[1] 1英寸=2.54厘米。——编者注

第四章　如何成为更好的父亲？

剩多少钱了，我急切地打开大信封，以为里面是支票或银行对账单。

看到它，我立即想到了父亲的手臂和我自己的手臂。作为蝇量级业余拳击手，父亲战无不胜，但他的职业拳击生涯很短暂。有一次，父亲连续和两个像他一样强悍的加拿大爱尔兰裔职业拳击手打比赛，但在第一场比赛中，他被狠狠地击败，所以母亲没有继续看他的第二场比赛。在接下来的比赛中，他被打得更惨，然后就永远放弃了拳击，只是偶尔训练儿子练习拳击。他的二头肌强健，肩膀宽大、胸部挺拔、脖子粗壮，俨然是天生的拳击手，但他的双腿和双臂几乎和芭蕾舞演员一样纤细，像我一样。在我五岁还是六七岁时，他就教我拳击，我们在涂有油的帆布上练习，这样我们出拳就不会太重。他叮嘱说，我出拳时手腕要伸直，因为"你那细细的骨头"可能会骨折。事实上，我不止一次摔断双腕，我的右手手指也因"拳击手的骨折"而弯曲。

他作为业余拳击手战绩显赫，但我依旧没能学会拳击，辜负了他对我的期待，在我的脑海中，两者的差距就像他成功死去而我屡次自杀尝试皆宣告失败的差距一样。这就像他一次又一次地出拳，最后输了，场面壮烈，虽败犹荣，而我从来没有真正勇敢过，甚至从来不敢狠狠地揍别人一拳。

在参加比赛之前，我瘦骨嶙峋、胆小如鼠，爸爸总是告诉我："儿子，不要设想你会打败他。你要知道你肯定能打败他。"我从来不是深谙格斗的人，我总是害怕跌坐在垫子上受伤。后来，在我们

117

多次讨论星体宇宙、交替未来、三昧/三摩地[1]、前世、玛雅秘密、哲学和"形而上学"时，他对我日益增长的怀疑主义总是略带困惑，但不会居高临下地看我，还会简单地肯定我的想法："儿子，有时对于你知道的东西，你能感觉到自己知道。"

"有时对于你知道的东西，你能感觉到自己知道。"我开始明白，这就是支撑我父亲的东西，随着他逐渐丧失了信仰，一切对他来说都分崩离析了。和父亲一起的公路旅行极大地动摇了我的信心，但信心并没有完全消失。突然之间，他去世了，我的处境也发生了改变。他在世时，我要对他负责，对他来说，我是他的希望。"儿子，你一定会闪闪发光的。"他曾经非常肯定地告诉我。他在世时，我有一个基本信念，虽然有点儿难以表达出来，但大概意思是：世界是个好地方，就是专门为我们能成为更好的人而存在的。父亲离世之后，我的信仰消失了。一切都被夺走了。我不知道该相信什么。我不知道我是谁，也不知道我应该相信什么。成为马丁这个神话，难道只是谎言吗？整个启蒙——印度——"存在是有目的的"完全是胡说八道吗？这一切都是他胡编乱造的吗？

没有人会想到自己手里拿着父母的死亡证明书，虽然我们很多人都会拿到这东西。父亲的离世还有许多未知之谜。"13b. 县：未知。13c. 城市、乡镇或住址：未知。13d. 街道和电话号码：未知。13e. 城市范围内（是或否）：未知。……18. 母亲姓名：未知。"他父亲的名

---

[1] 三昧：也译作"三摩地"，指止息杂念，使心神平静，是佛教的重要修行方法，借指事物的要领、真谛。——译者注

第四章 如何成为更好的父亲？

字——约翰也被罗列出来，约翰也是我父亲的名字，尽管别人总叫父亲比尔或比利，这很令人困惑：他一定告诉了他们我祖父的名字，但他不记得祖母的名字了？上次我在医院和他说话时，他语无伦次，但他能清楚地回答我所有的问题，他还是那个经常让人恼火的人。他于1997年12月22日离世，死亡证明于1998年1月15日签署。我问医生为什么父亲离世三周后才签署死亡证明。医生说：" 我不清楚。"我询问了一位临终关怀方面的专家，从死亡到签署死亡证明通常需要多长时间。他告诉我："几分钟，最多几个小时，不需要几天的，除非有谋杀嫌疑。"

这里面肯定有某种形式的谋杀。我不知道是医院里的人干的，还是父亲自己上吊自杀的。12月23日是大女儿的三岁生日，当天，医生打电话给我，我问他父亲是怎么死的，医生说"他死于呼吸衰竭"。父亲身患多种疾病，但他的肺部从来没出现任何问题。在他去世前几天，我还和他聊天，他看起来身体状况很好。没有咳嗽，没有呼吸系统疾病的任何症状。

我要求进行尸检，但他们告诉我，父亲的遗体下落不明。当我的律师打电话询问时，他被告知尸体已经找到，但已经火化。一个方形的棕色纸板包裹印有"选择火葬"，从佛罗里达州迈阿密邮寄过来，我把骨灰盒放在腿上，盒子里面是用紫色的麻绳捆绑的塑料袋，我真的怀疑袋子里是不是装着父亲的骨灰。我不敢把袋子从盒子里拿出来，事实上，我也从来没有这样做过。

我不知道那个骨灰盒现在何处。第二次离婚后，在收拾衣服和整理财产时，我到处寻找那个骨灰盒。在原来我一直存放这东西的

119

壁橱里，没有找到，在地下室里也没有找到。也许是我们从公寓搬到新居时，把它落下了。因为临近圣诞节，密苏里的冬天寒冷，加上带着两个小孩子，那次搬家很是匆忙和慌乱。但是，我真的不知道它在哪儿。我答应过父亲，我会把他的骨灰撒进恒河，"儿子，帮我从因果报应中解脱出来。"现在，如果父亲的骨灰还在盒子里，我知道我要做什么。我会把它带到印度教圣地著名古城瓦拉纳西，在黎明时分把它倒入河里。但是，在他去世二十五年后，我才找回从前的信念，这些信念已经发生改变，我在很长一段时间里完全迷失了方向，直到现在才找回自我。

达伦最近接连中风，有一次中风后，我母亲打电话问我，知不知道父亲是怎么死的。我把死亡证明上的内容告诉了她，这让她松了口气，因为这排除了达伦患有类似疾病的可能性。但她同意我的观点，她认为父亲不可能死于"呼吸衰竭"。

"很长一段时间，我都以为他是被愤怒的护士杀害的。"我告诉妈妈。

她说："这一点儿也不出奇。"

"是的，他对待护士的态度非常恶劣。"我说。多年来，我和父亲一起去过很多医院，他几乎总是提出离谱的要求，残忍地甚至恶毒地去侮辱试图帮助他的人。

"但现在，他被谋杀的想法显然有些牵强附会，"我继续说，"他很想离开医院，我告诉他不行，我不会让他离开医院的。我不会给他钱买车票的，因为这样的话，医院就会放他出来。所以他只能选择唯一的方法。只有这唯一的方法，他选择了这个方法。"

第四章 如何成为更好的父亲？

"你认为是……？"她没有把话说完。

"那是一所无家可归者住的医院，医院资金不足，妈妈。"我认为医护人员没有密切关注他们。呼吸衰竭。我敢肯定他是上吊自杀的。他自杀是因为我不让他离开医院。

但我不知道他竟然真这样做。

所以现在我要讲述，父亲到底是怎么死的——这也是我所知道的。1997年12月17日，我父亲从迈阿密的州立精神病院打来电话。有人发现他把车停在高速公路边，然后在他的本田车里睡着了，他后来就被送到精神病院。他们扣押了那辆车——他现在没有买保险或有效驾驶证，而且车辆已经被收回，因为他几个月前就断供了。令人惊讶的是，他们没有把他送进监狱，但我估计他已经好几周没有服用锂片和注射胰岛素了，考虑到他的身体和心理状况，以及那辆车的状况——他已经在车里住了半年——我明白为什么警察会同情他。在这个时候，兄弟们都没有接他的电话。

"克兰西，他们把我关在阿尔茨海默病的病房里！这里简直就是疯人院。他们不会让我出去的，除非我有一张公共汽车票证明我有地方可去。孩子，我需要你给我汇50美元。这样，我就可以回到佛罗里达州州府塔拉哈西了。我告诉你我的西联汇款账号。"

我说："爸爸，我觉得你在这儿挺好的。"直到很久以后，我才意识到，二十年前，在卡尔加里我母亲家的门廊上，他对我说过一模一样的话。

在我挂断电话之前，他恳求我的最后一句话是"如果你不把我弄出去，我就死在这里"。

121

和我一样，父亲说话总是很夸张，我以前也听他说过类似的话。那时临近圣诞节，我和兄弟们一起从事珠宝生意，那是一段非常煎熬的日子。一位顾客在我的办公桌前等待，其他人则在外面。我想，好吧，我们看看一月份能不能给他找个更好的地方。大约六个月前，我们把他送到了印度，他一直说他想退休，拿着一万美元和每月给他的一千美元来维持生活。但仅仅几周之后，他就坐上返回美国的航班重新回到美国。他开车来到我们在得克萨斯州阿灵顿的珠宝店里，我们试图把他安置在一间便宜的公寓里。住了七八个晚上后，他又开车上路了，一路向西行驶。

1997年12月23日，也就是父亲从医院给我打电话六天之后，达伦走进我的办公室，告诉我父亲去世的消息。我甚至不清楚我哥哥在说什么。一位重要的客户正坐在办公桌前观看一颗8克拉黑蛋白石，打算把它送给情妇，他还看了一条铂金钻石网球项链，打算送给妻子。（客户当时不确定会不会给两人都买礼物，但我确定会买。）

"什么？"我问哥哥，他的脸上泪痕满布。

我的顾客立马起身，离开了我的办公室。

"父亲死了，克兰西。我刚挂断医生的电话。父亲死了。"

后来，我们三兄弟都承认曾希望父亲死掉，一了百了。父亲开车跨越城镇，和达伦一起住了几天，我们帮他清理车上的垃圾，清洗他的衣服，然后他会继续上路。有一次，他坐在达伦的儿子卧室的地板上，从巨大的玻璃罐里掏出几张美钞。这玻璃罐是达伦一直给他的儿子装零钱和小钞票的。我们从来没有说过想让他自杀，但我们会问彼此："他为什么不抢银行？或者抢劫酒铺？做什么都会比在玻璃罐里拿钱好。"多年来，他的几位精神科医生——无论是驻院医生还是医院外的医生——都告诉我他的精神疾病不严重。父亲有点儿像骗子，他可能想给精神科医生留下好印象。但我们三兄弟都知道他的病情有多严重。他本可以给自己注射过量的胰岛素或买一把枪，然后在亚利桑那州或新墨西哥州的某个地方停车，果断结束自己的生命，车头灯照耀着漆黑的看不见尽头的沙漠之夜，我们再也不用为他担忧而痛苦不堪。但是，父亲有一种原始的活力，这种活力是我一直缺乏的东西，它支撑了父亲很长一段时间。

2011年，我去了那家州立医院，十四年前父亲在此去世。医护人员不让我看他的病房。那是我一生中最令人发狂的一年——那一年，我多次试图自杀，自己也被送进精神病院——然而，直到十年之后，我才明白这背后的关联。不过，一位在医院工作多年的老护士好心地带我走到外面，给我指了指七楼的窗户。"那一层从前是精神科病房，外人不可以进入，我从来没在那层楼工作过，很抱歉，不然我可以告诉你更多信息。"精神科病房所在楼层比粗壮但倾斜的棕榈树顶部还高三十英尺，几乎与医院旁边的高速公路一样高，有三条喧嚣轰鸣的高速公路在此与棕色和粉红色医院大楼相交。

最近几年，我经常想起父亲，因为我总是担心我的五个孩子，也很想知道如何成为更好的父亲。在本章中，父亲听起来可能像可怕的人，但在很多方面，他是了不起的父亲。我们毫不怀疑他是多么爱我们。上高中的时候，我屡次被开除，只想搭便车周游加拿大和美国，他却帮助我考上了大学。他给了我一个恒久的信念，即人生最重要的是人生意义的探究，这也是我成为哲学教授的原因，这是一份我热衷的工作。尽管作为丈夫，他一败涂地，尽管他那被扭曲的精英主义和势利令人尴尬，但他教会了他的孩子，真正重要的是对他人的爱以及注重精神生活。

只是到了撰写这本书的时候，我才意识到，我每天早上把手枪放进嘴里企图自杀的阶段是在父亲去世后不久出现的。虽然坦率承认这一点很是奇怪，但我从未把这两件事联系起来。父亲去世时，我并没有哭。直到很多年以后，我才为他的离世伤心不已。我不知道是我麻木了，还是发生了其他的事。我不记得在我试图用那把格洛克手枪自杀时，我曾想到他的死或者我的罪责。我的许多亲人都告诉我："瞧，你没有害死父亲。"（母亲更实诚，她不止一次告诉我："是的，让自己的父亲死在那里，你该感到羞愧。"）不，我并没有亲手杀死父亲，但是，那天我没有给他寄钱，明明这易如反掌，我的绝情或多或少促使父亲走上了不归路，他曾告诉我要自杀的。

所以当我试图用那把手枪向自己开枪时，我不记得我想过，是的，爸爸死了，现在我也要步他的后尘了。事实上，这种特有的荒唐想法肯定阻止了我那样做。但是，现在我明白那是我下定决心要开枪自杀的原因。他结束生命的方式，无论是自杀还是被某种突如其来的、神秘的呼吸系统衰竭在一夜之间夺走生命，孤苦伶仃地被禁闭起来，周围是一帮神志不清的无家可归者——我的父亲，那个教给我所有信仰的人——我知道，自己的最终下场在哪里，自己的结局会有多么糟糕。我现在也明白了，从那以后，我为何多次试图自杀。我觉得我这样做已经获得许可，即便我失败了，父亲已死，他再也不会责备我了，如果我成功了，他也不会承受对我感到失望的痛苦了。如果我去过一次精神病院让他知道了我的自杀企图，他不会容许我去第二次尝试，他会告诉我不允许自杀。尽管我对父亲心存怀疑，对他在生命的最后一刻选择自杀，把自己的人生责任交给我们而不是留在自己手中感到愤怒，但在某种程度上，他是我活下去的理由。一旦他走了，一切也都烟消云散了。

PART II

第二部分

一只脚踏入坟墓

深陷自杀念头和父亲之死的困扰之中无法自拔。我开始酗酒。

——约翰·贝里曼《论自杀》

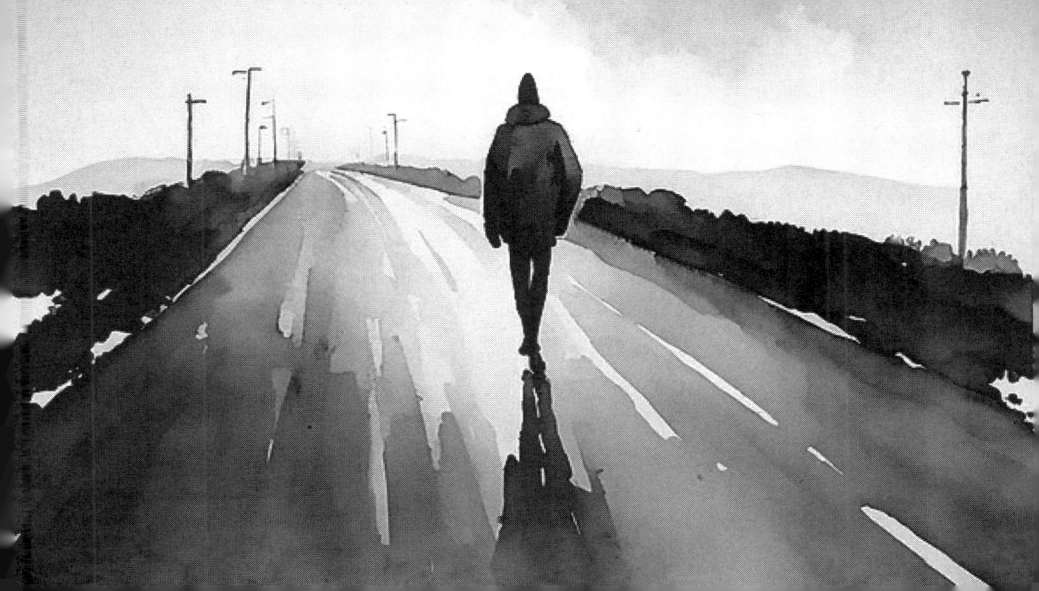

第五章
醉生梦死

自杀未遂后,我在医院住了一周才出院,已经十二天没有喝酒了。那是2009年1月12日。那个冬夜,在街灯的照耀下,雪花散发着光晕,我们三四个人在寺庙外面的台阶上抽烟。我遇到了戴夫,看起来有250或者260磅[1]的大胖子,就像我们以前珠宝店里的蓝色坦恩大保险箱。

妻子把戴夫扫地出门,并申请了针对他的限制令。"另一个男人睡在我的床上,"他说,"坐在我的沙发上,看我的电视,吃我的麦片当早餐。"

像许多受匿名戒酒会管控的人一样,戴夫因酒驾被逮捕。他被法院勒令周末进入县监狱服刑,他早已被单位解雇了。他住进了牛

---

[1] 1磅约合0.4536千克。——编者注

津之家（全称是牛津之家过渡教习所，它以牛津组织命名，是一个二十世纪二十年代已经解散的福音派运动，美国各地都有，是匿名戒酒会的起源），那是我在堪萨斯州住过的过渡教习所。但几天前的晚上，戴夫和教习所的主管发生了争吵，所以现在他也离开了那里。戴夫悄悄地将他的故事告诉我，没有自怨自艾、怒火中烧，甚至没有后悔不已，就像落在他的眉毛和睫毛处的雪花慢慢融化了。

尼采写道：

"记忆说：'我做到了。'骄傲却回答说：'我不可能这么做。'骄傲势不可当。最终，记忆也会屈服。"

戴夫这样做完全是出于骄傲。

"我必须尽可能忘记过去。"匿名戒酒会的《一天二十四小时》中的一位祈祷者建议道，你能明白一个酒鬼为何向另一个酒鬼提供这种自欺欺人的建议。

与没有长期酗酒或滥用药物的人相比，酗酒者和滥用药物者自杀的可能性更大。有个统计数据让我大吃一惊，在长期酗酒和滥用药物的人中，有25%会自杀。在美国，大约1/3的自杀事件与酒精有关，超过一半的自杀事件与滥用药物有关。（在青少年中，酗酒和滥用药物导致自杀的比例高达70%。）"饮酒和滥用药物"（正如我们在匿名戒酒会中所说）与自杀之间的因果关系很复杂——可能是有滥用药物倾向的人也容易产生自杀念头，反之亦然，药物依赖肯定会引发自杀念头。很明显，饮酒，尤其是过度饮酒会使你自杀的可能性升高，尤其是在你喝酒时。（除了酒精外，与滥用药物相关的自杀风险会因药物不同而有所不同。）

第五章　醉生梦死

酒精会降低人的抑制力，包括对做危险和暴力行为的抑制力，这本来就不是什么秘密。在我成年之后企图自杀的案例中，至少有四起都发生在我喝醉之时，或者发生在一夜醉酒后的宿醉痛苦之中。我不记得有多少次了，每每喝醉之后，我就会爬上楼顶或站到打开的窗户旁。有一次在堪萨斯城，大约在凌晨三点左右，我甚至爬上了一座电力塔的顶部，上面有一道带刺铁丝网的防护栏。空气中弥漫着楼下盖茨烧烤店的烟味。九年前，我"戒酒了"，并或多或少地保持了这种状态，但每当接连几杯啤酒下肚后，我就经常想到自杀，即使在我浑浑噩噩，沉溺于自我毁灭的白日梦之中时，只要不喝酒，我就感受不到这种紧迫感、痛苦和恐惧。对我来说，饮酒会把自杀念头的声量从2或3一下子提高到10。

对于我那些有自杀倾向的酒鬼同伴们来说，我应该就酒精成瘾的问题稍微多说几句。酒精使用障碍被定义为"一种在饮酒方面难以自控，一心只想饮酒或者不顾后果继续饮酒的行为模式。有此障碍的患者为了获得同样的效果会增加饮酒量，或者在迅速减少或停止饮酒时可能会出现戒断症状"。

十多年来，我一直在写有关酗酒的文章，在我看来，"酗酒"和"酒鬼"这两个词正在逐步淡出人们的视野，这是一件好事。从事酒精滥用研究的精神病学家越来越认识到不同类型和程度各异的酒精成瘾，我们不能简单地将人诊断为"酒鬼"，然后永远将其认定为必须戒酒的人。这种"曾经是酒鬼，永远是酒鬼"的思维方式是匿名戒酒会中的格言。在一定程度上，这导致匿名戒酒会运动将酗酒定义为一种只有通过禁欲和道德疗法相结合才能治愈的疾病。

由于各种各样的因素，有关酗酒的开/关思维方式是有问题的，但我的基本诉求十分简单。我们倾向于以两种方式对酗酒和其他成瘾行为进行开/关思维。一种方式是"要么是酒鬼，要么不是"：你要么生来就是酒鬼，要么不是。另一种是"曾经是酒鬼，永远是酒鬼"：无论你是否生来就是酒鬼，一旦成了酒鬼，你就再也无法克服它。正如戒酒治疗中心的人所说，"这就像把腌黄瓜变回新鲜黄瓜一样"根本不可能了。这两种开/关思维方式对人的伤害是双向的。他们伤害问题饮酒者或潜在的问题饮酒者，因为这使他们误以为"毕竟，我不是酒鬼，只是有时候喝得有点儿多而已"。这也伤害那些重度滥用酒精者，因为强化了一种观念，即他们喝酒上瘾注定改不了。这两种思维方式都具有误导性。饮酒成瘾，就像任何坏习惯一样，其出现都像是一系列广泛而复杂的不当行为组成的光谱。

"酒鬼"一词也背负着沉重的道德包袱。每当有人说"哦，那个家伙？他是个酒鬼"，或者说"不，我不行，我是个酒鬼"，气氛瞬间就变得评判意味十足，带着自虐还有虐待他人的历史，另外还带着怀疑，也许还带着理解或宽恕的需要。这与"哦，她？嗯，她是糖尿病患者"蕴含的意味截然不同。

将饮酒成瘾视为一种开/关思维之物——你要么是酒鬼，要么不是——忽略了酒精的使用和滥用的许多微妙之处和程度差异：偶尔酗酒；每个晚上都要喝两三杯酒，不过从来没有因为喝酒而受到任何真正的个人或身体伤害，但一想到如果不能每天晚上都喝一杯酒就会感到紧张焦虑；以前的长期饮酒者，每年"复发"一两次，喝醉后很容易回到不喝酒的生活；一个三十岁的人，过去每周喝酒两三次，但现在发现自己每天都喝得越来越早（我曾经也这样）；一位五十岁的人，已经放弃戒酒，决定喝酒喝到死为止，每次喝一箱六瓶装的酒。这些情况各有不同，因为酒精融入世界大多数文化，这是其他药物目前都不具备的条件，所以几乎每个成年人都与酒精有某种程度的关系。因此，有这么多类型各异的饮酒者也就不足为奇了。

此外，对于那些担心饮酒成瘾的人来说，"我是个酒鬼吗？"可能是这场辩论中最重要的方面。这个问题仅仅导致绝对禁欲的策略，这种策略对一些人有效，但对大多数依赖酒精的人是无效的。更糟糕的是，它排除了节制和减少伤害的许多良好手段，这些手段本来可以帮助有饮酒问题者回归相对有序的正常生活。我们还没有对新戒酒者的自杀率进行过全面的研究，但现有数据也有助于思考如何帮助酗酒者控制酒瘾。完全根据自己的亲身经历和其他正在康复的酗酒者的经验，我担忧自杀企图在戒酒的头一两年更为常见，因为突然戒酒往往会导致严重的抑郁症。但正如我说过的那样，这种怀疑只是道听途说。

虽然这样说，我依靠禁欲来戒酒，如果这个问题有相关性，我仍然会告诉他人我是酒鬼。我可能会一直认为自己是酒鬼。这可能只是一代人的问题，是我这代人身上发生的事实，是我习惯的说话方式。对我来说，说我"目前患有酒精使用障碍"听起来有点儿既不准确也不诚实，尤其是因为我已经不再喝酒了。和其他上瘾者一样，我知道如果我再次开始喝酒，我将不再能够与所选药物形成正常的关系，因此，酒精使用障碍这个标签上缺少了一些东西，因为

133

我的病情是永久性的，而不是仍然没有终结的使用或滥用关系。

父亲在去世前一直自称是酒鬼，他经常对我说："儿子，我不喝酒的原因很简单。如果我喝了一杯，六个月之内，我要么会死掉，要么会坐牢。"对我来说，所需要的不仅仅是一杯酒那样简单。但是，如果我又开始经常喝酒，我会在短时间内失去妻子和孩子，不是六个月，而是几周之后我便会死掉。

那是在 2020 年春天，为防止病毒传播，印度政府首次宣布了全国范围内的封锁令。我坐在印度西北部喜马偕尔邦比尔村一位新朋友的公寓阳台上，眺望着喜马拉雅山脉余脉的道拉达尔山脉。他最初是我的房东，当我注意到他床边木凳下的大枕头上绣着《宁静之祷》时，他开始成为朋友。我问他是不是"比尔的朋友"（比尔·威尔逊是匿名戒酒会的创始人，询问某人是不是比尔的朋友就是隐秘地询问他或她是不是该协会的成员），他带着些许歉意，说道："哦，我是十二步戒酒会的成员。"我告诉他我也是，虽然我对戒酒的步骤方法不甚了解，但我们同意在他的公寓里开展互助会。他的公寓就在我们的公寓旁边，我们都无法参加真正的互助会，或者说我们希望如此，因为当时是印度为应对疫情而实施的三周封锁期的第三天。

我没有告诉新朋友，我已经好几年没有参加过互助会了，也没有告诉他，自从几年前发表有关戒酒会的文章以来，我与匿名戒酒会的关系已经变得非常复杂。我从来没有把自己描述为"十二步戒酒会成员"，我一直认为匿名戒酒会更像是我的一位律师曾经描述的破产那样："美国破产法第十三章就像急诊室，克兰西。当你需要它的时候，它真的很重要，但除非迫不得已，你不想待在那里太久。"

我并不提倡终身积极参加匿名戒酒会，但在关键时刻，它对我很有帮助。鉴于我自己和家人的病史，如果我的孩子中有人像我一样对酒精或其他药物上瘾，我会在他们做好准备后带他们参加互助会。

现在，随着这种可怕的病毒在世界各地蔓延，我发现每隔几天与新朋友见面，是一件值得欣慰之事，我们阅读《序言》、《十二步戒酒法》和《十二传统》，并每天祈祷，谈论各自作为父亲、丈夫，以及在前途暗淡的职业生涯中的抗争，一起思考自己的错误，以及试图学习和接受的东西。我不认为我们任何一个特别担心喝酒成瘾。但是，我们都有过挣扎，可以利用这段意想不到的时间试着互相帮助。这种情况十分罕见，但在匿名戒酒会的辅助下是有可能实现的，这是值得感激的好事。

有些人出身于南方浸礼会教徒或正统派犹太人家庭，而我则是在匿名戒酒会长大的。在我还不到四岁时，母亲离开了父亲，跟父亲在匿名戒酒会的互助对象走到了一起。"他曾是我最好的朋友，"父亲后来告诉我，"也是我的互助对象，他是我现实生活中唯一的救命稻草，可是他把你的母亲从我身边偷走了。男人的悲惨境遇莫此为甚。"父亲面带淤青，神色悲伤，胡子也没剃。他一瘸一拐地走到桌子旁，他进来时，母亲离开了厨房。"孩子们，答应我，今后你们绝对不要喝酒。"他说。我那时看着我那杯苹果汁，有点儿不放心，还把它推开了。而帕特坐在高脚椅上盯着爸爸，用力吮吸奶瓶。可笑的是，我成了酒鬼，但直到今天，帕特从来滴酒不沾。

不久之后，我的父亲，这位前职业拳击手和举重奖牌获得者，试图从前门闯进来。在房子里，达伦和母亲正在门的另一边堆放家具。当他和妈妈把一张书桌从地面推过去时,哥哥用恐惧和发怒的眼神看着我,好像在说:"为什么你不去帮忙?"几分钟之后,警车来了,我们透过飘窗,看见在红蓝交替的灯光下,爸爸先是像玩玩具一样推搡警察,接着被制伏,淹没在警察的身体和警棍之下。

母亲和继父布莱尔结婚后,我们家多了七个小孩。他以前是个穷困潦倒的酒鬼,戒酒后,他经营着一家名为1835之家的疗养院。它至今仍在运作,"以其优秀项目而闻名于疗养圈"。在某些周末的晚上,他会举办家庭阅读会,并强制孩子们参加,八到十个孩子围成一圈儿,在客厅里举办这种小聚会,我们听他朗诵有关卡尔·荣格的作品或威廉·詹姆斯的《宗教经验之种种》中的段落。(荣格和詹姆斯是比尔·威尔逊的匿名戒酒会中最具才智的名人,还有阿道司·赫胥黎,他向比尔·威尔逊介绍了他坚持终身长距离慢跑的习惯。)

我们还阅读了匿名戒酒会的漫画,比如《乔发生了什么》,其特点就是有着黑暗肮脏的小巷、狂野的夜晚,以及穿着破裙子、俗艳淫乱的女人。母亲和继父每周去参加两三次"他们"的聚会——我讨厌那些聚会,也嫉妒他们。我经常在深夜听到电话铃声响,布莱尔会接电话,有时会与另一端苦苦挣扎的瘾君子聊上几个小时,他一如既往地是个出色的互助对象(除了他与互助对象的妻子,也就是与我们母亲有染并随后结婚这件事——这是惊世骇俗的越界行为,因而父亲总是提醒我和兄弟们)。我相信,他说服了很多人不要自杀。当他去世时,一百多人,包括卡尔加里匿名戒酒会的一半人都参加了葬礼。

第五章　醉生梦死

继父死后不久，继父的女儿跟我讲了这样一件事："那时我真的遇上麻烦了，我和丈夫想向爸爸借一千美元，可是他拒绝了我们。我发现，在我们还是孩子，家里应该很穷时，爸爸把自己的信用卡给了1835之家的酗酒者，让他去温哥华看他的孩子。爸爸会把信用卡借给疗养院里的某个家伙，让他去看望自己的孩子。而当自己的孩子需要帮助时，爸爸却连一千美元都不肯借。"

母亲却坚持认为事实并非如此，我也不知道是真是假。我的母亲、兄弟姊妹和我以截然不同的方式回忆起我们在一起的岁月。我知道继父是匿名戒酒会中了不起的人，而我却对他一无所知。在我的成长过程中，我从来没有和他说过几句话，我看到他对同母异父的兄弟姐妹们大发雷霆。与其说他是一位好父亲，不如说他是好互助对象。

据我的经验，继父的人格分裂在匿名戒酒会中很常见，一边是普通生活的、专业领域的或家庭的自我，一边是匿名戒酒会的自我，这种人格分裂事实上在互助会上也经常被谈论。人们说，"这是我唯一可以诚实之地""只有在这些房间里，我才能展示真实自我""除了互助会上的这些兄弟姐妹，没有人认识我"，或者"我整天都戴着面具，但来这里，我是为了展现真面目"。父亲曾经抱怨匿名戒酒会和其他上瘾方式一样，都是成瘾，他的部分意思是，我们仍然被酒瓶所困，仍然偷偷地喝酒，仍然潜伏在阴影下，除非我们能够将自己在互助会中发现和改善的诚实、关怀和同情融入日常生活。但是，这并不容易做到。当你和匿名戒酒会的其他人打交道时，你知道，在大多数情况下，你们都在遵循同样的宽恕和理解规则。但是，一旦你与外界的人打交道，普通人甚至你最亲近的亲人之一，这些规则就不再适用了。如果你尝试应用这些规则，你可能会发现你将被人吞噬。

最近，在一次公开的匿名戒酒会在线视频中，有人极其感动地分享了她被酗酒的母亲虐待的故事，这反过来又导致她去虐待自己的孩子。另一位与会者在屏幕上写道："是的，不得不说，你的生活真是一团糟。"这些话所有人都能看到，包括分享经历的那个女人。我们所有参加互助会的老会员都知道，写此文者是个偷窥狂，而且并没有真正康复。我们尽了最大努力来改善这种状况。这种令人讨厌的偷窥行为是在开放网络形式下产生的问题，在传统互助会中从未真正发生过。但是，这一事件的确说明匿名戒酒会中人人都知道的一点，就是在教堂的围墙内，你可以期待别人理解并且必须理解别人，但除了他们，你不能期望更多。这种分裂的思维可能会导致各种各样的问题，像我和继父这样的匿名戒酒会会员如何试图将其从互助会中学到的东西应用在现实世界。

2008年12月31日的一次自杀未遂后，我在匿名戒酒会的互助会上学会了如何让自己不喝酒。这不是我第一次参加匿名戒酒会互助会，但这次互助会却第一次帮助了我。每当我回到匿名戒酒会时，通常都会遇到我的熟人。在我早期因使用安定-钒-利必通和巴氯芬而饱受折磨，痛苦万分、泪流满面之时，他们认识了我，然后我怀着"互助会内疚"之情将目光移开，我们很多人都知道这一点。在你最后偷偷出门之前，某些老会员会很快抓住你。"很高兴见到你，克兰西。"他们会别有深意地说。他们脸上露出紧张的笑容，问道：

"你去哪里了?你最后一次喝酒是什么时候?做了什么服务?执行步骤呢?"

我是个酒鬼吗?在接受我饮酒上瘾的真相之前,我经常问自己这个问题。上网看看,你会发现很多自我诊断测试。在所有常见的填空题中,我的成绩总是很高(我擅长做标准化考试),但这仍然让我无法信服。继父和母亲的观念是"酗酒是一种疾病",我在这样的观念中长大(匿名戒酒会并没有正式认可这种医学理论,但这种观点在群体中非常流行),在我看来,我总是自己选择去喝酒,所以我认为自己既没有受到遗传的困扰,也没有受到化学药物的控制。仅仅因为"你是个酒鬼吗?"这个问题让你感到紧张,并不意味着你已经上瘾;另一方面,确定你是酗酒者或"功能性酗酒者"(而非"真正酗酒者")并不会让你摆脱自我、匿名戒酒会或注意到你饮酒的任何其他人。

哲学家赫伯特·芬格莱特在1988年出版了一本有关酗酒的极有思想深度的书《酗酒》,他认为,"酒鬼"这个标签可能会以各种方式伤害酗酒者,这在很大程度上能够预测甚至可能影响当今的变化,应该用"酒精使用障碍"这一新标签。在芬格莱特的描述中,"酒鬼"这个标签可以为自己的行为开脱("我忍不住了,我是个酒鬼,我对生活失去了控制")。它可能会影响康复("我必须彻底戒酒:我上瘾了,是个酒鬼")。这是社会耻辱("可怜的浑蛋。他不仅仅是真正的饮酒者,他还是个酒鬼")。它创造了一个自我实现的预言("因为我是酒鬼,我的生活将永远由坚定的、道德上值得赞扬的拒绝者来决定,或者由灾难性地、反常地接受这种药物决定")。芬格莱特相信有了帮助、诚实和有规律的意志锻炼（尤其是最后一点在匿名戒酒会看来非常可恶，他们坚持认为，我们在酒精面前无能为力），我们可能康复，甚至可能继续饮酒。

公平地说，匿名戒酒会坚持认为，不能戒酒的酒鬼不应该因为失败而受到指责。我们不妨听听比尔·威尔逊的话：

> 完全遵循我们的方法的人，很少会失败。那些无法康复的人，他们不能或不愿意完全投身于这个简单计划，他们通常是那些在本质上无法诚实面对自己的男人和女人。他们是可怜的不幸者。这不是他们的过错；他们似乎天生就如此。他们天生无法掌握和开发出一种需要彻底诚实的生活方式。

在这里，人们很容易拿出比尔·威尔逊的"万灵药"，用他不再喝酒的多年来对妻子不忠的详细记录来对抗他高涨的精神，并更具体地质问他"彻底的诚实"是什么意思。对这群人来说，人身攻击不是逻辑谬论，关键是你是什么样的人。你必须无所畏惧地进行道德盘点，承认错误，正视性格缺陷，并在"我们所有的事务中践行这些原则"。

我想和芬格莱特共同表明的一点是，匿名戒酒会对酗酒的道德观点根深蒂固，也许是非常无益的。正如一位老会员加里在攀登者互助会（之所以这么叫，是因为互助会在堪萨斯城地价最高的地区举行，宏伟教堂的停车场里停满了昂贵的越野车）结束时，非常严肃地解释的那样,"看,伙计们。在加入匿名戒酒会之前,我们是罪人。就这么简单。90天内,每天一次的互助会类似于一种洗礼。接下来,我们每天忏悔,并将我们的意愿完全服从于至高权力。只要你参加了这个项目,你就会得到神的恩典。清醒的恩典。这一点儿都不复杂。这就是它的运作方式。"

加里的观点是对道德观的极端陈述,尽管很少有酗酒者会把"仍在受苦的酒鬼"描述为罪人,但大多数人的确是这样理解自己的。"我曾经是罪人,但现在我得救了"是一种态度,它有数百年历史,被证明有效且极具吸引力,这无疑是匿名戒酒会的效果比其他任何康复计划都更好的原因之一。

以这种方式理解酗酒的问题与我们如何理解抑郁症患者和自杀倾向者的从前问题直接相关。多个世纪以来,抑郁症和其他形式的心理痛苦,以及酗酒或者所谓的妄想症等精神疾病和自杀,往好了说被理解为道德失败的表现,往坏了说都是一种恶灵或邪神的存在。在有关成瘾和心理疾病的流行讨论中,我们仍然在谈论如何战胜心中的恶魔。多个世纪以来,有此遭遇者仍然受到监禁,仍然遭到近似酷刑的残暴对待,尤其是在他们成功自杀的情况下,通常不允许被埋葬在圣地。事实上,自杀者通常被认为犯下了亵渎上帝的最严重罪行,死于自杀的尸体往往遭到各种方式的毁容:被肢解、被倒挂在十字路口、被斩首等。所有这些行为都是以道德和精神的名义进行的,是在为自杀者在道德上应受到谴责的观点辩护。

但这种思维方式不仅让我们这些富有同情心的人感到厌恶,而且它很危险,因为即使在今天遇到的更加纯净崇高的形式中,这种思维方式也会在酗酒者、抑郁症患者或有自杀倾向者的脑海中强化这样一种观念，即她或他是有罪的、坏的甚至是邪恶的，是应该被逐出美好社会的人。这种观点正是导致你酗酒至死，或者独自在公寓里服药过量，或者在壁橱里用床单上吊自杀的想法。它还强化了围绕这些感觉的沉默文化，并增加了瘾君子或有自杀倾向者寻求帮助的恐惧。

我此刻的言论是人人皆知的常识，但我们生活的社会正在缓慢超越这种思想。我提出这个问题的原因是，以这种方式看待酗酒和其他成瘾形式的普遍性及其隐患再怎么强调也不过分。不幸的是，据我的亲身经历，这在很大程度上仍然是匿名戒酒会思维方式的组成部分。这绝对不是说，匿名戒酒会对那些苦苦挣扎的瘾君子没有带来很大帮助。相反，我的意思是，当我们来到戒酒会时，我们应该牢记不要落入以这种道德化的方式来看待彼此的陷阱。

我承认，我不喜欢身材高大精瘦、性格残暴的加里以及他那副方形牙医眼镜。（他并非牙医，但他原本可以成为牙医。）他是戒酒会的老会员，如果戒酒会允许，他应该有机会管理整个团队。有一次，我参加了持续五个月的戒酒活动，那时我正在讲故事，他给了我一个代表"时间"的手势 T。也许是我的发言时间太长了，可我没有意识到。将发言时间控制在两分钟以内是一贯的做法。但我从来没有见过，有人像裁判一样在互助会上报时。

要接受酗酒的道德观点，即"我是个罪人"（作为一个偷偷喝酒三年的人，我可以告诉你，感觉的确像是在犯罪），你必须接受这样一个观点，即酗酒者有戒酒的自由。借用（禁酒主义者）伊曼纽尔·康德的著名发现，当我们说"你不应该喝酒"时，这意味着"事实上你能做到不喝酒"。但是，匿名戒酒会在要求饮酒者对自己的饮酒行为负责的同时，也坚持认为酗酒者身上存在化学元素失衡的问题。

> 我们对酒精过敏。长期酗酒者的饮酒行为就是过敏的表现。我们这些过敏性体质者根本无法以任何形式安全地使用酒精。

我曾经的互助对象格雷格·M.给了我一个很有用却惊人的解决方式——被他称为"花生"："有些人对花生过敏，而我对酒过敏。所以就像有人不吃花生一样，我也不喝酒。"

但是，这种两难困境显而易见：要么我是自身化学物质构成的受害者（无论是疾病还是过敏都无关紧要），在此情况下，我希望最好能找到化学方法来解决问题；要么我在饮酒问题上做出了一系列错误选择，慢慢地把自己变成了酒鬼。匿名戒酒会希望双管齐下，认定酗酒是一种可控疾病，就像糖尿病一样。（对于匿名戒酒会来说，衰竭的胰腺位于灵魂之中。）在我写这篇文章时，我突然想到，我选择将糖尿病作为一种可控疾病非常有意思。因为糖尿病曾主宰了父亲的生活（他控制糖尿病病情非常吃力），而我与他的糖尿病之间有着尴尬的、痛苦的肉体上的亲密关系。我从小就帮助他注射药物，而这些药物主要是胰岛素。在我们前往库斯湾的那场灾难性公路旅行中，我也曾帮他注射药物。

你可以看到这个问题栩栩如生地展现在应用于康复的不同组别的处理方式中。对于芬格莱特（以及康复界的许多其他人）来说，这是意志力强弱问题：你喝酒越来越放肆以至最终成瘾，但通过迈出一小步，适当节制饮酒，你将能够逐渐恢复到原来状态。芬格莱特认为，你并不会酒瘾复发或戒酒。他认为你每次喝酒或不喝酒都是在做出选择，必须向上瘾者强调这种做出选择的能力。如果你会因酗酒而削弱自己的意志力，那么你也可以选择是否喝酒或喝多少的方式来重新构建你的意志力。他坚持认为，这将是缓慢而又谨慎的过程，它取决于意志的重要性，而并非以某种方式脱离选择权的过程。

芬格莱特认为，相比之下，匿名戒酒会在坚持绝对戒酒的同时，会动用意志力。为了戒酒，酗酒者必须付出艰苦的努力来完成这些步骤（必须使用自己的意志力），但不允许将这种意志力用于自身的饮酒问题（根本不能喝酒）。芬格莱特认为，从匿名戒酒会的描述来看，意志充其量是一分为二的，即你一半想喝酒，一半不想喝酒。你必须有意识地找到聪明的方法帮助好天使获得胜利。

与此同时，我的第一位精神科医生认为，酗酒完全是一种身体现象，可以通过纯粹的化学手段治愈。如果你找到合适的药，就不会再酗酒了。在我们最初的几次治疗之后，每月他会与我进行一次十分钟的电话会谈（一次访谈就要七十五美元），然后打电话给药剂师。很快，我的脑袋就被这些药弄得昏昏沉沉，以至于我在办公室和开会时都睡着了；一位同事对我的"瞌睡"评头论足；我陷入了抑郁状态，这种抑郁症状在性质上与我经历过的其他悲伤都不一样，

第五章　醉生梦死

甚至与父亲去世后的悲伤或我企图自杀前的悲伤也不同。我仍在参加互助会，可即使在那里（这也许是匿名戒酒会的优点），总有人做了你做过的事，遭受了你遭受过的痛苦，撒了你撒过的谎，经历过你曾经历的那种绝望。我看不到如何度过接下来的五分钟，一想到明天就难以忍受，我知道这次要么继续喝酒，要么自杀。

我和欧文正在圣殿台阶上说着这一切。外面很暖和。欧文是个面色红润且带着微笑的爱尔兰人，他和我同龄，留着一头浓密的卷发，他声称是糖果让他保持了清醒："我敢打赌，那玩意儿我每天都要吃将近一斤。你看看我，都胖死了，简直就像圣诞烤鹅。"对我来说，让我保持清醒的办法是深夜吃冰激凌。每个酒鬼都爱吃甜食。

"已经不是那么渴望了。"我戒酒快九十天了，"这是抑郁症。我真的觉得受不了。我甚至不能动了，感觉头都要爆炸了。我想把牙齿拔掉。"

"克兰西，就像置身于该死的粉红色云朵中。对我来说，它持续了一个月，然后我从云端坠落。我行走在空中，接下来的第二个月就像地狱一样糟糕。但大约在第八、九周，情况开始缓解。"

粉红色云朵是酒鬼在成功戒酒的最初几个月里经常感觉到的高潮。我从来没有过那种感觉。在此情况下，我和威廉·斯泰伦类似。有趣的是，他是违背自己的意愿戒酒的。

在酗酒长达四十年之后，斯泰伦的身体突然拒绝酒了。"我发现那么一点儿酒，甚至是一口酒都会让我感觉恶心、绝望甚至眩晕，感觉很不好，身体都在下沉，最终有种明显的排斥厌恶反应。"当我第一次读到这里时，我想，我们都应该觉得很幸运。可是由于没有

145

酒精来缓解斯泰伦的精神痛苦，心理上立即产生严重问题，他突然患上抑郁症，最终促成了他那部伟大回忆录的诞生——《看得见的黑暗》：

> 当我们互相告别时，酒精在我身上起到了反常的作用：尽管……它是主要的抑制镇静剂，但在我的饮酒生涯中，它从未真正让我感到抑郁，反而成为抵御焦虑的盾牌。可是它突然消失，那个长期以来阻止我心中的恶魔的伟大盟友已经不在……我的情绪完全暴露，展现出前所未有的脆弱性。我那时还处在抑郁症的第一阶段——预兆，就像转瞬即逝的闪电，几乎察觉不到抑郁症的黑色暴风雨。

阅读这一段落的有些读者已经戒酒了。我不知道这个段落是否与你的经历相似，但它几乎完全描述了我的经历。在我还是十几岁的小孩时，我一直在焦虑和抑郁中挣扎。到我上大学时，我原本以为它已经基本治愈，但那也是我开始经常喝酒之时。当我最终戒酒时，我患上的抑郁症不同于以往经历过的其他任何抑郁症状。

我童年和少年时期的抑郁情绪虽然一直存在，但它会随着外部环境的不同而有所增强和减轻。这感觉常常令人极度痛苦或压抑，因此我觉得唯一的逃避办法就是自杀。孩提时期，我不确定是否能分清悲伤、抑郁、焦虑和自杀念头——它们都是一体的。虽然当我开始喝酒时，这些感觉并没有减退，但它们的确变得更容易控制了。大学时期，我几乎天天喝酒，经常会在某一时期感受到持久的快乐。

第五章 醉生梦死

　　自杀念头仍伴随着我，但它没有那么紧迫，没有那么令人窒息，也没有那么迫不及待了。正如我说过的那样，在我做珠宝生意时，情况更加恶化，原先的抑郁和自杀念头加剧；接下来父亲去世时，情况变得更糟了。很长一段时间我不断尝试自杀，只是在开始酗酒之后，情况才有所缓解。到了三十岁后，因为父亲不在了，无人管教，我变成了歇斯底里的醉鬼，但这似乎帮助我渡过了那段艰难时期。

　　我戒酒之后，连着好几年都根本无法创作小说。这件事对我来说是毁灭性的，因为我当时正处于写作生涯的开端，写小说就像喝酒一样，几乎总是能缓解焦虑和恐慌。如果心情特别糟糕、感到沮丧或变得异常敏感时，妻子丽贝卡会告诉我："你需要写作，去写作，现在就去！"这很管用。我对这一变化感到惊讶，因为我从来没有边喝酒边写作，但宿醉的痛苦让我头脑清醒，这常常帮助我解决小说创作问题，而且我的大部分写作都是在宿醉时完成的。大约过了三年，我的小说创作能力才慢慢开始恢复。与此同时，我注意到写作风格发生了变化：语言更简单了，有人可能会说更粗糙了（一位著名作家朋友形容它"写得不那么好"），更直接了。在我看来，这样说是有道理的，因为我现在对这个世界的全部体验比我喝酒时的感觉淳朴得多。

　　事实上，若没有妻子的帮助，我根本无法戒酒。当我和第一任妻子艾丽西亚结婚时，她知道我的酗酒是问题，她也一直密切关注此事，有她在，我喝酒这事从未变得更严重。我们没有一起喝酒消遣，除了度假时，或者一周两三次晚餐时喝一杯葡萄酒。我们离婚后，我开始和另一个女人约会，我会叫她 J，她喜欢和我一起喝酒，直到几年后，她才开始注意到我为什么喝酒。艾丽西亚经常说，而且可能仍然坚持认为，我喝酒都是 J 怂恿的结果。的确，我和第一任妻子离婚时，我觉得可以随心所欲地喝酒，酒量也一下子飙升了。

那时，我第一次因喝酒出现了问题：我错过了重要的互助会，上班都有困难，醉酒时发生车祸，并用酒精来应对第一次离婚带给我的不安全感、失败感和被遗弃感。女儿和我在一起时（后来），我从来不喝酒，但当我把她还给她母亲的那一刻，我开始喝酒了。我怀疑自己在慢慢失去孩子的爱，而我用酒精来缓解这种痛苦。当时，我若有自杀倾向，酒精仍然可以让我振作起来。大部分时间，我都是在早上自杀，那些年，在珠宝店工作时我往往带着枪。早上让我清醒，也让我绝望，但到了一天结束之时，六点钟，如果有时间穿过商场的停车场去本尼根家喝啤酒，我会感到很高兴。

那时，我从来没有在办公室喝酒，为了接待重要客户，我在办公桌后面的柜子里放了几瓶昂贵的苏格兰威士忌，但我自己从来都没有想过要喝掉它。事实上，我从来都不是在工作中喝酒的人。我一直更加喜欢酒吧的氛围，即使在我秘密饮酒的日子里，酒精真的只是我觉得需要的药物，来帮助我度过夜晚。如果我能抽出半个小时的空闲时间溜进酒吧，而没有人注意到——这里通常指的是伴侣，我就能畅饮一番。

我的第二任妻子丽贝卡起初喜欢和我一起喝酒，现在她认为自己是正在康复的酗酒者。我和匿名戒酒会的大部分故事都来自第二段婚姻。她坚持让我戒酒，在那之后，我秘密饮酒的那些年是我饮酒生涯中最悲惨的时光，正如我所回忆的那样，这最终导致了我自杀未遂。

我走进壁橱上吊时，喝了她放在冰箱里准备给自己和朋友庆祝2008年新年前夜的香槟，我知道会有两个结果：第一，我自杀成功，然后我的问题就结束了；第二，我自杀失败，但她不会因为我的秘密饮酒而对我太生气。我因秘密饮酒心中感到无比内疚，宁愿自杀也不愿面对她。与此事实相比，偷偷喝酒就显得微不足道了。

如果我能在这个话题上坦诚，本书就是诚实面对酗酒的尝试，但希望它也能显示出诚实面对酗酒的确有多么困难，因为这也说明，我们并不了解自己，不了解自己的意图、欲望和信仰，更不了解我们喜欢伪装，我们对自己撒谎的次数甚至比对别人撒谎的次数更多，也更方便。我想我已经不喝酒了，只想死，然后就万事大吉。这种持续的秘密成瘾带来的痛苦和自我厌恶和蔑视夺走了你的生命意志。不仅仅是逃避，还有一种你不配活下去的信念，直接把你送进壁橱自杀身亡得了。

最近，我在新德里做了一场有关自杀和自杀未遂的讲座，随后，我非常钦佩的一位著名孟加拉诗人发表了评论。他说："我理解你所经历的一切，我会为你祈祷。但是，我必须恳求你，不要再在公共场合发表这种言论了。我觉得我受到了侵犯，我觉得你侵犯了现场所有人。"他向人群做了个手势。"人们心中不该有这样的念头。"

我不知道谈论我酗酒或自杀未遂的经历是否正确。当然，正如我对这位孟加拉诗人所说，我觉得发出触发警告很重要。我在这本书的标题，以及在每次演讲的开头都发出警告：这些经历相当可怕。

这些经历也许只能以匿名方式写出来。匿名戒酒会的十二项传统之一说："把原则放在人格之上。"也就是说，不要把它说成是某个个体的痛苦和康复，尤其不要说某个特定的人；相反，要找到我们的共同点，找到共同的人性特征。

但我想，在我试图思考这些事情时，我不能真正做到把原则放在人格之前，因为这只是我个人的经历。我不能和原则联系起来，而是与人联系起来。无论是匿名戒酒会还是自杀，我只是代表我自己说话，与真实的特定个体的情感纽带使我能够摆脱上瘾和自我毁灭的念头。这是我康复的主题，也是本章的核心，在某些方式上也是本书的主旨。

当代美国具有影响力的诗人、散文家和女性主义者艾德里安娜·里奇在《论谎言、秘密及沉默》一书中写道，"骗子……过着极度孤独的生活"，对我来说，撒谎、隐藏、羞耻、秘密和孤独一直是问题的核心。我在匿名戒酒会的互助会那受保护的空间里学到的是，没有必要为了获得别人的认可而撒谎。如果我有勇气说出自己真实的想法和感受，其他人会迫不及待地帮助我，他们也可能因此得到帮助。

如今为忏悔文学辩护可能已经有些多余。最严重的指控或许是这样的文学太多了。事实上，我们并没有跳出自己头脑的束缚。我们似乎注定要永远误解对方，甚至误解自己。但是，由于亲密程度不同，通过吐露内心世界最阴暗的部分而试图与他人保持密切关系的努力似乎仍然有意义。

1936年，作家弗朗西斯·斯科特·菲茨杰拉德出版了他自己有

第五章 醉生梦死

关精神崩溃的忏悔回忆录《崩溃》，据报道，海明威对他之前的朋友说，他应该"割掉你的蛋蛋，如果还有蛋蛋，就把它扔到海里"。这与孟加拉诗人对我的抱怨截然不同：海明威认为，出于对自己的尊重，不应该说这样的话；孟加拉诗人，则是出于对他人的尊重。两人都有道理，不过，我认为有时候，我们应该摘下口罩说：嘿，这就是我的感受，如果你有同样的感受，知道你并不孤单也许会帮助你。

第六章
哲学的慰藉

2010年在采访罗宾·威廉姆斯时，马克·马龙提到了死亡话题。马龙说，威廉姆斯似乎对死亡问题并不特别感兴趣。威廉姆斯似乎认可了这种说法，然后展开了他的一段精彩的、标志性的即兴表演：

喝酒的时候，只有一次……我想，"去他的生活"。而且……我的大脑还有意识，似乎在说："你刚才说的是去他的生活吗？你知道你现在的生活很好啊。你注意到那两栋房子了吗？""注意到了。""你注意到女朋友了吗？""是的。""你有没有注意到，即使现在没有工作，情况也很好？""是的。""我们讨论一下自杀吧……首先，你没有胆量这么做……你想过买把枪吗？""没想过。""那你想

第六章 哲学的慰藉

怎么做,用洁碧[1]割腕吗?""也许吧。""我能把它放在这儿吗?什么类别呢?我能问问你现在在做什么吗?你拿着一瓶杰克丹尼威士忌坐在酒店房间里。这会影响你的决定吗?""可能会吧。""好吧。那边床上的家伙是谁?""我不知道。你是谁呀?""你的良心啊,浑蛋。"

在独白的最后,威廉姆斯感谢了马龙,并说这场死亡讨论"让人豁然开朗"。

在我们开始讨论罗宾·威廉姆斯和他良心之间的自杀对话,以及由此让我想起的古埃及的自杀对话之前,我想提供一点儿必要的背景信息。应该说,这一章是为我自己写的。我觉得,所有这些章节都是为我自己写的,我试图弄明白自己的自我毁灭冲动究竟是怎么回事,以便更好地与它共存,甚至可能摆脱它。但你可能说,本章是有关自杀和我本人的职业生涯的话题。

1999 年,我离开了我的兄弟们和我们一起创立并经营五年之久的珠宝生意——他们现在都还在做生意,尽管各自都经营着自己的公司——我和当时的女友搬到北卡罗来纳州的威尔明顿,把前妻和五岁的女儿泽莉留在得克萨斯州。我有一些积蓄,于是想写一本书,谈谈我在珠宝行业的经历。这最终成就了我的第一部小说《如何销售》。但是,小说写得很糟糕,我和女友的关系更糟糕,我太想念女儿了。最终,我的积蓄就要花光了。于是,我搬回得克萨斯州,和

---

[1] 洁碧:冲牙器品牌。——译者注

哲学家罗伯特·所罗门一起写了一篇新哲学论文，他后来成了我的好朋友、导师和合著者。

我告诉鲍勃（罗伯特的昵称）我的毕业论文准备选自杀哲学或者经济学家托斯丹·邦德·凡勃仑思想的失败。这两个是我当时最痴迷的话题。他明智地告诉我，如果我写了这两篇论文中的任何一篇，就永远别指望找到与哲学相关的工作。然后，我提出了写尼采思想中有关欺骗的论文，最初他也拒绝了，但后来热情支持我。我写了那篇博士论文，并成功谋得密苏里大学堪萨斯分校的哲学系教授职位，从那以后，我一直很开心，能在那里教书，我内心充满感激。

但是，我并没有停止思考自杀与哲学，我对哲学家反对自杀的论证越来越感兴趣，同时，通过了解历史，我对哲学家个人与自杀的关系的兴趣也越来越浓厚。自杀在古希腊和古罗马哲学家中并不罕见——传记作家第欧根尼·拉尔修幽默地说，很难找到一位自然死亡的罗马哲学家。但是，在过去一千年左右的时间中，哲学家似乎很少自杀。如果想到作家、艺术家、数学家和其他知识分子自杀的频率，你就会感到哲学家的自杀频率低得有些出乎意料。令我感到鼓舞的是，撰写过自杀主题作品的哲学家中几乎没有一个选择自杀。这可能纯属巧合，但是，仔细思考后可能发现，一般来说，自杀并非最佳选择。

已知最古老的自杀冥想是大约四千年前（公元前1937—前1759年）古埃及第十二王朝时期，一份名为《人与其灵魂的对话》的莎草纸文献。就像罗宾·威廉姆斯与其良心的即兴对话一样，古埃及

第六章 哲学的慰藉

对话中的"我"想死,而对话者[指的是罗宾·威廉姆斯的良心,以及这位匿名埃及作家的灵魂或者按照古埃及文化中的叫法"巴"(ba)]试图说服"我"远离自杀。

威廉姆斯并没有给我们他为何要自杀的论证,他只提出了一个想法"去他的生活",他似乎认为这个想法太反常太骇人了,虽然他显然一直在此念头中挣扎。他说,自杀的念头是他还在喝酒时突然产生的,还提到了一瓶杰克丹尼威士忌酒。他顺便还提到支持自杀的论证之一:"现在没有工作。"这显然与他职业上的不如意或者不受欢迎有关。

但是,除此之外,所有论证都反对自杀。这很有趣,因为他似乎认为自杀值得向往是理所当然的,但在对话中,他正在重新创造出一段黑暗时光。为此,我特别喜欢这段对话,因为只有当我们体会到他当时明显的感受,即自杀是一件显而易见的必要之事时,我们才需要这些论证。

威廉姆斯的良心提出了反对自杀的五大理由。第一,他有美好的生活,包括"两栋房子"。也就是说,他物质上富足,钱根本花不完。从经济上说,他有理由心存感激。第二,他有女朋友。他并非孤身一人,他的生活中有爱。第三,他没有"胆量"去自杀,他太害怕死亡和/或痛苦了,这一点可以从他从未买过枪的事实中得到证明。他嘲笑自己,暗示他从来没有想到任何一种比用电动冲牙器割腕更好的自杀方式。第四,他的思维不正常,他的思维被酒精、孤独(他在酒店房间里)、道德迷失和自责(他的床上有个陌生人)扭曲了。第五,也是最后一点,他的良心告诉他,至少应该推迟自杀决定——要在治疗中或播客中谈论这一问题。

威廉姆斯并没有再重新创造出对他良心论证的回答,如果他有所回应的话。尽管他向马龙承认,他的世俗成功并不是让他活着的理由,但马龙还是会说:"你已经拥有了这些东西……没关系啦。"威廉姆斯回答说:"不,大有关系!"

最后,正如我们所知,患有路易体痴呆[1]的威廉姆斯的自杀倾向战胜了良心。2014年8月11日,63岁的他在家中一间空卧室里上吊自杀,当时他的妻子正像平时一样在卧室睡觉。

古埃及人的自杀对话正好相反,灵魂或良心没有太多发言权,所有令人信服的论证都来自写这篇文章的疲惫不堪的作者。虽然文章中灵魂的部分有点儿难以理解,但灵魂似乎提出两个简单主张:自杀将确保来世贫穷,这位古埃及作家不该关注自己的烦恼,而应该"追求快乐的日子,忘记一切烦恼!"。灵魂似乎在推荐一种快乐的生活方式,整日寻欢作乐,从不太把自己当回事。

无论好坏,这位古埃及作家都做不到这一点,他向自己提出了建议自杀的五大理由。第一,他说,就像他的灵魂所论证的那样,追求纯粹的享乐生活会毁了他的名誉。他宁愿光荣高贵地死去,也不愿卑贱地活着。第二,他那个时代的人是不道德的,他不想与这些败类为伍,也不想生活在这令人恶心的时代。第三,他孤独得难以忍受。"今天我能跟谁说话呢?"他三番五次地拷问自己的灵魂,

---

[1] 路易体痴呆:神经变性疾病,其病因及发病机制不清。其典型表现为认知功能波动性损害、锥体外系运动障碍以及精神症状等,本病需长期持续性治疗。——译者注

第六章　哲学的慰藉

"我的心中充满痛苦/因为缺少知心朋友。"第四，他期待死亡，特别是想到生活是多么艰难，于他而言，死亡听起来很愉快。生活是一场疾病，一种禁闭，是淅淅沥沥的下雨天，是乌云密布的天空，是惨遭流放的状态。他在对话中那极具感染力的段落中写道：

> 今天死亡就在我眼前
> （像）病人的康复，
> 就像禁闭后走到户外。
> 今天死亡就在我眼前
> 就像没药[1]的味道
> 就像在微风拂面的日子坐在遮阳篷下。
> 今天死亡就在我眼前
> 像莲花的香气，
> 就像坐在迷醉的岸边。
> 今天死亡就在我眼前
> 就像飘落的雨，
> 就像远征的人们凯旋。
> 今天死亡就在我眼前
> 像晴朗的天空，
> 就像人们前往未知之地捕猎。
> 今天死亡就在我眼前

---

[1] 没药：芳香液状树脂，用于制香水等。——译者注

　　　　好像人被囚禁多年，
　　　　渴望（再次）看见自己的家园。

　　第五，他直接反对他的灵魂，认为与其说自杀会给他带来糟糕的来世，倒不如说死者就生活在神仙中间，他们要么就是神仙（"他在那边／将是活着的神"），要么是个好人，或者至少比活人更好。"他在那边／将是智慧之人。"（有趣的是，这呼应了苏格拉底的一句话："普通人应该避免死亡，而哲学家可能会寻求死亡，我们都知道，在死亡中，我们很可能有机会与死在我们前面的伟大思想家交谈。"）在对话的最后，灵魂似乎向作者让步，允许他结束自己的生命，并向他保证，无论他做出什么样的决定，他们都会在一起。

　　我之所以想以这些对话作为开场，原因有两个。第一个原因是，这两篇文章都揭示了这样一个事实，即人们在为自杀问题辩论时，实际上是在与自己辩论。我的亲身经历当然反映了这种来回拉扯的痛苦。对于像我一样相信，自杀在绝大多数情况下都是我们应该避免的人而言，这是幸运的。因为只要争论还在进行，我们就仍然有接受理性的空间，仍然有被说服的可能性。就算我们已经下定决心自杀，也还没有到真正采取行动的步骤呢。

　　在李翊云有关自杀未遂的回忆录中，她的话颇具争议："人之所以自杀绝非因为知识或理解，而总是因为情感。"这个真理实在太重要了，尤其是那些因为迫切需要摆脱巨大精神痛苦而自杀者。但是，即使我们赞同李翊云有关人们为何自杀的说法，我们仍然有理由不自杀。也许因为有了知识，有了理解之后，我们可以做到选择

第六章 哲学的慰藉

不自杀。

尽管伟大的苏格兰哲学家大卫·休谟所说的"理性是且应该是激情的奴隶"无疑是正确的,但是,理性能够且的确经常改变我们的激情或表达激情的方式。我或许有死亡的强烈激情,但我也有可能用理性说服自己放弃自杀的念头。

和其他哲学家一样,我喜欢争论。我和自己争论过很多次:当自己下楼到地下室,手里拿着用来自杀的工具时;当我用绳子系在脖子上,一只脚笨拙地踩在椅子靠背上保持平衡时……我在和自己争论。当我坐在迈阿密二十层的酒店屋顶上,穿着耐克鞋的双脚在晃悠时,我在和自己争论。深夜在高速公路上飙车,汽车快得就要飞起来时,我在和自己争论,等等。尽管我和自己争论,然后尝试自杀,但在我的生命中,很多次争论都奏效了,我成功地说服自己放弃了自杀。同样,我也把争论当作一种工具,用来说服学生、朋友和熟人顺利渡过自杀阶段。

我以罗宾·威廉姆斯和埃及无名受害者的故事作为本章开头的第二个原因是,我对这两篇文章的相似之处感到震惊。尽管这两位哲学家相隔四千年,其文化和信仰体系截然不同,但他们的语气却惊人地相似。尽管我们还是听到陷入绝望之中的两人,在担忧最根本的问题可能是什么,或者阿尔贝·加缪所说的"唯一严肃的哲学问题":人生值得过下去吗?但他们俩都没有真正回答这个问题,这是另外一个引人入胜的相似之处。两文都有着不确定性的张力。这位古埃及作家希望相信他应该死掉,但尚未说服自己;威廉姆斯希望相信骂一声"去他的生活"无济于事,但他仍然好奇自己为何不去买把枪。

古埃及作家可能比威廉姆斯更加坦诚，这并非因为他自杀的意愿更加强烈，而是因为他坦率地表达了自己的恐惧和孤独。威廉姆斯很快就打消了自杀的念头（也许因为他是名人，知道最好不要太公开），但是，他的恐惧仍然在他已说和未说之话语的缝隙间隐隐约约流露出来。马龙注意到了这一点，反复申明威廉姆斯说到的那些原本应该是增强其生存欲望的东西——两套房子、女朋友、相当美好的生活——其实并不重要。即使我们不知道四年后威廉姆斯会亲手终结自己的生命，但有洞察力的听众（如马龙）完全有理由为他感到担心。

两篇文章最大的区别在于，古埃及作家直接将死亡浪漫化，而威廉姆斯只是对"死亡讨论"做了隐晦的、有点儿神秘色彩的评论，称其"让人豁然开朗，摆脱束缚"。摆脱了什么束缚？自由地说出我们不敢说的话吗？自由地思考更加激进的解放吗？自由地看清你应该继续活下去的理由，即使生活有时很艰难吗？

另外一个重大差异在于，这位古埃及作家虽然看似倾向于结束自己的生命，但他始终提及生活中美好的、引人注目的方面，并将其作为他眼中的死亡景象：雨滴的飘落、莲花的芬芳、天空乌云飘散，以及衣锦还乡。生活中最诱人之物被拿来当作死亡的激励，这既表明他对生活的体验有多么深刻，也表明他对离开人世的恋恋不舍，矛盾的心理是多么深刻。

也许为自杀权利辩护的最强有力论据是将自由和死亡紧密联系起来——我们在第三章讨论过的斯多葛学派观点，"门总是为你敞开着"。这个观点是，只要我们认识到自己总是有自杀的自由，只要我们活着，我们的自由就永远不会牺牲掉。但是，复杂之处在于，一旦你死了，就有理由询问：你还有自由吗？也许已经不自由了。自杀可能是最彻底地拒绝自由（当然，这取决于人们对来世是否存在及其特征的看法如何）。假设没有来世，说人行使自由的最基本方式就是放弃这种自由，还能说得通吗？

你可能会认为，哲学论证在说到像自杀这样严肃而充满激情的问题时毫无用处。这一点，不仅李翊云暗示过，而且我有时候也倾向于这样认为。当然，如果我现在独自一人绝望地坐在家里，手里拿着一瓶巴比妥类药物，我怀疑自己是否愿意去拿一本哲学家的书来寻找支持或反对自杀的论证要点。不管我当时是否下定了决心，我都担忧那些论证不大可能动摇我的决心——我的确认为，无论理性思考的基础多么牢固，我仍然会在理性的狂风中被吹得东倒西歪。在那一刻，我的需求和恐惧很可能非常原始和直接——痛苦对抗爱情，恐惧对抗义务，我可能根本不在乎我现在的行为从根本上说是否非理性甚至可耻。事实上，在那一刻，自杀冲动的非理性和可耻性甚至能够增加自杀对我的吸引力：如果我是想自杀的可鄙之人，那就更有理由结束我的生命了！这种充满绝望和自相矛盾的思绪就是这样产生的。

但是，我对自杀的哲学思考的讨论并不真是对准那个身处自杀边缘时刻的人。讨论的目标对象略有不同：不那么疯狂的，日常生活中的那个我。此人仍然一直想自杀——或者至少，他一生中的大部分时间都在频繁地思考自杀，既有理性的思考，也有非理性的冲动。有时候，我处于绝望或恐慌的状态，理性根本打动不了我。但在其他时候，在我不那么疯狂时，合理的思考和论证是有可能说服我的。那个家伙，那个不抓狂的我可能把事情想清楚了。我想向这家伙提出一个问题：自杀是好主意吗？因为多年来，不，几十年来，我在内心深处一直认为，自杀可能是一件值得向往之事。这个想法我想改变，因为我认为这个想法可以改变。

需要在此澄清一下，即使在本书写完之后，我也不会说我已经改变了主意。但是，我改变主意的过程可能已经开始了。长期以来，我一直相信死了会更好，但现在，我能够提出疑问，如果我真的活着，是否可以做一些死后做不了的事。同时我会考虑到自杀是否比活着给他人造成的伤害更大。事实上，死亡不能解决任何问题，只会让问题变得更糟，那我难道不能依靠活着来解决我的众多问题吗？最根本的问题是，明天其实比今天更好，难道没有这种可能吗？就像我从喝酒成瘾中恢复过来一样，这是每天都在持续的过程。但是，这个过程经过长久的等待之后终于开始了。

研究抑郁症的伟大作家安德鲁·所罗门是这样论述希望的："一个人越是逐渐完全接受理性自杀的想法，他就越能避免非理性自杀。"也就是说，一旦你明白了选择结束自己的生命应该是基于理性而非冲动，那么你就有机会去思考这种冲动的另外一面。或许这些理性思考将有助于从源头阻止你产生自杀冲动。这想法很乐观，但我相信它是真实的。

你瞧，这个名叫克兰西的家伙任性、邪恶，和其他任何人一样喜欢胡思乱想，他的有些想法大逆不道，应该受到谴责。他的脑海里不断闪过肮脏的、可鄙的、暴力的，甚至是邪恶的想法。但是，当他（也就是我）想到这些事的时候，他几乎总是不去理会它们。他不会去偷窃，也不会逃避自己的责任，更不会把任何黑暗的想法付诸行动——许多想法可能比这些更加黑暗——这是因为，嗯，其曾经接受过的训练、习惯、教育和理性论证开始发挥作用。是非观念也开始发挥作用，这些观念决定或者至少强烈地影响着随后更进一步的思想和行动。

在某些人看来，这话听起来显而易见。但是，对我来说，这就是天机泄露的大发现。这个发现在一定程度上是我从酗酒中缓慢而艰难康复的结果。像许多其他酒鬼一样，我一直认为，喝酒其实是个好主意，是愉快的、令人开心的好主意。甚至在此刻，如果我想到，例如在凉爽的下午，我和妻子坐在纽约或罗马的咖啡馆外面，微风吹过，阳光洒落在我们身上，人们走过，空气中弥漫着尾气和咖啡的味道，我想，嗯，来一杯淡红色的葡萄酒听起来很不错。

但是，我真的不酗酒吗？多年来，我的确这么认为。我总是回想起这个想法，提醒自己我是酒鬼。我甚至想，嗯，也许现在戒不了酒，但当我六十岁（或七十岁，或任何时候），我就能戒掉了。最近，我不得不承认，甚至有点儿羞怯，有点儿难为情——几乎就像我失去了什么宝贝一样——不，这听起来不太好。如果是妻子喝一杯，那听起来挺不错，但我想要一杯咖啡或一杯苏打水。事实上，我只是不再特别想喝红酒了，甚至根本就想不到要喝酒。

现在，让我马上补充一句，如果我孤身一人在巴黎，春日俏皮地向我眨眨眼，我就远非那么肯定自己绝不会走进咖啡馆，希望半杯博若莱葡萄酒能使我（多少）想起过去的美好时光，想起在那个城市里的青春活力和激情。我很可能会这样做。但是，在过去几年里，所有反对我喝酒的强有力论据似乎都慢慢发挥了作用，或者说大部分发挥了作用。我的信念一直在改变，也许没有完全改变，但它在以一种深刻而解放性的方式在改变。我应该喝酒，或者我还欠一顿酒，或者喝酒对我有好处，这样的观念至少在有些时候彻底消失了。

我不想让自己倒霉，但我认定自杀是好事的想法也开始改变。至少有时是这样。

然而，如果我想象死亡就像睡眠一样，有时可以做到完全摆脱一天的烦恼，我就可以叹口气，放松肩膀，然后想：难道我没有挣那么多钱吗？正如《申辩篇》中苏格拉底面对死刑判决时所说：

> 现在，如果你假设没有意识，只有睡眠，如同不受梦境打扰的人的睡眠一样，那么死亡将是一种无法言说的收获。因为如果有人选择了有着甚至不受梦境打扰的睡眠之夜，并将其和他生命中的其他日夜比较，然后告诉我们，他生命中有多少个日夜是比这样的夜晚更美好、更愉快的。我想，比较而言，任何人都不会找到很多这样的日夜，我说的不是单指某个个体，即便他是伟大的国王也是如此。既然死亡具有这样的性质，我敢说，死是一种收获，因为永生不过就是一夜而已。

第六章 哲学的慰藉

但是，苏格拉底也指出，我们不知道死后会发生什么，所以我们必须考虑，生死抉择是否正确，必须考虑生或死的方式，如果只有死亡一途，就必须考虑何时动身。

另一个层面是想自杀（wanting to kill myself）与想要想自杀（wanting to want to kill myself）之间的区别。哲学家有时把这称为一阶欲望和二阶欲望之别。二阶欲望是人们对一阶欲望的感觉。所以吃汉堡包的欲望是一阶欲望，而吃汉堡包并想要吃汉堡包是好事的感觉是二阶欲望。但是，最近，当你了解到人类食用牛肉对环境造成的影响，并看过一部纪录片或者读过一篇有关大多数家畜可怕痛苦的文章时，你在丧失想吃汉堡包的二阶欲望——相反，你不想吃汉堡包了——尽管你仍然有去美国最受欢迎的快餐店五兄弟吃汉堡包和薯条的一阶欲望。

很长一段时间以来，我都有一阶和二阶的自杀欲望。如果我在脑海中循环播放披头士歌曲《你的蓝调》（"是的，我很孤独/想死"），或者平克·弗洛伊德的歌曲《再见，残酷的世界》，或者幻想我的英雄芥川龙之介、三岛由纪夫、弗吉尼亚·伍尔芙、英国歌手尼克·德雷克和法国女哲学家萨拉·科夫曼的自杀，我倾向于想，是的，完全正确，想要离开这个鬼地方是个不错的主意。也就是说，我认为想要想自杀的二阶欲望是合适的。

但是，最近我逐渐发现，这种观点是错误的，至少对我自己来说是错误的。这并不是说我的一阶自杀欲望消失了，正如一旦你觉得做某件事不合适，你觉得吃汉堡包不健康，你想吃汉堡包的欲望并不会消失一样。但是，你和吃汉堡包的心理关系已经改变。你很

165

可能正在逐渐变成不吃汉堡包的人。幸运的是，我可能正在成为不想自杀者，因为我所了解的有关自杀的哲学论证和偶尔的非哲学论证帮助我改变了我的日常思维方式。

哲学家花了很多时间思考自杀。二十世纪德国存在主义者保罗-路易斯·兰兹伯格的著作《死亡经验与自杀的道德问题》是自杀主题的最佳著作之一。他精准地观察到，"自由选择死亡的问题是所有伟大道德哲学的基本问题之一"。如果你是一位著名的道德哲学家，你很可能已经写了你为何应该或不应该（被允许）自杀的长篇大论。此外，像我这样的哲学家可能担心，只有精神导师及其当今时代的对应者，即训练有素的心理健康专家才应该研究自杀这样的主题，但是，让我们感到欣慰的是，不止一位心理治疗师观察到，正如詹姆斯·希尔曼[1]所说，"哲学既不是神学，也不是医学，而是第三个领域，是最能确切阐述分析师的死亡经历的"。

在西方哲学传统中，是否自杀的问题很早就出现了。在柏拉图描绘苏格拉底自杀的对话《斐多篇》中，克贝问当天晚些时候将要喝毒酒的苏格拉底："你为什么说……人不应该结束自己的生命，但哲学家却愿意主动寻死？"这似乎是非常奇怪的双重标准：对大多数人而言，自杀是不允许的；但对哲学家而言，对那些了解生存意义的人来说，自杀是得到许可的。

对柏拉图来说，人是否会自杀的问题与其意图有关。如果自杀

1　詹姆斯·希尔曼：荣格心理分析师，原型心理学创建者，当代深度心理学的领军人物之一。——译者注

第六章 哲学的慰藉

的意图是逃避生活问题或者终结不合理的痛苦——也就是说，逃避——那么自杀是被禁止的。但是，如果他的意图就像苏格拉底那样是明智合理的，并且符合雅典的法律，那么自杀就是正当的。考虑自杀的人是否有很好的理由，在我们公正和理智的人看来，一个能够说得通的理由呢？这是确定自杀者的意图是否合乎情理的相关问题。

在研究现代著名的和不那么著名的哲学家的死亡时，我发现死于自杀者只有不足三十人，而且其中大约一半自杀是严重的身体疾病所引发。即使是大卫·休谟，这位为自杀的道德充满同情地辩护的哲学家，在面对朋友自杀时也迅速采取行动拯救他，而不是协助朋友自杀。

我们的第一个既写自杀又自杀的哲学家（我们不知道上文提到的那位忧郁的埃及作家朋友是否真自杀了）是中国诗人屈原。根据传统，屈原写了遗书，一首名为《怀沙》的诗歌，然后拿起一块大石头压在身上，自沉于流经今天湖南省的汨罗江。

诗人屈原的绝命词，是他决心自杀的预告。

屈原自杀的原因让人想起前文提及的古埃及作家：他孤独；他觉得不被赏识；周围的人要么道德堕落，要么不理解他；总的来说，世界并不美好，甚至非常邪恶；最终他还是会死去。他非常不快乐，也不指望他的不快乐有朝一日能够有所改变。就像古埃及作家一样，他认为，他的不幸并非自己的失败，而是周围人的失败。虽然屈原去世时已经六十二岁，但对我来说，下面的诗句读起来更像年轻人的抱怨。

> 夫惟党人鄙固兮，羌不知余之所臧。
>
> 任重载盛兮，陷滞而不济。
>
> 怀瑾握瑜兮，穷不知所示。

他的无助感是有原因的。尽管他没有因为自己的处境而责怪自己——相反，他认为自己被宝贵的天赋拖累——他承认自己被困住，无能为力，动弹不得。虽然有人声称屈原的自杀是为了抗议他那个时代的腐败，但是，这首诗很明显地表明，其自杀是完全平常的因绝望而自杀。这种方式，就像他之前的古埃及作家和他之后的罗宾·威廉姆斯一样，让他感到亲近和熟悉。他的绝命诗是无人应答的呼救。

到目前为止，哲学家中最著名的自杀者是罗马斯多葛派哲学家塞涅卡，这是个完全不同，或许不那么令人同情的人物。哲学史上还没有人像他那样彻底和有力地为自杀辩护，然后又自杀了。塞涅卡多年前在写这些书的时候，根本没有任何理由认定自己最终竟然会亲手终结自己的生命。他的故事有点儿不寻常，因为虽然他坚持亲手终结自己生命的自由的重要性，但他最终还是被迫自杀。他自杀不是想消除痛苦——这是我最关心的动机——而是出于政治需要，人们倾向于认为，这是对他自己的哲学原则的尊重。

塞涅卡接受过哲学训练，他早期的职业生涯是在政治和法律领域。从根本上说，他是道德哲学家，主张简单、谦虚和平衡的生活美德，强调心灵自由，不受世俗快乐和痛苦的束缚。他的政治和哲学观点使他不受皇帝卡利古拉待见，皇帝曾考虑将他处决，卡利古

第六章 哲学的慰藉

拉被暗杀后，塞涅卡仍然没有得宠。公元41年，继任皇帝克劳狄一世将他流放到科西嘉岛。

在科西嘉岛，塞涅卡继续他的哲学研究，并写了两篇文章，统称为《安慰》。八年后，他返回罗马，政治生涯大获成功，并成为未来皇帝尼禄的导师。克劳狄一世被谋杀，尼禄成为皇帝之后，塞涅卡一跃登上罗马社会的顶层。塞涅卡撰写了尼禄的第一篇演讲稿，并被称为尼禄的"疏通者"。塞涅卡发了大财，也许是违法所得或者是从前学生的优待。他还卷入了各种各样的丑陋阴谋，这些都是罗马政治的重要组成部分，包括尼禄谋杀他母亲尤利亚·阿格里皮娜。尼禄给元老院的信是塞涅卡代写的，谎称阿格里皮娜在杀害儿子的阴谋暴露之后畏罪自杀。尼禄统治时期最好、最成功的五年是塞涅卡对尼禄产生影响的那些年。塞涅卡从尼禄的首席顾问退休之后，"可怕的九年"就开始了。

到公元62年，塞涅卡已经失去了尼禄的宠爱，也可能对贵族生活感到不愉快，他退出了政治舞台，回到罗马郊外的官邸撰写剧本和哲学论文。公元65年，他被指控参与谋杀尼禄的阴谋。尼禄的禁卫军包围了他的家，并简短审讯了他。塞涅卡否认了对自己的指控，但还是被勒令自杀。这在当时被认为是更好的选择，总比被他家周围的士兵处决好些。占据社会特权地位的罪犯获得"一些时间来处理自己的事务"（并通过自杀来"做正确之事"）。这样的观念延续了多个世纪。

这是奇怪而有趣的虚伪观念，认为自杀比被处决更体面和可敬。在此，自杀似乎被当作一种勇气而得到称赞，但这种观点显得有些奇怪，因为人有足够的勇气去自杀，只是因为另一种选择是死在别人手里。但是，纵观历史，人们在许多不同的文化中都能发现这种观点：允许注定要死亡的人自杀，是在为他提供一条体面的出路。

关于什么是可敬的自杀这个问题，塞涅卡写过很多文章。

> 一旦他的生活中有许多事而麻烦不断，扰乱他内心的平静，他就会放弃自己的生命。他有这样的特权，不仅是在危机来临之时，而且一旦命运似乎在欺骗他时，他就会仔细环顾四周，看看是否应该为此结束自己的生命。他认为，对他来说，是自然死亡还是自杀，是晚点儿死还是早点儿死并没有多大区别。他并不害怕死亡，不会觉得自己仿佛失去了很多；在所剩无几之时，没有人会觉得失去太多。这并非早死或晚死的问题，而是好死还是坏死的问题。好死就不会长期与病痛为伴。

就像在他之前和之后的许多人一样，塞涅卡发现在大多数情况下，自杀实际上比人们想象的情况要困难得多。首先，塞涅卡割断手腕上的动脉，刺穿脚踝，但血液一直在凝结。他喝下一直放在身边以备自杀的不时之需的毒药（这在罗马贵族中并不罕见）。但是，尽管这让他感到痉挛、恶心和头晕，却没能死掉。最后，塞涅卡被他的仆人们带到热水缸里，正如塔西佗所写，"他很快就在蒸汽中窒息而亡，随后被扔到火堆里"。"蒸汽"杀死塞涅卡似乎不太可能，我们可能永远也不知道最终是什么要了他的命。很可能是他要求仆人把他掐死的。

如果塞涅卡不知道自杀失败可能导致自己死于尼禄之手的痛苦境地，那么他在自杀尝试中表现出的坚韧和顽强可能非常了不起。因此，研究自杀问题的有些思想家认为，塞涅卡死得不如主动自杀者那样有尊严。按照这种思维方式，如果塞涅卡主动自杀，他会更有尊严，比如说抗议尼禄统治的不道德，或者是因为他确信自己再也不能给罗马人民带来任何好处，也就是，用他自己的话来说，是出于对"与病痛为伴"的恐惧。

如果我们有一位现代塞涅卡，那就是我们在第二章见识过的让·埃默里。像诗人保罗·策兰和作家普里莫·莱维一样，埃默里也是纳粹大屠杀和集中营的幸存者，但最终自杀身亡。（他服用了过量的安眠药。）1974年，他试图自杀，却活了下来。两年后，也就是他最终去世前的两年，他在电台做了一系列演讲，并集结成一本书出版——《论自杀：谈自愿死亡》。

埃默里的书对我这本书产生了重大影响，并且我也采用了类似的写作方法。比起可能导致自杀的社会环境，埃默里更感兴趣的是自杀者的内心生活。他在一封信中写道，他想"从内部考虑这个问题……这样作者就完全进入自杀者的封闭世界"。

埃默里没有考察支持或反对自杀的哲学论证。他感兴趣的是个体现象学——自杀者的个人经历——以及他所谓的"跳下前一刻"，即一个人决定是继续活着还是死去的那一刻。他意识到，就像在第三章中提到的艾米莉·狄金森的诗歌所描写的那样，自杀存在着一些根本性矛盾。他说，死亡、死亡事实、死亡必然性，是生命的首要矛盾。他坚持认为:"自杀者不仅依靠死亡(或准备死亡),而且依靠去掉自我这种牺牲而陷入了更深层矛盾的深渊。"

对埃默里而言,跳入自杀深渊既非疾病,也根本不是对痛苦做出的反应。他曾遭受纳粹的严刑拷打,亲身经历了可怕的苦难。他写到这种折磨:"挥舞着工具的手轻轻一压,就足以把另一个人,连同他的头,变成一只即将被屠宰的尖叫的小猪,即便他的脑袋里可能藏着康德和黑格尔、贝多芬的九首交响曲和叔本华的《作为意志和表象的世界》。"

埃默里认为,自杀是当人们不再有能力做自己时,唯一能做之事——他的意思是,做自己的痛苦实在忍无可忍之时。人们能够想象到的任何其他形式的痛苦,包括在纳粹手中遭受折磨,都有终结的时候。但是,做自己的痛苦不会结束,除非你亲手终结了自己的性命。

可能是因为这是他在自杀未遂后所写,所以埃默里在详细描述自杀前的时刻时,写得非常有感染力。他用几页的篇幅描绘了决心死去者的思想,他注意到,随着自杀行动时刻越来越近,过去的问题渐渐远去。"这些事不再给自杀主体带来任何进一步的动力;他不再被迫去应对这些东西。还剩几分钟?但骰子尚未掷出。也许此人为自己增加了十分钟。这几分钟仍然让自己感到骗人的永恒。既然已经选择了死亡,就要陷入生命的甜蜜诱惑的困扰之中,包围他的还有生命的逻辑,直到最后一秒。"

《论自杀:谈自愿死亡》的结论是人应该继续活下去,不是因为他有义务活下去,而是因为"每个人在本质上都属于他或她自己",

第六章　哲学的慰藉

这给了我们终结自己生命的权利，也给了我们"抓住自我"的机会。换句话说，自杀是一种控制自己专属世界的方式，它是我的世界，因为我可以抛弃它；但更加重要的是，通过选择活下去，我还能做什么来使我的世界成为我专属之物？在这点上，生命之门再次打开，因为无论我们面前有什么，都是我们愿意送给自己的。简而言之，埃默里认为，生的自由比死的自由更有意义。尽管他对自杀者的思想进行了细致的分析，但《论自杀：谈自愿死亡》从根本上来说是肯定生命价值的书，这就使得作者两年后的自杀更加令人不安。

与任何写过自杀的哲学家相比，埃默里特别强调的是在考虑结束自己的生命时，自由的极端重要性。在此背景下，我想讨论四位著名知识分子的自杀协议：德国剧作家、富有创造力的现实主义诗人海因里希·冯·克莱斯特和诗人伴侣亨里埃特·沃格尔、劳拉·马克思[1]和保罗·拉法格[2]、斯蒂芬·茨威格和妻子洛蒂·茨威格、匈牙利裔英国作家阿瑟·库斯勒和妻子辛西娅·库斯勒。这些奇怪的故事可能集中展现了自杀协议的有用警示，即使被强迫的人是自己，这些协议在本质上都具有强制性。

2020年秋天，当我在撰写这些文章时，我们正处于疫情的另一个高峰期，新闻报道了若干夫妇的故事，他们担心伴侣中的一方或双方感染病毒或者受到疫情造成的创伤，于是达成自杀协议，相约一起自杀。自杀协议和双重自杀极为罕见。虽然没有人认为自杀协

---

[1] 劳拉·马克思：卡尔·马克思的女儿。——译者注
[2] 保罗·拉法格：法国和国际工人运动的著名活动家，马克思主义思想家和宣传家，劳拉的丈夫。——译者注

议是个好主意，但仍然参与其中，不幸的是，因特网为自杀协议提供了便利，甚至可能增加了自杀协议对某些人的吸引力。（模仿他人而自杀的比率在上升，就像所谓的"集体自杀"一样，当三个或更多的人在同一时间和地点自杀时，他们可能相互影响。密苏里州柯克斯维尔的杜鲁门州立大学离我的住所只有几个小时的路程，那里在几个月之内接连发生了五起自杀事件。）

许多有关自杀的古老记载都涉及情人之间的自杀协议。当塞涅卡自杀时，他的妻子也参与进来，虽然塞涅卡试图劝阻她，最终她没有自杀成功。有趣的是，塞涅卡是被迫自杀的，而她却是自愿的，这真有点儿令人惊讶。日语中的"*shinju*"[1]指的是"双重自杀"，通常（但并不总是）指的是那些爱情与他们生活的世界不相容的恋人，就像威廉·莎士比亚的《罗密欧与朱丽叶》中非常不幸的、几乎是意外的双重自杀。德国人对"爱的死亡"（通常涉及自杀但并不总是自杀）的观念在理查德·瓦格纳的歌剧《特里斯坦和伊索尔德》中达到顶峰。

就本人而言，我曾不止一次与人达成不自杀协议（"我保证，如果我认真考虑自杀的话，会打电话给你，你也保证会打电话给我"）。就在今天早上，有人通过电子邮件联系到我说他想自杀。但是，值得庆幸的是，我从来没有向别人许下诺言，我们俩一起死。我一直很幸运地和据我所知（正如她们告诉我的那样）非常反感自杀的人谈恋爱。这常常使我无法对她们诚实地说出自我毁灭的想法，但也

---

[1] "*shinju*"在日语汉字中，写法为"心中"。——译者注

第六章 哲学的慰藉

许这未必是坏事。如果我告诉了错误的人我想自杀，我还会在这里写这些东西吗？当然，不久前，我和艾米结婚之前有一次自杀未遂，部分原因是我那讨厌的情人告诉我，如果我真的确信自杀是正确的，应该选择直接自杀，别再威胁说自杀呀、自杀呀的。她不应该责怪我尝试自杀，她的沮丧、恼怒和愤怒当然可以理解，但是，让爱人参与到你结束生命的愿望中并不总是好主意——但我坚信，想自杀者如果有能力向别人求助的话，他必须这样做。

回到哲学家的自杀协议：海因里希·冯·克莱斯特是著名的年轻作家和知识分子，他遇到了身患绝症的亨里埃特·沃格尔。他们的恋情很短暂，他们准备为爱自杀，当他们前往柏林的万湖湖畔自杀时，两人显然都精神很好。克莱斯特射中了沃格尔的心脏，然后把第二支手枪的枪管塞进自己嘴里，扣下了扳机。他拿来作为备用的第三支手枪已经显得多余了。

克莱斯特可能特意找沃格尔做自杀伴侣，因为她的死亡已经不远，所以她不太可能改变主意，这将坚定他自杀的决心。芥川龙之介暗示克服自杀恐惧的方法就是找到一个跳板来帮助自己实施自杀。之后便在他自己的一封遗书中写道："克莱斯特……他恳求自己的朋友帮忙"，而"女性一般会扮演这个角色"。虽然克莱斯特和沃格尔相互都给对方写了情书，但他们肯定都不是因为感情而自杀的。他们似乎已经达成了加速死亡的协议，他们的浪漫情感很可能与自杀想法联系在一起。这当然不是由于某一方觉得没有对方就活不下去的情况。

话虽如此，克莱斯特写给沃格尔的信却暗示了另一种情况，似乎是为了勾引她，也许揭示他性格中（以及他的艺术）我们不愿了解的一面。下面是他在 1810 年写给沃格尔的信中的段落：

> 我的宝贝，我的珍珠，我的宝石，我的王冠，我的女王和皇后。你是我心中的至爱，我的最爱和珍宝，我的全部和一切，我的妻子，我孩子们的洗礼，我的悲剧剧本，我死后的名声。啊！你是第二个更好的自我，我的美德，我的优点，我的希望，对我罪恶的宽恕，我未来的圣洁，哦，天堂的小公主，上帝的孩子，我的代祷者，我的守护天使，我的智天使和六翼天使，我多么爱你！

在写给克莱斯特的信中，沃格尔表达了她对克莱斯特提供"崇高死亡"机会的感激之情，而沃格尔的案例可能只是安乐死的方式之一，一种对美好死亡的合理愿望。克莱斯特的动机则更加神秘，学者们对此进行了各种猜测，论文长达数百页，就在他去世前不久，这位三十四岁的男人在写给妹妹的信中说，他正以"难以形容的平静安详"面对死亡。

多年来，我一直是克莱斯特作品的粉丝，并在其作品中寻找他为何自杀的线索，但除了他反复描写的死亡和自杀主题之外，没有任何真正的结果。他在去世时，遭遇了经济困难，没有获得他所希望的名声——他的鼎鼎大名几乎全是死后才有的——但他得到了他那个时代包括歌德在内的最优秀作家的尊敬。他和沃格尔住的旅馆的工作人员报告说，在他们去世的前一晚，他的情绪高昂。据我们所知，克莱斯特患有现在所说的临床抑郁症，而且也许持续了多年。

斯蒂芬·茨威格是在与妻子的爱情协议中自杀的，他曾相当冷漠地描述克莱斯特的自杀："他爬上一辆驿站马车（这是他三十四年生命中唯一真正的家），驱车前往波茨坦，他在万湖湖畔朝脑袋开枪。他被埋在路边。"[1]

茨威格的推测可能有点儿过分。克莱斯特在他短暂的成年时期几乎马不停蹄地到处旅行，但茨威格承认，无家可归的感觉是克莱斯特自杀的原因之一，他在遗书中写道，他"被多年无家可归的流浪弄得筋疲力尽"。虽然这样说，克莱斯特的确过着流浪的生活，尝试过各种各样的职业，住过许多不同的地方，从来没有在某个时间或某个地方真正安定下来。这可能既是他抑郁的症状，也是使其抑郁日益严重的因素。当然，为自杀辩护的其他哲学家和作家经常提到没有归属感的痛苦感受。

保罗·拉法格和他的妻子劳拉·马克思的情况要复杂一些。保罗和劳拉，就像克莱斯特和沃格尔一样，达成了自杀协议，他们分别于六十九岁和六十六岁时因注射氰化物而死亡，死时健康状况良好。自杀时，他们结婚已经四十三年了。

拉法格为其自杀给出的理由是希望死得好些。他在遗书中写道（劳拉没有留下遗书，但人们怀疑拉法格的遗书可能是两人一起写的）：

---

[1] 十八世纪的英国教会曾要求自杀者的尸体被埋在十字路口，尸体上插木棍，通过这种责难的、声名狼藉的埋葬方式，警告过往的路人不要以这样的方式离开这个世界。——译者注

在无情的衰老夺去一个接一个愉悦和欢乐之前，我要在身心健康的情况下结束我的生命。衰老剥夺了我的肉体和精神力量，麻痹我的精力，摧毁我的意志，使我成为自己和他人的负担。多年来，我一直对自己承诺，不要活到七十岁以上；我确定了准备离开人世的确切年份。

拉法格的侄子指出，他们实际上早在十年前就决定自杀了，并且完全是按照计划进行的。拉法格和劳拉有足够的钱——其中一部分是从弗里德里希·恩格斯的遗产中继承来的——能维持到他们去世的那一天，而这些钱他们是逐年分配的。他们死时身无分文。拉法格强调自己不会活到七十岁以上，但奇怪的是，他显然对妻子只活到六十六岁没有觉得不舒服。公平地说，他是对自己而不是对她做出了这个承诺，所以劳拉有权自由设定自己的死亡期限。

劳拉·马克思的父亲是著名的卡尔·马克思，他在写有关自杀的文章时，通常把自杀动机归结为经济困难和其他由财产所有权不公正造成的不平等。他显然没有想到女儿、女婿最终会选择那样的自杀方式（事实上，他从来没有写过这种案例）。虽然这样说，他可能对女儿的自杀计划有一些影响：他当然不觉得自杀反映了人的道德失败，他认为即便自杀应该受到谴责，也是社会必须承担的责任。

在我看来，拉法格与劳拉的自杀协议很难理解，我怀疑我们并没有掌握所有事实。但就像卡尔·马克思一样，他们都是彻底的唯物主义者，相信除了物质和运动之外，什么都不存在。人类生活的意义在于寻找幸福和避免痛苦，并帮助其他人做同样的事。从这个角度来看，在人们尽可能多地给予生命美好并能从生命中得到同样美好的事物之时，找到离开人世的出口是有道理的。《夺宝奇兵之水晶骷髅国》中的迪恩·查尔斯·斯坦福斯（吉姆·布罗德本特饰演）有句话很精彩："我们似乎已经到了这样一个年龄，生活不再给予我们任何东西，而是开始一件件拿走我们身边的东西。"这种自杀方式得到古代许多哲学家的支持：自由选择死亡，而不是拖到由衰老和疾病决定死亡时间和方式的地步。

这个案例让我困惑的原因之一是，据我们所知，他们很快乐，身体也很健康。除了迫在眉睫的经济困难（考虑到他们决定如何分配自己的钱，这在一定程度上是自己造成的），他们有充分的理由期待未来的愉快岁月。但他们可能会觉得自己已经从生活中拿走了它所能给予的一切，并为此感到沮丧。心理治疗师詹姆斯·希尔曼写道，在老年人中，自杀可能是对"一种不再用经历来滋养仍然饥饿的灵魂生活"的反应。或者说"老人会有一种已经死亡的感觉……灵魂已经离开这个世界，在这个世界，身体像涂了漆的纸板一样机械地移动"。在此情况下，本来痛苦得都要自杀了，现在似乎完全没有痛苦了。厌倦了夕阳下的影子角色，他们选择走进黑夜。

在过去一百年左右的时间里，知识分子中最著名的自杀协议可能是斯蒂芬·茨威格和洛蒂·茨威格的协议。（人们通常不觉得他们是"哲学家"，尽管就像我在这里讨论的许多人物一样，把作家和哲学家区分开来的想法似乎有点儿愚蠢。）虽然我们不知道这是不是洛蒂的真实意思表达，但公平地说，斯蒂芬·茨威格是痴迷于自杀的。在茨威格逝世80周年之际，《纽约客》编辑利奥·凯里思考了他为何自杀的问题。凯里在一篇精彩的文章中写道:"在他的作品中,自杀无处不在。"茨威格笔下的很多人物都自杀了,但不幸的是,他没有花太多时间去分析自杀。在小说中,自杀往往以一种克服一个无法解决的困难的方式呈现,这种方式虽然不无合理性但显然并不值得向往。如果生活太过艰难,那就放弃好了。茨威格本人经常谈论自杀,他曾要求第一任妻子弗里德里克参加他的自杀协议,并且茨威格似乎一辈子都在抑郁症中挣扎。

第二次世界大战期间,茨威格从欧洲搬到巴西,在那里他的孤独和抑郁似乎愈加严重。他的自杀也许并不令人惊讶,尽管我们不清楚究竟是什么促成了他的自杀。更加神秘的是,只有三十四岁的洛蒂为何和他一起自杀。在他的遗书中,茨威格写道:"我向所有的朋友致敬!愿他们在漫漫长夜之后还能看到黎明!我已经等不及了,只好先走一步。"

1942年无疑是二十世纪中黑暗的一年:希特勒统治下的德国似乎正在崛起,许多人对未来感到绝望。李翊云在读了茨威格和洛蒂的信之后说,他们变得越来越忧郁,对自己和他人都失去了希望,并得出结论,他们"陷入了最黑暗的抑郁之中"。

茨威格夫妇在佩特罗波利斯去世时已经结婚两年半了。佩特罗波利斯是德国殖民时期的山城,距离里约热内卢以北约一小时的车程。这个自杀案例与克莱斯特案例的相似之处令人担忧,我忍不住想到,这两人一生都有自杀倾向,而自杀协议不过是自杀念头的延伸,甚至是一种工具。与其伴侣不同的是,这两位女性都有身体上的疾病。这似乎是沃格尔死亡的主要原因。

第六章 哲学的慰藉

库斯勒夫妇的死讯，刊登在1983年3月4日星期五的《纽约时报》上，新闻是这样开头的：

> ### 阿瑟·库斯勒和妻子
> ### 在伦敦自杀
>
> 阿瑟·库斯勒是中欧激进知识分子的原型，他利用自己的共产主义背景创作了反极权主义小说《中午的黑暗》。昨天，有人发现他与妻子在伦敦家中去世。库斯勒患有白血病和帕金森病，但……他的妻子没有任何严重疾病。警方表示，死因似乎是过量服用巴比妥类药物。

阿瑟·库斯勒享年七十七岁，妻子辛西娅五十六岁。他们已经结婚十八年了。大约一周后，彼得·奥斯诺斯在《华盛顿邮报》上报道说：

> 二十世纪四十年代末，二十二岁的辛西娅·杰弗里斯住在巴黎，她回复了当时著名作家阿瑟·库斯勒在报纸上登的招聘临时秘书的广告……
>
> 最终，他们结婚了。上周有人发现辛西娅·库斯勒与丈夫一起死在伦敦的公寓中。遗书上清楚写明他们是自杀。库斯勒享年七十七岁，身患帕金森病和白血病。作为长期倡导安乐死的人，他选择自杀合乎逻辑。
>
> 但是，辛西娅·库斯勒才五十六岁，身体健康，这位

181

女性应该还有很多充实而富有创造力的岁月。

她是个什么样的人？最后为何做出如此选择？

正如《华盛顿邮报》所提到的那样，库斯勒夫妇都是尊严死亡权利协会的成员。目前该组织仍然存在，是世界上五十多个倡导安乐死的组织之一。库斯勒甚至为该协会的小册子写了前言，提供了最佳自杀方式的实用建议。鉴于他的身体状况、年龄、帕金森病恶化和晚期白血病，他的自杀似乎相对简单。

但辛西娅的情况很难解释。也许她是为爱殉情，丈夫即将离世的悲痛让她无法承受，她宁愿自杀也不愿失去他。但是，所有幸福美满的夫妻迟早都要面对一方比另一方更长寿的情景。这让我想起爱尔兰著名歌手吉尔伯特·奥沙利文的歌《再次孤独》（他在这首歌中威胁要自杀），他唱到父亲之死："六十五岁时／我的母亲，愿上帝保佑她心灵安定／无法理解为什么她唯一爱过的男人／被带走了。"然而，尽管"心都碎了"，她还是坚持活下来了。

大约二十年前，我的继父布莱尔死于一种罕见的侵袭性白血病。他七十多岁了，看起来身体很好，但有一天他抱怨背部疼痛。他去了医院，工作人员在检查期间发现他患有白血病，并告诉他，如果不进行治疗，将在几个月内死亡。他们告诉他，这种治疗本身也有风险，可能会要了他的命，而在确诊后的几个月后，他真的去世了。（这个故事听起来有点儿像当代医学出现了严重问题，在我看来也是如此。）

布莱尔去世前几天，我去看望他。安养院为他在家里安排了一张病床，护士在最后几天进进出出。他当时对我说的话是我听过的

第六章 哲学的慰藉

最伤心的话之一："克兰西，我只想再活十年。"

我想对他说，爸爸，还有不到一个星期你就可能死去。再过十年？！离死亡只有几天了，却还执着地希望再活十年，这真让人心碎。他似乎对即将发生之事毫无准备。

但是，我不能让他看出我的感受。相反，我亲昵地捏了捏他悬在毯子外面的脚，也许温柔地说了句："爸爸，休息一下吧。"

"休息？"他说，对我皱起了眉头，"我马上就能有多得用不完的休息了。"

去世后的几天，他躺在殡仪馆停车场里准备被送去火化，最难熬的时刻到来了。自从父亲去世后，母亲一直很震惊，但当我们走向我的车时，她突然号叫起来，倒在我怀里，我从来没有想到母亲会哭成那个样子。哭泣在我的家庭得不到鼓励，在我的一生中，我只见过母亲哭过一两次，并且也只是一两滴眼泪。直到今天，她都还没有从继父的去世中恢复过来，我想她临死之时也会带着继父离世的悲痛的。

这正是库斯勒夫妇的自杀如此令人不安的原因。我无法想象身患绝症的继父和母亲来一次谈话，她说："嗯，我不知道要是没有你，我该怎么活下去。"而继父回答说："你不用继续活。护士已经告诉过我们，结束我的生命需要吃多少药（护士用的是全国临终关怀护士常用的含蓄方式），我的药足够我俩用了。让我们一起死吧。"

提出这样的建议似乎并不符合常理，也过于自私和无情。假设母亲赞成这么做，我很肯定继父会说服她不要这么做，或者至少会尽最大努力说服她不要这么做。对我来说，这似乎是一个深爱着对方的人劝说另一方放弃的举动,而不是劝说对方接受。然而,这就是我作为一个完全理解一了百了的根本诉求的人提出的理由——根本不用面对诸如失去伴侣这样可怕和痛苦之事。

我们只是不知道在库斯勒夫妇的案例中——或者在这四个案例中的任何一个——是否有恋人曾试图说服另一人放弃自杀。(的确有文件显示,克莱斯特和沃格尔曾互相劝说,但才华横溢的克莱斯特的说服力更强。)也许在这些爱情自杀事件中,在一对情侣最终决定停止争吵并付诸行动之前,双方都有过很多妥协。"用死来证明你对我的爱!""用生命来证明你对我的爱!"在自杀史上,情侣们肯定无数次地提出过这两个要求。

在日本关于自杀的经典戏剧之一,近松门左卫门的《心中天网岛》中,一对恋人治平和小春竭尽全力自杀,他们在彼此的怀抱中哭泣,想着他们抛弃的亲人。在最后一刻,治平突然头晕,无法割断小春的喉咙。她告诉他:"快点儿。不要停下。"他做到了,尽管这是缓慢、痛苦和血腥的过程。随后他上吊自杀,说着"Ichiren takushou"[1],同生共死,同甘共苦,大意是"愿我们在天堂里共同享受永恒的幸福"。

直到他杀死她的那一刻,他们俩都在怀疑自己是否应该去死。但是,当他们其中一人提出疑问时,另一个提供答案;当两人都犹豫不决时,另一人下定决心。一旦其中一人死亡(在这个例子中是

---

[1] "Ichiren takushou",日文汉字是一蓮托生(いちれんたくしょう),同生共死的意思。——译者注

第六章　哲学的慰藉

被砍头），另一个就显然无法改变自杀的想法。就像克莱斯特拿着冒烟的手枪，站在沃格尔的尸体旁时，他显然必须遵守自己的承诺。

受到自杀诱惑的任何人都应该检查一下自杀协议，因为它们生动地说明了自杀者尤其是屡次企图自杀者与自我之间的辩证关系。试图结束自己生命的人知道这有多么困难，并试图像尤利西斯一样将自己绑在桅杆上以抵抗塞壬女妖（她们会引诱他走向不情愿的死亡）的迷人歌声，找到方法来支持他自我毁灭的意志。他对自己做出承诺；他或许写过一封或多封遗书；他购买了绳子或枪；他确定了日期；他会做一些让人觉得灾难性的且无法挽回之事，比如故意喝醉，或者打电话给某人威胁自杀或与亲人断绝关系。他与自己争论生死问题，就像情人站在被他杀死的女人尸体旁，他不想输掉这场争论，不想让自己的部分想法说服其他想法。他想要的自由与让·埃默里所坚持的自杀权利恰恰相反。他不想不受任何限制地自杀，而是想消除自杀之外的任何选择。

这份爱情契约说明了斯多葛派和让·埃默里在思考自杀时都没有充分承认的东西：至少在某些案例中，自杀不是自由的表现而是放弃自由的表现。

想到罗宾·威廉姆斯和这些自杀的哲学家时，我倾向于认为——甚至是预先假设——自杀是个坏主意。但公平地说，我们对自杀的最古老描述似乎是在为自杀辩护。在许多起源于非洲的神话中，我们发现神创造了死亡本身，因为人类发现生活如此艰难，所以要求赶紧结束生命。同样，古埃及的《人与其灵魂的对话》似乎理所当然地认为个人有权结束自己的生命，作者似乎也倾向于赞成自杀。

185

在西方基督教否定自杀之前，希腊和罗马作家和哲学家们经常认为，自杀可能是冷静的、明智的选择，是人们可能会深思熟虑，然后向他人解释的合理的决定，以至于社会本身应该为想要结束自己生命的人提供必要的手段。例如，罗马旅行家瓦莱里乌斯·马克西姆斯这样描述马赛人：

> 在马赛社区里，有一种由铁杉树制成的毒药是被公众保护的，如果有人想得到这种毒药，他就需要向六百人院，即所谓的元老院说明他为何想死。这种调查既坚定又仁慈，既不让渴望自杀者轻率离世又为有合理理由辞世者提供快速死亡的手段。因此，当人们遇到天大的霉运或者好运（因为任何一种情况都能提供死去的理由，要么是逃避霉运，要么是让好运永续）时，他们能够在获得批准辞世之后找到结局。

同样，当代研究自杀问题的有些思想家，那些站在为减少自杀而斗争的前线的人相信，为人们提供自杀的选择不仅是人道的，在道德上是合理的，而且实际上会减少自杀的频率和现行处理方式造成的许多有害后果，但前提是这种自杀采用的是合法的、社会认可的、符合规范的方式。

哲学上为自杀权利的辩护倾向于采取以下形式：（1）为安乐死辩护的论证，即生命眼看着已经不可持续，已经过不下去，就算没有自杀的干预也将很快完结时，可以选择医生协助的死亡，也就是现在通称的安乐死；(2) 自杀不应受到法律惩罚的论证；(3) 反对自杀的论证站不住脚的论证。

对于为安乐死辩护的论证，我坚信，任何充满爱心和关怀的文明的开明医疗政策都必须包含安乐死的内容，但必须保证合法、透明、深思熟虑、严格管理。不过这个问题不是本书关心的问题，我每年都开设一门课，花一些时间讲解安乐死。我建议感兴趣的读者可阅读玛格丽特·巴丁、罗伯特·杨和彼得·辛格的著作。

不幸的是，在许多情况下，特别是随着延长生命的医疗技术不断进步，有人觉得延长的生命不过是持续不断且越来越严重的痛苦，然后很快就以死亡告终。在其他情况下，就像我本人一样，没有经历过严重的身体疾病或肉体痛苦——至少现在还没有——只要不自杀，他就很有可能长寿。我在此关心的是像我这样的人，那些试图自杀或成功自杀的人，在他们有合理的、客观的期望认定生活仍然可以给他们提供很多美好东西的时候，如果阻止自杀，他们应该还能再多活一段时间。在回顾自杀企图时，我和很多跟我聊过的人都会真诚地说，我们都很庆幸自杀没有成功。我们虽然这么说，但同时我们也承认自杀将来仍有可能吸引我们，因为我们认识到，在经过一次自杀未遂之后，生活为我们提供了不可替代的好东西——比如，就我自己而言，如果我自杀成功，就永远不会有我的孩子们了——但同时我们也知道，我们可能再次不知不觉落入忧郁沮丧和自我厌恶的境地，可能再次把自杀作为唯一的逃避途径。

在一个有趣的中间地带案例中，患者可能只经历轻微的肉体痛苦甚至根本没有痛苦，但他们的精神痛苦已经严重到无法忍受的程度，就像慢性病，虽不至于很快就死——但事实上，这可能成为问题的一部分，因为如果他们知道痛苦将在不久的未来结束，也许他们可以忍受痛苦更长一些时间——但是如果他们确信情况将长期持续下去，其精神痛苦恐怕愈加严重。

难怪弗吉尼亚·伍尔芙留给丈夫伦纳德·伍尔芙的最后一封信和遗书是这样写的：

萨塞克斯郡洛德梅尔的僧侣馆，星期二
（1941年3月18日？）

最亲爱的：

我觉得我肯定又要发疯了，我觉得这可怕的难关我们可能过不了了。这次我恐怕难以恢复如常。我开始幻听，无法集中注意力。所以我在做似乎最好之事。你给了我最大的幸福，你已经做到了任何人所能做的一切。我认为在这可怕的疾病到来之前，没有人能比我们过得更幸福。我再也撑不下去了，我知道我正在毁掉你的生活，也知道没有我，你还可以继续工作。你会的，我知道。你看到我甚至连这封信都写不好了，而且丧失了阅读能力。我想说的是，我生命中的所有幸福都归功于你。你对我一直很有耐心，对我好得难以置信。我想说出来——虽然人人皆知。如果有人能救我，非你莫属。除了坚信你的善良之外，一切都已经离我而去。我再也不愿意这样糟蹋你的生活了。

第六章 哲学的慰藉

> 我想没有哪两个人能比我们更幸福的了。
>
> 芙

伍尔芙之前至少两次试图自杀,她也许明白,如果这次失败了,她还会再试一次。在她的遗书中,她承认了我们都该承认之事:精神疾病,她那"可怕的疾病",可能与肉体痛苦一样糟糕,甚至更糟糕。我们凭直觉都知道这一点:我们之中有谁不像害怕致命的身体疾病那样害怕老年的智力衰退呢?一边是身体承受巨大的痛苦,但仍然能神志清醒地在亲人的同情和安慰之中死去,一边则是在极端精神疾病的可怕孤独中死去,如果必须在这两者中做出选择,我想我们大多数人都会选择身体疾病之死吧。我当然也是。

但是,至少在某些精神疾病的案例中,安乐死的合法性问题变得十分棘手,因为尽管精神病学在过去一个世纪里取得了巨大进步,但精神疾病在很多方面仍然神秘莫测,其表现形式和程度各有不同。我们很难知道谁能对人的精神状态做出合理判断。在极端情况下,精神科医生可能会自信地说,某人的精神痛苦永远不会结束,而且必然不断加剧。但这种情况十分罕见。当今对安乐死合法性的争论在比利时和荷兰尤其激烈足以证明精神痛苦的可怕程度,这两个是世界上可以合法地以精神疾病为由实施安乐死的国家。

精神病学何以对自杀的辩护如此有争议,这很容易理解。我们很难像评估肉体痛苦那样自信地评估精神痛苦。虽然我们可以预测各种身体疾病在短期内造成死亡的概率,但我们目前还无法预测精神折磨的后果。人们不大可能死于精神疾病,除非是自杀或准自杀行为。

此外，尽管我们很高兴仍然活着，但精神痛苦会产生恐慌和逃避的心理，这表现为自杀念头。当精神极度痛苦的学生来找我，说他们想自杀时，我通常认为他们对自己的心理健康缺乏认识，一旦渡过这场危机，他们多半会心存感激地继续活着。在回顾自己的经历时，他们会说，是的，我很高兴没有自杀成功。统计数据证实了这一点：10个试图自杀者中有9个不会死于后来的再次自杀，许多有自杀念头者也不再尝试自杀了。所以，我可以合理地设想，我对学生心理健康有圈内人的视角优势，可以证明继续活着是合理的。学生本人在那一刻承受了太多痛苦，缺乏必要的长远眼光。（当然，我会鼓励其向心理健康专家求助，并为其提供必要的资源。）

那种认为这种精神痛苦和恐慌总会过去的想法是精神病院所谓的"5150"[1]规定或72小时防自杀拘留（医院和监狱也实行这种为期三天的拘留）的背后原因。自古就有这种观念，只要我们阻止自杀者自杀，可怕的时刻就会过去。在索福克勒斯的《埃阿斯》中，埃阿斯的同伴们说，如果他们能让他把自杀"推迟哪怕一天"，他的情绪就会平静下来，就可能活下去。为了做到这一点，他们必须待在那里监视他一整天，而埃阿斯不允许他们这样做，他扑倒在剑上自杀了。

美洲土著密克马克部落也同样认为有自杀倾向者处于暂时的危机状态，观察到他们可能"偶尔陷入极其黑暗而深刻的忧郁状态，

---

[1] "5150"：《加州法典》第5150条，关于因有精神疾病迹象而对自己或他人构成危险的个人临时、非自愿承担责任的规定。它更普遍地适用于那些被认为有威胁性的不稳定或"疯狂"的人。——译者注

以至于完全沉浸在残酷的绝望之中,甚至试图自杀"。自杀者会唱悲伤的歌,人们相信,为防止他们真要自杀,需要有人陪在他们身边,直到他们的歌声停止,这样他们很可能继续活下去。

但是,即使我们承认一个富有同情心的外部观察者对自杀者心理健康的认知比自杀者本人更好,我们又该如何看待这种自杀案例呢?如担忧自己精神状态的弗吉尼亚·伍尔芙,以及经常坚称自己的抑郁症难以忍受的大卫·福斯特·华莱士?我们大多数人都不愿意把这些人关进监狱来阻止他们去做终结自身痛苦之事。但是,这却是我们尤其是像我一样有慢性自杀倾向者现在喜欢做的事:如果对关心你的人诚实相告,那就意味着又要被拖走拘留72小时,你生活中的一切又要被搞得一团糟。

在此,我不会理清所有细微差别,但我的确想坚持认为,如果我们有时候赞同在身体遭受巨大痛苦时接受安乐死,那么我们也应该把同样的关怀延伸到遭受精神痛苦的人身上。我完全同意安德鲁·所罗门的观点:"人人都应该自己确定一个可以承受折磨的极限。"然而,即使经受住无论身体上还是精神上最可怕的痛苦而幸存下来的人,后来也可能会说,他很庆幸现在还活着。我们为什么认为人的死亡渴望在某种程度上不如人对生命的感激那么具有合理性呢?这是个很好的问题。

对于自杀不应受到法律惩罚的论证,这些体现人道关怀的论证很有趣,而且有持续的相关性(在许多国家,自杀仍然是非法的,在马来西亚和沙特阿拉伯,自杀者通常会被起诉),但在此我不会直接讨论。直到最近,美国和欧洲都将自杀视为犯罪(美国的某些州尽管不会起诉自杀者,但仍然认为自杀是犯罪行为),并且以奇怪而令人不安的方式施以惩罚。自杀未遂者会被监禁或被迫接受精神治疗,通常是很野蛮的治疗。如果自杀成功,自杀者的尸体会被粗暴地处理,而且给家人的身心和经济都留下沉重负担。这些措施通常被认为是一种威慑从而获得某种程度的合理性,但事实上却可能迫使许多人选择偷偷自杀,许多家庭也会隐瞒亲人的真正死因。

就我而言,我相信自杀不应该被视为非法;我也怀疑警察强行闯入居民家中的合法性,仅仅因为有人报告说你威胁要自残(这在美国和其他地方很常见)。我甚至担心强制性的 72 小时拘留可能造成的伤害。我之所以不接受这些论证,其原因就在于,我并不直接鼓吹社会改革,即使涉及禁枪问题。(在所有成功的自杀案例中,大约有一半是用手枪完成的,而在美国,近三分之二的涉枪死亡是自杀。)同样,在这些论述中,我试图与把手枪放进嘴里并问自己是否要扣动扳机的人交谈。此刻,他对自杀是否合法或是否应该合法的问题没有太大兴趣,对造成自杀的社会和经济原因同样不感兴趣。然而,对于是否应该扣动扳机的争论,他仍然有可能听进去。

对于反对自杀的论证站不住脚的论证众所周知,哲学家们更善于揭露他人立场上的破绽,而不是为自己的立场辩护,他们在反对自杀的论证中发现了许多明显缺陷(尤其是宗教论证)。我认为,反对自杀的任何论证都不能抵挡住大卫·休谟和亚瑟·叔本华的攻击,他们都就反自杀立场进行过详尽而有毁灭性的批评。

但是,捍卫自杀权利的哲学观的核心一直都很简单,如果有什么东西是你自己的,可以任你随心所欲地处置,那一定是你的生命。

第六章 哲学的慰藉

虽然很难从标准的西方个人主义有关人的概念来反驳这个观点——这是熟悉的概念，是我们人权观的核心——但它也受到亚里士多德和许多后来的哲学家的挑战，他们认为我们的生命取决于我们周围的人。我们的生活从根本上说是相互依存，谁也离不开谁的。我们依靠彼此生活、为了彼此而活着，没有人能够真正独立生活，尤其是那些上有老下有小的中年人。因此，尽管我们的生命很可能是自己的，但它们与他人紧密交织在一起，这可能会让我们纳闷，这些人是否也是我们继续活着的利害关系人。我觉得，我不可能没有任何良心不安地告诉妻子和孩子，"你们必须为了我而活下去"，但我当然能够想象自己恳求她们继续活下去。我知道，当我试图结束自己的生命时，我觉得自己犯了大错，我忘记了我的继续存在不仅属于我，而且也属于他们。

第七章
致死的疾病[1]

对爱德华·勒维、大卫·福斯特·华莱士、奈莉·阿坎的观察

最近有三位作家接连自杀：爱德华·勒维死于 2007 年，大卫·福斯特·华莱士死于 2008 年，奈莉·阿坎死于 2009 年。引人注目的是，勒维和阿坎在死前不久都写过自杀小说。勒维的《自杀》一书以主人公的自杀结尾，勒维在完成书稿并把它交给编辑的十天后自杀身亡；阿坎的小说《出口》讲述了一次失败的自杀，小说写完之后，作者几乎立刻就上吊自杀了。就大卫·福斯特·华莱士而言，他成年后一直在作品描写自杀，在上吊自杀之前，他至少两次

---

[1] 这个标题出自丹麦哲学家克尔凯郭尔的同名著作。——译者注

第七章　致死的疾病

试图自杀。

其他许多作家也写过有关自杀的精彩文章，然后自杀，包括西尔维娅·普拉斯、欧内斯特·海明威和三岛由纪夫。我为何选择讨论这三位作家？部分原因是，这些作家去世时，我已经成年，他们的年纪和我差不多（我出生于1967年，勒维出生于1965年，华莱士出生于1962年，阿坎出生于1973年），而我本人也在努力成为作家，所以他们的去世对我的影响不同于从前时代的作家。还有部分原因是我喜欢他们的作品。不过，真正的原因是，这三位作家提供了我能找到的最详细、最亲密的描述，向我们展示了在经常甚至不断的自杀念头中继续生活的感觉。简而言之，这些作家出色地捕捉到自杀心理的现象学。

在此问题上，他们各有所长。勒维向我们展示了不想再活下去是什么感觉，就像阿尔贝·加缪所担心的那样，感觉整个人生带来的麻烦比其价值更多；华莱士详细描述了下定决心自杀却又知道自己不能这么做时的内心纠结；而阿坎在煞费苦心地描绘自杀思想的细微差别时，对自杀未遂者的心理描绘尤为出色。

如果你碰巧有自杀的念头或者最近一直有这种感觉，我建议你直接跳过这一章。正如早期精神病学家让-艾蒂安·多米尼克·埃斯基罗尔所写，"阅读赞美自杀的作品"本身可能就是自杀的原因，或者至少是催化剂，会促使已有自杀倾向者尝试自杀。这些作家并没有推荐自杀，但是由于他们都极具天赋，不由自主地为该话题增添了一种浪漫的诱惑，尤其是对涉世未深的年轻人来说，更是如此。

让我们从勒维的《自杀》开始分析。叙述者正在为二十五岁时自杀的童年时代的好朋友写纪念文章,他只把朋友称作"你"。

在很多方面,《自杀》中的这位无名主人公对我来说似乎很熟悉,对其他有自杀倾向者来说也很熟悉。也许内心最深处,他并不期望快乐,而是在寻找减轻痛苦之法,他是据此标准来做决定的。虽然他经常郁郁寡欢,但对了解他的人来说,他似乎并不会自我毁灭;从外表看,他活下去的理由有很多,而且也的确表现得像个很会享受生活的人。

勒维笔下的男主角和老朋友一起参加聚会,男主角似乎真的很开心。当他离开派对后,那熟悉的忧郁又回来了,我们明白,他在朋友眼中的模样和他独处时展露出来的样子形成鲜明的对比,这种差别正是自杀冲动的组成部分。"后来,当聚会上的客人听到这件事时,他们都不敢相信,你那时早已在考虑自杀了。"

年轻的克尔凯郭尔在其日记中写道(在他有关绝望的大量文献中,这是他为数不多的直接提及自杀的文章之一):"我刚刚从一个聚会上回来,我是聚会的生命和灵魂;俏皮话从我嘴里喷涌而出,人人都哈哈大笑,都羡慕我,但我走了,破折号应该和地球轨道一样长——————————,我想用枪射杀自己。"同样,勒维关心的不是冲动性自杀,而是生活在自杀念头中的人,他似乎一直在等待时机,或者可能是在坚定自己自杀的决心,并期望不久之后真正结束自己的生命。

有趣的是,勒维笔下的叙述者坚持认为"自杀未必先要多次自杀未遂才行"。这句话出现在书的前半部分,单独成段,做了特别的强调,这非常奇怪。有人猜测,当他有自杀倾向的朋友决定结束生

第七章 致死的疾病

命时,没有丝毫的优柔寡断,而是干净利落地完成动作,对叙述者来说,这一点非常重要。这里面可能包含了对那些自杀未遂或者是那些在达到目的之前必须练习几次的人的些许道德谴责。

这让人想起在美国文化中海明威所代表的男性自杀神话。"真正的男子汉"不会先尝试而后失败;他们不会依靠服用一大堆药片来假装自杀;时机成熟时,他们会拿起猎枪,把两个枪管放进嘴里,然后确保开枪完成自杀。该神话可能造成严重的危害,因为一些有自杀倾向的美国男人似乎已经接受了这种体现男子汉气概的自杀方式。但是,正如我们所观察到的那样,自杀具有戏剧性的一面。有自杀尝试表演,但也有坚持将自己视为不怕死的自我毁灭式英雄,他们对自我的理解和认知令人感到悲伤。(有关海明威的真相则要复杂得多,在生命的最后几个月,他住在美国梅奥诊所,在此期间,他似乎想尽各种办法自杀,甚至包括企图跳进一架小型飞机螺旋桨的旋转叶片中。在他临终的日子里,他也常常显得很想继续活下去,十分快乐,魅力无穷。他自杀的决心并不亚于任何典型的自杀者,最后,作为抑郁症的挣扎者,他可能只是做出了错误判断,不应该在家里存放一把猎枪。)

无论是否有男子汉气概,勒维笔下的自杀者朋友在叙述者看来并不难理解,他只是想逃离自己的生活。"你不害怕死亡。你踏上了死亡之路,但并不真正渴望死去。人们怎么能渴望自己根本不知道之物呢?你不是在否认生命,而是在肯定你对未知的体验,你只是在打赌,如果那边存在什么,一定比这边更好。"

虽然从表面上看,这话听起来非常虚伪(他在肯定自己对未知的体验？他自杀是因为这听起来像是一场冒险？），在我看来，勒维的叙述者在此似乎找到了一些恰到好处之物。主人公没有选择死亡——也许没有人真能选择死亡，因为从某种意义上说，选择你一无所知之物不可能有意义——而是选择了非生命（not-life），这与选择未知之物完全不同。他是在说"生活糟透了"——这是自杀文献中常见的论点——他愿意赌一把。无论那边有什么，一定比这边更好。如果什么也没有，好吧，就算什么也没有，也总比这边更好些。叙述者的说话方式表明，这种自杀似乎不是源于绝望，而是心中满怀希望。

一位编剧朋友从洛杉矶来看我，他读了我一篇有关自杀的文章，对我写的自杀原因论述很感兴趣。我们一起开车在堪萨斯城兜了一圈儿，我带他看了以前常去的一些地方，他对这个城市很感兴趣。就在我们经过纳尔逊艺术博物馆前往密苏里大学堪萨斯分校时，他说："要么你现在是真的很开心，能和艾米还有孩子们在一起，不再冒出自杀的念头了，要么你就是我见过的最好演员。"我解释说，我承认我很幸福，但这一切都很脆弱，艾米可能离开我，生活中可能出现其他问题，突然之间我可能返回到崩溃的边缘。

关键在于，即使过着幸福的生活也不妨碍产生仍然想逃避生活的念头。这不仅是因为人们可能会把自己的幸福看作规则中的特殊例外，一种虽然愉快却可能转瞬即逝的惊喜。这不仅是因为我们很多人内心似乎都有一种更深层次的不快乐，这种不快乐即使在欢快的、心理稳定的时期也持续存在，而且因为一旦你养成把玩自杀念头的习惯，这习惯就很难消除了。

第七章 致死的疾病

勒维的叙述者告诉我们,他的朋友注定要自杀身亡。他一辈子都有这样的感觉,接着到了停止思考和开始行动的时间。他似乎对自己已经失去耐心,就像一个一直在计划戒烟的人总是等着再过一天才把烟扔掉。

有一个人经常和我通信,每当她感觉到真想自杀时就会写信给我。我不知道在我们四年的邮件往来中她是否尝试过自杀,因为她经常说,自杀对她来说"已经不可避免"。在我提出反驳后,她承认这并非命中注定,但我明白她在说什么:这就是勒维所描述的那种感觉,一种自杀再正常不过的感觉,还有伴随这种思想而来的一种轻松感,这是无自杀念头者感受不到的东西。与自杀相比,经常慢跑听起来更麻烦,从心理上说更困难,也更让人恼火——虽然我真的很喜欢慢跑(但从来没有养成这种习惯)。

针对朋友为何自杀这个问题,勒维的叙述者并没有给出明确的答案,虽然他讨论了各种各样的理论。其中之一是简单的生理学失败:"你可能是那个薄弱环节,偶然进化的死胡同,暂时的异常,注定不会再次生根发芽。"这让我想起了电影《猎杀本·拉登》中折磨囚犯的美国中央情报局特工的话:"你很坚强,这很酷,我尊重你,真的。""但是,最终人人都会崩溃,兄弟。这就是生理学。"

在一次回顾之前有关自我毁灭冲动的观察中,叙述者告诉他的朋友:"你对自己施加了一种暴力,你对别人却没有这种感觉。"我经常问学生:"想象一下,如果你像蔑视自己一样蔑视别人,你的生活会是什么样子?"这可以帮助学生们看到,别人并不像他们怀疑的那样蔑视他们,也可以让他们看到,他们的自我蔑视可能毫无道理,甚至是根本不必要的。当然,我们不应该像苛责自己那样苛责他人。

这是自怜的座右铭。但是,我们理解那种为自己感到难过,渴望别人也为我们感到难过的感觉。如果我们自杀时不连带杀害别人,但至少我们对他人造成了伤害,原因是他们不怎么同情我们,这或许是我们自杀的部分动机。勒维的叙述者说:"当你母亲得知你的死讯时,她伤心地为你哭泣。"这部短小精悍的小说用了整整一段文字描述男主角的母亲如何为死去的儿子哭得死去活来。她哭啊,哭啊,哭啊——我们每个人在想到自杀时,谁没有在心中可耻地暗自渴望这样的场景呢?

令人欣慰的死亡念头之一——有时也是自杀的部分动机——是希望母亲至少不要悲痛欲绝。这不仅是勒维想要达成的愿望,也是作品的关键之一。勒维告诉我们与自杀者心理相关的某些东西,并不是向我们展示世界的原貌,即便它与我们的愿望相悖——这正是我们经常描述的小说家的工作之一,而是向我们展示自杀者幻想的世界。这一段出现在小说的结尾,是对自杀的嘲弄,但这种嘲弄带着一种忧郁的、惹人同情的意味,也是一种自嘲。这种苦乐参半的自我嘲讽恰恰是自杀者最擅长的一种本事。

在我六岁乃至十几岁时,曾经认真考虑过自杀,想象着母亲或女友在我的葬礼上痛不欲生,哭得死去活来。但是,作为成年人,我可以拿我曾经想让妈妈在葬礼上哭泣这个事实开玩笑,并且仍然非常渴望妈妈在葬礼上哭泣。我甚至为了确信母亲会在葬礼上哭泣而自杀,否则母亲不太可能会为我哭的。"多年以后,"勒维的叙述

第七章　致死的疾病

者说,"有很多人像她一样,一想到你就会泪流满面。"至少某些有自杀倾向者在考虑结束这一切时,极度夸张的、富有戏剧性的多愁善感情绪就会奔涌而出。

美国小说家威廉·斯泰伦描述了他在极度抑郁时所做的自杀准备:

> 许多人在重度抑郁时都注意到一个现象,那就是第二个自我陪伴在身旁的感觉——一个幽灵般的观察者,他不像双重人格那样精神错乱,反而能以冷静的好奇心观察同伴的痛苦挣扎,究竟是选择抗拒即将到来的灾难,还是去满怀热情地拥抱它。这一切都带有剧场表演的性质,在接下来的几天里,当我呆呆地为死亡做准备时,我无法摆脱一种在上演情节剧的感觉——其中,我这位即将自我毁灭的受害者,既是孤独的演员,也是孤独的观众。我还没有选择离开人世的方式,但我知道下一步即将到来,就像夜幕降临一样根本无法阻挡。

再次申明,我们不应该假设情节剧与自杀意图的严肃性格格不入。我非常熟悉这种感觉。在自杀尝试之前或之后,我不止一次盯着镜子中的自己,为我的可怜处境而泪流满面。

勒维的《自杀》一书在最后一段采用了不同的语气,强有力地抵消了前面那个泪眼婆娑、顾影自怜的段落:

> 遗憾吗? 你之所以感到有一丝遗憾是因为让那些为你

201

哭泣的人伤心,因为他们爱你,而你已经回报了他们的爱。你之所以感到遗憾是因为你留给妻子的孤独以及留给爱你的亲人将要经历的空虚。但是,你只是预先感受了一下这些遗憾而已。它们将随着你一起消失,爱你的人不得不独自承受你的死去所带来的痛苦。自杀的自私性让你感到很不愉快。但是,总体而言,死亡的诱惑力战胜了生命的痛苦骚动。

勒维的叙述者很诚实——尤其是考虑到勒维在写下这句话后不久就自杀的事实——这一点让我印象深刻。叙述者的朋友的自杀是自私的,就像许多自杀行为一样,的确如此。在某种程度上,自杀是人们能做出的最自私的行为,等于把原本属于许多人的东西一下子统统占为己有。这就像你仅仅因为不想再住在许多人共同居住的房子里,于是就一把火将其烧掉一样。试图隐藏或掩饰自杀的自私性质是徒劳的,毫无意义。

勒维想让我们看到自杀者的自私。小说以一首长诗结尾,我们得知,这首诗是在自杀的朋友死后,其妻子在书桌抽屉里发现的。在那首绝命诗中,每一节的每一行(共 77 节,每节有 3 行)都以"我"(me)结束,或者包含"我的"(my)。这个"我我"(me me),"我的我的"(my my),"我我"(I I),既是自杀的诗歌叠句和怀疑自杀的原因之一,也可能是在事后对自己感到生气和恼火的表现。如果自杀未遂,他生自己的气;如果自杀成功,他同样生自己的气。但是,勒维也可能让我们怀疑那些试图隐藏其自私的自杀者。我们驳

第七章　致死的疾病

斥和指责自杀是正确的，你自私得不可原谅，这也意味着"你比我自私得多"。美国锡拉丘兹大学文学教授、诗人、作家玛丽·卡尔听到朋友和从前的情人大卫·福斯特·华莱士自杀成功的消息后，在一首描写自杀者感受的精彩诗歌中写道："自杀者个个都是浑蛋。我当不了上帝有很好的理由，因为在打击自我毁灭者时，我心狠手辣残酷无情。"

但是，我们的自以为是和愤愤不平，究竟是在替谁说话呢？现在，是谁在为谁感到难过？谁过得更好呢？是因痛苦而无法继续活下去的自杀者，还是因为亲友离去而更加痛苦不堪的未亡人呢？

与华莱士和阿坎对自杀羞愧不已有所不同，勒维认为自杀者甚至可能是个英雄：

> 你的自杀令那些比你更长寿者的生活变得更加紧张。如果他们感到无聊，或者觉得荒谬残酷的生活像镜中折射的光线向他们袭来，那就让他们记住你，生存的痛苦似乎比死后的焦虑不安更好一些……在你的伤心记忆映照下，他们更容易珍惜和欣赏简单寻常的快乐。

人们愿意相信这是有可能的。不过，可能性似乎不太大。读那些有亲友因自杀而死者写的文章，他们听起来似乎并没有这种感觉——对我这个有朋友和家人自杀的人来说，这倒没有什么影响。可能性更大的是，这是勒维表现出的一种自我欺骗，自杀者喜欢用这种自欺来娱乐和安慰自己。

你通常不会在有关自杀的其他文献中看到这个有趣的观点。在写到丈夫自杀时，艾德里安娜·里奇描述了一种感觉，这种感觉与勒维的叙述者希望留下的感觉非常相似。丈夫之死帮助她这个未亡人看清了自己的生活，"我现在的生活／不是跳跃／而是一连串短暂而惊人的运动。"这似乎正是勒维的叙述者所希望的东西。

想到我爱的人选择自杀，我真想对他们说，就像里奇对她死去的丈夫说的话：看看你错过了什么。看看你是怎么欺骗自己的。但是，如果我相信这是真的，那么我就应该记住，就算陷入绝望，生活中依然有你值得为之活下去的东西。

在大多数情况下，我们希望这些人并没有自杀，就像我们接下来要举出的案例——自我毁灭现象学者大卫·福斯特·华莱士。在华莱士自杀的消息传遍整个房间的几个小时之前，我的一位好朋友正在纽约参加一场文学聚会。现场反应有震惊、惊讶、悲伤，有时甚至是痛苦——聚会上也有华莱士的朋友们，也许还有嫉妒和幸灾乐祸。朋友告诉我："然后人群中传来了恶毒的低语。没有人说出来，但人人都觉得，华莱士这样做纯粹是沽名钓誉。现在，他终于永垂不朽了，再也无须写作，再也无须担心江郎才尽了。"

如果朋友说的话是真的，那么这恶毒的低语更多反映了聚会上的人的心态，也许是整个文学界的心态，而非华莱士的内心想法。这种想法很可怕，既不公平，而且肯定也不准确。据我们所知，华莱士一直在竭尽全力抗拒自杀，苦苦支撑到最后几天。

虽然这样说，至少有一位作家自杀的部分原因是想在历史上占据一席之地。这其实是日本近现代的传统。芥川龙之介在他的一份

第七章　致死的疾病

遗书中将自杀描述为表达"认可的声音"——后代艺术家为了承认另一位艺术家的艺术成就和纯洁性。其论证思路是，自杀的艺术家这样做在某种程度上就是在向曾经自杀的前辈艺术家表达认可和敬意。芥川龙之介认为，他借由自杀来表达对前辈的成就、生命和死亡的尊重。

此外，由于艺术家（至少在某种程度上）从事的工作是将事物浪漫化，一个花了这么多时间写作的作家很可能在自己的脑海中为自杀增添了光彩。华莱士的老朋友和前伴侣阿德里安·米勒告诉我："他一直相信悲剧/浪漫艺术家的神话。人们希望，大多数艺术家都能从这种神话中走出来，但他似乎从未走出悲剧神话。这一定是他死亡的部分原因。"

据我们所知，华莱士的整个成年生活都在自杀念头中挣扎。我们在其作品中看到他对自杀者的精神生活的一些最深刻、最饱含同情的观察，同时也看到作者对自杀行为的最好辩护。最著名的段落也许来自其小说《无尽的玩笑》，自杀者被比作困在燃烧的大楼里的人。

> 那些试图自杀的所谓"精神抑郁"者并不是出于"绝望"或任何抽象的信念而自杀，即生活中的资不抵债。当然，也不是因为死亡突然之间变得魅力无穷了。人在看不见的痛苦达到无法忍受的程度时，他就会选择自杀，就像一个被困于大火中的人最终会从燃烧的高楼窗户跳下去一样。诸位请不要对那些从燃烧的窗户里跳下的人有任何误

解。他们对从高处坠落的恐惧,就像站在同一扇窗户前观赏风景的你我的恐惧一样强烈;也就是说,人们对坠落的恐惧始终如一,并无半点儿差异。此处的变量是另外一种恐惧:熊熊燃烧的火焰。眼睁睁看着火焰离你越来越近之时,坠亡就成为两种恐惧中不那么可怕的恐惧了。跳楼者不是渴望坠落,而是恐惧火焰。但是,在人行道上抬头大喊"不要跳!"和"坚持住!"的人根本无法理解这种跳楼举动。他们并不真正理解这些人的感受。你必须亲身经历被困在楼上,感受到熊熊的火焰朝你袭来,才能真正理解什么比跳楼更加可怕。

在此,他或许不是在为自杀找借口,而是在解释自杀者的行为,或许是在回应那些指责自杀者可怕又自私的人。李翊云写道:"没有经历过自杀冲动的人忽略了最关键的要点。并不是说人们想结束自己的生命,而是说结束痛苦的唯一方法——永远与自己的情节剧作斗争使其不越界——就是毁灭身体。"她接着抱怨托马斯·曼把斯蒂芬·茨威格的自杀轻描淡写地说成是害怕性丑闻大白于天下,但好像也是在回答玛丽·卡尔:"我不相信曼或其他任何人对自杀的判断。那些是对感情的判断。"当然,华莱士或李翊云可能告诉我们,从熊熊燃烧的建筑物上跳下的人是自私的家伙,但是,如果我们的痛苦相似,人人都会做出这么自私的举动。就算我们不能完全理解这种自私,至少也应该试图同情它、理解它并原谅它。

燃烧的高楼这个隐喻的问题在于,人非死不可,要么摔死,要么烧死,只不过一种死亡的痛苦比另一种死亡轻些。的确,人最终都不免一死,但自杀者的家人和朋友可以合理地反驳说,你不必非死不可。你就不能为了我们忍受痛苦吗?反对自杀的哲学家们说服力更强的论点之一是,人所能做的最勇敢之事就是选择为他人活着。也许,你的亲人甚至可以帮你找到摆脱痛苦之法。因为毕竟,你并不总是那样痛苦,而且我们有理由相信你不必非要这么痛苦不可。但是,"死亡平静"的诱惑实在很难抗拒。你死了以后,是的,未亡人会遭遇更大的麻烦,也许比现在了解的生活更为艰难,而且都是你的离世造成的。如今,他们还在生活的痛苦中挣扎,而你却已经退出了。

华莱士第一次尝试自杀发生在他去世前二十五年,那是在从小长大的伊利诺伊州厄巴纳的父母家中。他服用了过量镇静剂,然后住进精神病院,接受一系列电惊厥疗法的治疗。我们确定无疑地知道,就在上吊自杀的几个月之前,他还尝试过一次自杀——服药过量。

华莱士很早就考虑过自杀。十几岁的时候,他就已经在写自杀了,第一次已知的尝试是在他二十出头的年纪。在阿默斯特学院读本科期间,他一直挣扎在抑郁症和自杀的念头中。1989 年,在哈佛大学攻读哲学系研究生期间,他觉得自己快要自杀了,于是住进精神病院。

"我真的很担心我会杀了自己。"他后来说。于是他穿过校园来到卫生室,并告诉精神科医生:"你瞧,这里有问题。我觉得有些危险。"

"对我来说,这是件大事,因为我很尴尬,"华莱士说,"但这是我第一次没有把自己当作废物。"

华莱士的行为真的需要很大勇气。第一次不得不告诉别人他在想着如何伤害自己,这种屈辱和羞耻是实实在在可感受到的。一想到他不知道——尤其是第一次——接下来会发生什么,以及他能否控制事态的发展,就让人心惊胆战。华莱士说:"他们可能会把我关起来,但要关多久,要被关在何处?"

他们把他送到马萨诸塞州贝尔蒙特的麦克连医院,诗人安妮·塞克斯顿1974年自杀前曾在这家精神病院住过一年;诗人、自杀未遂者罗伯特·洛威尔多次住在此地;这是诗人西尔维娅·普拉斯待过、先后尝试自杀并最终取得成功之地,她就是在这里完成了名著《钟形罩》。华莱士从这里出发,去了位于马萨诸塞州奥尔斯顿的尚未完全投入使用的格拉纳达戒毒所。在他的杰作《无尽的玩笑》中,此地成为恩内特戒毒戒酒所的原型。

"当这种事发生在你身上时,"华莱士接着说,他指的是他差点儿又一次尝试自杀,后来又住进精神病院,"你会愿意去研究前所未有的其他生活方式。"但无论在麦克连还是在格拉纳达得到过什么好处,他都没有持续待多久。一年后,在他二十八岁时,他写信给一辈子的好朋友乔纳森·弗兰岑说:"就整个悲惨问题而言,自杀即便不是值得向往的选择,但至少是合理的选择。"在他与玛丽·卡尔恋爱期间,他带有相当戏剧性地(毫无疑问带有反讽的意味)在信上署名"年轻的维特",那是西方文学史上最著名的自杀者。

短篇小说《特里拉蓬星球与坏事相关》是他最早发表的有关自

第七章 致死的疾病

杀的沉思之一，他写道：

> 你本人就是疾病之源……你知道这一切……当你盯着黑洞看时，黑洞就长在你的脸上。这就是坏事完全吞噬你之时，或者更确切地说，是你吞噬你自己之时，是你自杀之时。所有这些都与人们在"严重抑郁"时自杀相关。我们说："天哪，我们必须做点儿什么来阻止他们自杀！"这是不对的。因为你看，所有这些人到此时已经自杀，这才是真正重要的……他们"自杀"时，不过是在走该走的流程而已。

很久之后，华莱士在2005年凯尼恩学院的毕业典礼上发表了从本质上说肯定生命的演讲，本着一种相似的精神，他写道："用枪支自杀的成年人几乎总是朝自己的头部开枪，这绝非巧合。他们是在射杀自己可怕的主人。事实真相在于，大多数自杀者早在扣动扳机之前就已经死掉了。"

在引人入胜的反思、同情和感恩之中，这样的口吻听起来令人惊讶。但是，他不是为了掩盖什么，这有点儿像芥川龙之介在他未发表的遗书中对孩子说的话："人生就像一场战斗。"华莱士毫不畏惧地向毕业生们承认，有时候生活如此艰难以至于他们想自杀，他也让他们看到——那些真正关注的人——即使是像他这样功成名就的艺术家，即使被邀请为他们做这场充满智慧的演讲以激励其前进的名人，也深知自杀的想法。尽管如此，他还是坚持认为，只要愿意继续提供建议——他的演讲中充满很好的建议,应该推荐给任何与抑郁症作斗争的人——生活应该继续下去。拥有你这样的头脑需要一场战斗,但你值得为你的存在而奋斗。

自杀、抑郁和死亡的根本吸引力是贯穿于华莱士作品的永恒主题。他的第一本小说集就包括《死亡不是终点》《抑郁的人》《毫无意义》《女人与毒药》《在他临终之时……》《自杀作为礼物》等小说。在《无尽的玩笑》中,主人公哈尔·因加登扎的父亲在拍完一部短片后自杀,小说的名字就源于这部短片。他的短片会让你失去所有欲望,这对佛教观点来说是有趣的挑战,因为佛教认为从欲望中解脱后,我们就会摆脱所有精神痛苦。小说中凯特·贡佩尔的角色是极度抑郁的大麻成瘾者——听起来很像作者,他也在研究自杀思想。上文提到的"燃烧的高楼"段落和为自杀选择辩护及解释的句子就来自《无尽的玩笑》。在他未完成的最后一部小说《苍白的国王》中,主人公福格尔因厌倦在美国国税局的工作而考虑自杀。《苍白的国王》中的少年莱恩·迪恩也经常想自杀。

但是,在华莱士的大量作品里涉及自杀的诸多思考中,有两篇短篇小说脱颖而出,因为其专门研究自杀,并以自杀行为结尾。华莱士的好朋友对我说过,《自杀作为礼物》"在某种程度上,是其全部作品的关键",故事讲述了一位有着糟糕童年的母亲的故事——"当她还是小姑娘时,就被一些非常沉重的心灵负担折磨",因此,她"厌恶自己"。我们现在可能会认为这是对自杀心理(至少是一种熟悉的类型)的典型描述,他接着说:"这位准妈妈从很小时就非常清楚,她一直以来感受到的可怕压力来自内心。这不是别人的错。

因此，她更加讨厌自己了……确切地说，到了这位准妈妈长大之后，她的内心经历了一段非常艰难的时期。"

"内心非常痛苦"的概念很好地表达了精神上遭受痛苦的感觉，华莱士只用了一页半的篇幅就把我们带到那个场景之中，也就是那些觉得自己无法继续生活下去的人所面临的关键时刻。这位准妈妈心灵之外的其他事物还算不错——它们并非偶然，对她很重要——但关键要点是，她的内心世界在日益恶化，而且除了自己，她无法怪罪于任何人。如果她能让别人为此负责，可能会对她的状况有所帮助。

然后准妈妈就当了妈妈。在此，故事发生了一个心理上不可能有但十分有趣的转折：她发现自己的儿子除了让她失望再无其他。她一开始并不讨厌这孩子，她爱他，但她会因为孩子所做的任何被误导或应受谴责之事而频频责怪自己。"随着他（孩子）慢慢长大，母亲把孩子身上所有的毛病都深深地归咎于自己，并承受着这一切，从而宽恕孩子，救赎孩子，让他焕然一新，但在此过程中她内心的自我厌恶感却在不断增加。"

现在，我们不怀疑这个孩子——似乎是我们故事的作者——真相信他的母亲就是这样想的。这就是人类不断错误理解和错误表达的悲剧状况，我们不能因为孩子相信这一点而责备孩子，也不能因为她的孩子相信这一点而责备母亲。我们的心理活动就是那么复杂难解，我们在理解我们得到爱的方式时会遇到困难，无论这种爱有多么真诚。事实上，对于有自杀倾向的孩子而言，他对母亲是否爱他的怀疑实际上成为他施加在母亲身上的一种折磨，这成为他自我厌恶的根源。他看到母亲在和她自己"交战",因为她想厌恶孩子,但又不能忍受自己成为厌恶自己孩子的那种人,这使她的处境变得更加糟糕。而他所做的可鄙之事——说谎、偷窃、虐猫——则成为加剧她自我谴责、内心斗争和深感绝望的源头。

对他来说,他的母亲成为"他在这个世界上唯一的避难所,这个满是痴心妄想、无情批判以及精神垃圾的世界"。他对现实的这种描述恰恰是在故事的开头自己母亲遭遇的现实。这等同于对其母亲的指责:不知怎么搞的,她把儿子弄得和她一样不快乐、自我厌恶和神经质;不知怎么搞的,她把所有的痛苦都展现给他,使他产生了和她一样的感觉,而且她做事的方式让孩子觉得这是他的错,是他给母亲造成了痛苦。她的孩子指责她,责备她。然后是解释故事标题的最后一段:

> 就这样,在他的整个童年和青春期……母亲几乎是彻底地从内心深处充满了厌恶:对她自己的厌恶,对这个有过错的、不幸的孩子的厌恶,还有对这个世界充满了实现不了的期望和无情评判的厌恶。当然,这些话她都没有说出来。于是,她的儿子替她表达了这一切——像所有孩子一样,迫不及待要回报这种完美的爱,我们期待这种爱只有从母亲那里才能获得。

人们希望华莱士的母亲从来没有看过这篇小说(不过,根据与他朋友的谈话,我猜测她可能读过)。现在,对母亲的指责已经完成，而且是最后一次——故事的叙述者自杀了，他这样做是为了回报母亲完美的爱。

从表面上看，这个故事有些惊人地难看、恶心、令人愤怒，而且也有些可怕——有人会对自己的母亲如此愤怒吗？有人会如此自我欺骗吗？但是，更加仔细阅读之后，我们会发现叙述者的母亲的心理比叙述者所描述的情况要复杂得多，叙述者不知道有孩子是什么感觉，他所能做的就是想象母亲有这种强烈的自我厌恶感，他怀疑是自己加剧了母亲的这种厌恶感，于是就把自己的痛苦和自杀归罪于母亲。在他看来，这又是她爱他的另一种方式——她承受了自杀的罪恶感，而在小说中，他甚至没有勇气承认自杀这件事。

巧妙的是，华莱士没有或几乎没有揭示叙述者母亲的心理，而是揭示了叙述者内心极具毁灭性的痛苦，叙述者相信，就连母亲的爱也成为她厌恶自己和厌恶他的功能。他在这个世界上最爱和最需要的人不仅仅是他想要通过自杀而杀死的人——就像肤浅的和弗洛伊德式自杀心理所说的思考方式，而且是促成他自杀的最令人信服的原因。（别忘了他生活在充满"没完没了的精神垃圾"的世界。）他把自己的处境和自杀归咎于母亲，同时告诉自己，这样做是出于对母亲纯粹的爱，因此他完全可以为自己开脱。当他想自杀时，随之而来的自我蔑视，同时能够记录下一切作为对自己精神状态的描述，这种自我蔑视是他内心痛苦的真实表达，因为他一定对同样有这种感觉的叙述者感到十分憎恨和厌恶——然而我们有充分的理由认为，他自己就是这位叙述者。叙述者给母亲的"现场"也是作者华莱士每天或许多天生活中的"现场"。

这些自我厌恶的呈螺旋式下降是"走向深渊的黑暗而曲折的道路",正如一位在自杀念头中挣扎的人写给我的话那样,是许多自杀想法的真正特征。现在我有了孩子,我可以看到有时候我的自责和自我伤害是多么没有必要,因为我知道孩子们一定经常遭受和我一样多的(或者,尽管我不希望,更多的)自我厌恶之痛,我也可以看到,这种自我厌恶是多么不值得,他们在自己的美好、斗争与不安全感中表现得多么优秀(和完美)。那我肯定也可以做到,既然如此,我为何要自杀呢?难道我如此虚荣,竟然设想自己是世界上唯一一个卑鄙邪恶之徒,真正值得亲手杀了自己吗?同样,华莱士的天才之处就在于,他能够揭示出这样一个傲慢之徒在即将亲手终结自己生命之时,发自内心地思考究竟是什么样的。

我得提醒自己,我没那么重要,我没有那么特别。甚至对我的母亲而言,我也没那么重要和特别。这样,我就卸下了做我自己的负担。我可以是个普通的抑郁症患者,只要活下去就好,这样,我就可以做点儿事让生活变得更好一些,而不是选择自杀使生活变得更加糟糕。

忘记自己并不那么重要,或者甚至有能力想象自己并不那么重要,这是小说《美好的旧日霓虹》的核心心理问题。像华莱士的许多小说一样,《美好的旧日霓虹》是一本复杂的小说,它比《自杀作为礼物》要长得多,我们可以从这本小说中获得更深的理解。小说的叙述者与作者同名。在小说的结尾,华莱士告诉我们"大卫·华莱士"即小说主人公的死亡过程。作者描述得十分详细,因为正如他所说,"死亡的现实并非坏事,但它会持续到永远"。在小说的前

第七章 致死的疾病

言预告中,他说:"我知道这部分很无聊,可能你也会觉得无聊,但当写到'我'自杀后发现一个人死后会立即发生之事时,那部分故事就变得有趣多了。"有了这样的承诺,谁会不继续读下去呢?现在读到这本书,让人感到奇怪的是,虽然华莱士最终自杀了,但至少他没有假装自己知道死后会发生什么。显然,对于写这篇小说的华莱士而言,死后究竟发生什么的奥秘仍然是非常鲜活的问题。

这本小说开始于一个悖论:想要脱颖而出,想要看起来独特,甚至可能因此真的变得与众不同——只可惜特别不真实,活脱脱冒牌货一个。"我这一辈子都是个冒牌货。我没有夸张。一直以来,我所做的一切几乎都是在试图给别人留下好印象,主要是让别人喜欢我或者钦佩我。也许比这更复杂一些。"他成功了,但他从不觉得这成功和认可是他应得的,他也无法从中享受到真正的快乐。每当他实现了自己的任何一个目标时,"除了害怕自己再也无法实现目标之外,不会有太多的感觉"。

这种感觉让他走向了所谓的欺诈悖论(fraudulence paradox),这个悖论和自杀一起成为故事的主题:"你越是花时间和精力想给别人留下深刻印象或者吸引别人的注意力,你内心就越觉得自己不会给人留下印象,越觉得自己没有任何吸引力,觉得自己是个冒牌货。你越是觉得自己像个冒牌货,你就越发努力地想展现令人印象深刻或讨人喜欢的形象,这样别人就不会发现你其实既空洞又虚伪。"

对于这段话,阿德里安·米勒评论道:

> 他把自己埋进了许多哥特式思想的死胡同之一。大卫

215

经常对我说一些令人痛心的话，如"我一生中从未诚实过"。他会说他所有的感情都是假的，他一直在其中"表演"。我知道，这样说很不严谨，也太过简单，但他似乎认为自己就是个骗子（这是他最喜欢用来形容自己的另一个词语），他认为自己根本就不配拥有幸福。根据我和他相处的经验来看，他肯定认为自己不配拥有一段无论从功能上还是情感上来说都健康美满的爱情。我记得有一次我恳求他试着接受幸福的可能性，但他却说："你不明白吗？我做不到。"当然，我们并不是在说大卫不了解自己的一切，也不是说任何人都要比大卫的思考深刻一万倍。

如今，我们经常把这个问题称为冒名顶替综合征（the imposter syndrome），在关于该主题的通俗文学和心理学文献中，华莱士的名字往往是重要案例，因为他经常说，他觉得自己就是个大骗子。然而我们所有人都认为他所获得的奖项、名声以及超然的文学声望当之无愧。

但是，正如米勒指出的那样，华莱士用他极其黑暗的笔锋描述冒名顶替综合征，把它和无法快乐联系起来，和他本人与自己完全不可调和的情感表达联系起来。他告诉我们："我一直在欺骗，甚至在我追求真正的、不加算计的正直诚信过程中也一直在欺骗。"然后，他给了我们一长串他用来试图摆脱感觉自己虚伪的自助方法，以及宗教的、运动的和其他方面的技巧。他的尝试显然是自相矛盾的：一个人并不能通过试图把自己变成"不是自己的角色"（what-

第七章　致死的疾病

one-is-not）来逃避"表里不一"(not-being-oneself)的冒牌货感受。正如尼采在一个矛盾的表述中所说，挑战在于"人如何成为他真实的自己"。

假设你对一些人印象深刻，尤其是那些因为冒名顶替综合征而绝望甚至自杀的艺术家和作家，你怎么才能达到他们想象的标准呢？你可以通过自杀来实现。但与此同时，你也认识到，对那些自杀的艺术家和作家印象深刻，这本身就是一种姿态，是一种欺骗和不真实，因为他们自杀是出于自己的理由，是因为真正绝望的处境，而非仅仅是模仿自杀的其他艺术家。

你如何向自己证明，你并非冒牌货或骗子，不只是受到了过去其他著名的自杀事件的影响？唯一的办法就是真自杀，也就是，表明你不是装腔作势之徒，不是因为炫酷的人自杀了就认为自杀十分炫酷。你是"真正的"自杀者，是不得不自杀者。但是，随后你会选择自杀，试图向自己证明你不是骗子，不是因为害怕成为骗子才想自杀的骗子。这种让人晕头转向的、自相矛盾的逻辑自然只会让人深陷旋涡之中，愈加感到痛苦，产生欺诈感。

在此，我不该把自己排除在外。这整本书可能只是我自己的一种姿态罢了，让自己看起来像是试图摆脱自杀倾向的人，或者更深入地说，像一个尽管多次自杀失败但仍然真想自杀者，抑或更加糟糕的状况，觉得自杀离自己很遥远，所以努力寻找自杀的可能性。所有这些都可能包含着层层伪装和欺骗，而我永远不会知道。尽管就像华莱士小说中的叙述者一样（也像华莱士自己），有一种摆脱欺骗的方法：自杀。但是，如果最后的行为其实就是迄今为止最大的

217

欺诈行为呢？而现在我已经以骗子的身份死去，以此证明我并非骗子，这是我做过的最虚伪之事。

（似乎还是没有说清楚。请让我带诸位回顾一下完整的推理步骤。第一步：我想自杀。第二步：为什么呢？也许是因为我心目中的英雄自杀了。第三步：但这不是自杀的理由，你只是在模仿英雄而已。在其他事上模仿他们可以，但为了这个自杀也太可怜了吧。第四步：如果我自杀失败，导致现在其他人怀疑我是否真想自杀。他们意识到我这么做，只是因为我想如心目中的英雄一样酷。第五步：尽管如此，我还是想自杀，要向别人证明我的死亡愿望是真诚的。第六步：再次尝试自杀。第七步：这难道不是一种不真诚吗？难道不是为了证明我是真诚的而不真诚地自杀吗？第八步：别再喋喋不休了。一直烦人地说个不停，这本身就恰恰证明你并不真诚。干脆利落地杀了你自己，不就万事大吉了吗？）

华莱士笔下的主人公意识到自己陷入的困境，他评论道："想哭就哭吧。我不会告诉任何人的。改变主意并不意味着你是骗子。但如果因为你觉得自己必须这样做，所以才自杀的话，那就太可悲了。"这句话可能是整个自杀文学史上最悲伤也最乐观的一句话了。

他知道这一点，或者说，愿意承认这一点，但他并没有改变主意。不幸的是，华莱士的男主角从来没有尝试过接受他是骗子的事实，也不承认其他人或许也是骗子——有些人不如他，有些人比他更成功——这将是意识到他的虚假没有任何伪装或特殊之处的吓人一步，是承认他并非真那么特别或不寻常的又一可怕步骤，他只是努力实现自我期望和他人期望的普通人，这种压力寻常至极。如果

第七章 致死的疾病

他放弃了这些期待呢？叙述者从未考虑过。他似乎做不到。

作者华莱士敏锐地意识到了叙述者的失败。在其毕业典礼演讲《生命中最简单又最困难之事》中，他不厌其烦地说，存在心理学的核心难点就在于，认为自己很重要，却忘记别人至少和你一样重要，甚至比你更重要。在《美好的旧日霓虹》中，主人公试图向我们展示，他是如何沉迷于这种思想，以及这种思想如何扭曲人的思维，使其陷入无尽的自我参照的痛苦中，这种思想将最终导致自我毁灭（矛盾的是，整个故事刻意充满悖论，包括对著名数学悖论的解释）。因为华莱士的确在发表这篇小说六年后自杀了，我们可能会认为，他并没有找到解决自我膨胀问题的方法。但是，事实并非如此。他非常清楚他的问题是什么——或者他问题的某方面是什么，他在这部小说中特别关心的那个方面——但这并不意味着他能解决这个问题。诊断准确未必意味着治疗成功。

事实上，当精神科医生建议他试着用一种不那么老套的方式来思考世界和自我时，他在文章中提出了解决自己问题的方案。他的精神科医生坚持认为，他正在因为自己的腐朽思想而痛苦，包括他认为自己的生活和与他人交往的方式是"竞争而非和谐合作"。现在，叙述者无法理解精神科医生的建议，他得出的结论是，此人无法帮助他："分析这个要点，我几乎认定他就是个白痴。"但是，这是他的问题的核心：如果他能明白，他无须把自己看得高人一等或者低人一等，而只是与他们并肩合作的话，那么说服别人以特别的方式看待他的必要性突然变得不那么重要了，如果你在与某人合作而非竞争，你实际上需要他们看到真实的你而非试图吓唬他们。

精神科医生说"合作"(concert)的意思是：就在我们一起合作共同协调时，我们仍然是在表演——也许我们永远无法逃避作为人的表演天性，也许这样做很愚蠢，或者是一种自我毁灭——但是我们在彼此表演，相互倾听，相互合作，利用彼此的长处和弱点，相互依赖，并承认我们所做之事若单靠自己是无法独自完成的。这就是我们真实的处境：没有周围许多人的帮助，我们谁也无法生存。这就带来了一个必然结果：你需要别人，别人也需要你。现在我们不知不觉来到反对自杀的经典哲学论点之一：我们的生命并不仅仅属于我们自己。这也是第六章结尾的观点。

即使我们的生命并不只属于自己，我们还是喜欢说"人人都得孤零零地死去"。但是，这种说法是错误的，不是吗？因为从外部看，我们大多数人并不孤单，其他人陪在我们身边——幸运的话，这些人是我们的亲人——就算我们独自一人，但我们对那些爱过、思念过、伤害过、关心过的人的所有想念和感受都会成为临终体验的核心。我们的心绪与我们认识的人的思想密不可分，并从根本上依赖他们的思想。就连华莱士笔下那个沉溺自我的叙述者——他的全部问题就是只顾自己——也知道，孤独自我、孤独的"我"的神话是个错误。在他自杀身亡的那一刻，他承认自己"完全意识到你永远不可能真正知道别人内心究竟在想什么这种陈词滥调是多么老套和乏味"。

他笔下的叙述者的内心与外在表现之间的鸿沟——正如他所说，"这家伙活在这个世界上看起来是多么得心应手、真实洒脱，令人印象深刻的活人，而不是犹豫不决、可怜兮兮的、只有自我意识的

第七章 致死的疾病

轮廓或幽灵,这是大卫·华莱士一直认定的自己的形象"——此刻对我们来说已经很熟悉了。这是一种有双重生命的感觉,是不仅有自杀倾向的人而且我们所有人都能理解的感受。这正是芥川龙之介在其自杀小说中讨论的内容。俄国作家列夫·托尔斯泰认为这是安娜·卡列尼娜自杀前心理崩溃的根本原因。美国名厨兼知名电视主持人安东尼·波登对"双重间谍"和"只有他知道一切"非常着迷,这也正是当今自媒体时代标志性的心理斗争之一。

对于克尔凯郭尔和许多其他自我分析者来说,这种双重身份的感觉就是自我的本质:我们从来不是我们真实的样子,我们总是自认为该有的样子,我们对自己是什么模样的思考。这是另一种自相矛盾的、令人晕头转向的操作。克尔凯郭尔在对"自我"下的定义中说:"自我是一个与它本身发生关系的关系,也就是说,在自我所处的这种关系中,自我与它自己发生了关系。因而自我不是关系,而是一个关系把它和它自身关系起来这一事实。"[1] 如果你能解决这个问题,那你就是班里最聪明的孩子。

而关键在于,对本真的追求可能是一辈子的追求,也可能是徒劳无功的苦差事,但无论如何,它都没什么特别之处,即使(如克尔凯郭尔坚持说)它的确激起我们内心可怕的焦虑感。试图逃避这种感觉,或者假设这种感觉在某种程度上是错误的或者是有毛病的标志,才是让华莱士笔下的叙述者陷入这么多麻烦之中的原因。学

---

[1] [丹麦]索伦·克尔凯郭尔:《致死的疾病》,张祥龙、王建军译,中国工人出版社,1997年。

会与这种感觉共存也许能拯救他。

　　小说的结尾是一个长句,占据了整整一页的篇幅,回顾了叙述者过去的多个精彩瞬间,唤起了这一古老观念,即在我们的临终时刻,我们一生的各个瞬间在眼前不断闪现,试图捕捉或"以某种方式让这个外表看来光鲜无比的家伙与他内心极度的痛苦调和起来,正是这种痛苦以如此戏剧性的、显然很痛苦的方式逼着他走上自杀之路"。他仍然执着于自己的外表与内心之间的巨大鸿沟,他尚未认识到这条鸿沟,也没有能力接受这个现实,即该鸿沟既是他最严重的问题,也很可能是问题的根源所在。所以在小说的结尾处,那代表他一生的长句的结尾总结道:"他那更加真实、更加感性的部分命令另一部分保持沉默,就像直视着他的眼睛,几乎咆哮起来,'别再说了'。"

　　我问他从前的情人阿德里安·米勒,华莱士的自杀对她有什么影响。她写道:

　　　　我希望我变得更善良,或许变得对人更加宽容。比如,我现在就不再相信,对许多人来说,在痛苦面前泰然处之的良好心理是其性格气质的默认值,对绝大多数人来说都不是。但是,我仍然很生他的气。现在心里仍然很气愤。曾经是愤怒(rage),但这种感觉已经转化为气愤(anger)。我发现你仇恨杀死你亲人的人,但在自杀案件中,凶手和受害者是同一个人。所以爱与恨、接受与愤怒等情绪处在一直不停的循环之中。

第七章　致死的疾病

在自杀案件中，凶手和受害者是同一个人。这种双重性与循环性就是人的特征。只是自杀者更进一步，可以说，他是试图通过实施自杀这样的双重行为来结束这种双重性。

大约在华莱士去世前十年，他在与美国当代后现代主义小说家唐·德里罗通信中讲述了自己写《苍白的国王》时的内心挣扎。他认为自己知道让小说继续写下去，自己还缺少什么，他写道："我相信我想要成年人的理智，这在我看来是当今唯一可及的纯粹英雄主义形式。"我很喜欢"成年人的理智"是一种纯粹英雄主义的说法。即使是非常不成熟的理智也能在紧要关头起作用。因为正如米勒指出的那样，良好的心理并非我们的系统默认值。让自己变得更理智一些是需要付出努力的，而不是一味地纵容放任那让我疯狂的部分。

这就把我们带到了加拿大作家奈莉·阿坎的作品中，尤其是她的第四部也是最后一部小说《出口》中那种很特殊的成人理智和疯狂之中。像她的所有作品一样，《出口》是一部自传色彩很浓的小说，但在这部小说中，她设想了可怕的虚构的前提，即人人最害怕的场景就是自杀。试图结束自己生命的女人——在此情况下，在专业人士帮助下——然而她的尝试彻底失败，她成了残疾，只好留给母亲来照料，而对于母亲，她是既爱又瞧不起。故事的叙述者安托瓦内特这样评论她的处境，虽然她"终于给自己去死的正当理由"，但在此过程中，她已经让自杀行为变得"根本不可能"了。

小说设定在不久的将来，但具体时间并不明确，有一个私密专属公司，名为手握天堂钥匙，该公司专门为那些自杀意图纯粹的人提供有保障性的自杀。纯粹是其本质，是他们永远逃避不掉的东西。

223

如果动机不纯,他们就不提供自杀帮助。在安托瓦内特行动之前的一次采访中,该公司的员工问她:"你想死吗?"她急于表明诚意,大声喊道:"是的!是的!是的!我想死!"

我后来发现,在手握天堂钥匙公司帕拉迪斯的眼中,缺乏明确的、可识别的理由是成为理想候选人的先决条件之一:对死亡的渴望是纯粹的,因为这是你存在的内在组成部分。想自杀的原因很简单,因为你还活着。但是,最重要的是,因为不能自杀和害怕自杀而感到羞耻。因为,为了获得在手握天堂钥匙公司的指导下死去的特权,你就必须对继续活着的前景感到害怕,同时也对自己缺乏结束生命的勇气这个事实感到害怕。

简而言之,这就是真正的问题:害怕继续活着,也害怕没有足够的勇气自杀。自杀倾向者就是在这两种恐惧之间左右摇摆。

"纯粹性"的概念对于阿坎的自杀思考至关重要:她想要表明,成功自杀和生活在无情的自杀念头中是完全不同的两件事。在她的内心深处谈及自杀失败和"呼喊救命"时,我们所讨论的沮丧和愤怒是一样的:其他人怀疑想要自杀者的愿望并不纯粹,其自我毁灭的欲望有缺陷和瑕疵,这证明他们并不真想死,或者并不值得拥有死亡的许可证,或是在死亡问题上缺乏本真性,即我们尊重甚至支持的自杀所要求的真东西。

正是这个原因,阿坎的书是自杀失败者不可缺少的读物,书里有我在开头所提及的成人理智,当然也有成人疯狂。她对此丑恶之事采取诚实的态度,没有丝毫的装模作样,特别是对自杀冲动的怯懦感受的描述没有任何遮掩。她根本没有美化自杀,恰恰相反,她

第七章　致死的疾病

是在贬低自杀，在贬低任何企图自杀者，尤其是她本人。但是，尽管如此，她对自杀者还是充分理解和同情。

在阿坎的文学作品中，她笔下的有自杀倾向的主人公表达了死亡渴望的矛盾心理。她对这种现象学的理解完全正确。她并不害怕承认事实真相，即使有人即将自杀，迫切需要自杀来结束一切，但他仍然会怀疑，想知道自己这样做是否正确，仍然抱有自己还能活下来的些许希望。

也许是由于安托瓦内特的死亡愿望还不够纯粹，所以自杀行动失败，她成了高位截瘫。但滑稽可笑之处在于，失败的概率本来很低。阿坎为其女主角选择了终极杀人机器：一个绿色的断头台，一旦按下红色大按钮，巨大的刀片就会砍在她的脖子上。用断头台自杀似乎是很好的办法。脑袋在一瞬间就被砍掉，根本没有生存机会，也没有子弹穿过颅骨内部导致瘫痪或脑损伤的危险性。这一重击应该是猛烈而迅速的，让人几乎感觉不到疼痛。颈部的脆弱性使其成为很有吸引力的攻击部位。但是，这台机器偏偏就没能完全切断脖子。尽管她的脊椎几乎被切断，但安托瓦内特还是活了下来，几乎完全依靠伏特加为生，并且注定要由她最讨厌的人——自己的母亲来照顾她。

在法语原版中，这本书是以公司的名字"手握天堂钥匙"（Paradis, Clef en Main）命名的，其字面意思是手里拿着天堂的钥匙。clef en main 这个短语通常被翻译为"交钥匙"，就像"交钥匙解决方案"一样，"我们将解决你所有的问题，为你去往天堂提供一站式服务"。这也意味着人手中握有通往天堂之门的钥匙，其参照系就是斯

225

多葛学派观点:"门总是为你敞开着。"

但是,对阿坎来说,大门未必总是敞开的。她写道:"我们比自己想象的样子要强大得多,血管比想象的更难切开,脖子比想象的更难折断。"这些都是经验之谈,也是塞涅卡在试图穿过那扇据说非常容易进入的大门时落入的困境。任何企图自杀者都会告诉你同样的事。她继续写道:"肉体已经预见到我们可能想要消灭它,现在,身体已经全副武装起来进行反抗了。"

2009年9月24日,也就是大卫·福斯特·华莱士去世几乎整整一年后,阿坎在蒙特利尔的公寓里上吊自杀。尽管她的作品让我们相信她以前尝试过自杀,但我们不知道她是否真的尝试过自杀,如果尝试过,也不知道自杀过多少次。当然,和华莱士一样,阿坎的自杀倾向以及对自杀困难感到的沮丧是贯穿她整个文学生涯的主题。在处女作《妓女》中,她写道:

> 我都不知道,有一天我居然不再能够改变我对人生以及对他人的看法了。我不相信,我死了一百次还不能耗尽生命,还不能让生命变得不切实际,就像我们仔细观看的魔术一样;我也不会再继续相信它,并且用死亡的确定性吓唬我自己了。不,在有自杀倾向之初,我并不知道自己说了多少真话,不知道在我所有的行为背后隐藏着多少死亡。

在此,她又一次完全正确地理解了自杀希望、自杀希望的坦率

第七章 致死的疾病

表达以及三心二意的自杀尝试的模糊性。自杀希望、这种希望的表达和尝试都可能是试图以变态的方式逃避自杀欲望的组成部分，或者也是这种欲望的源头。（自杀者甚至可能都没有把自己当回事，这一点对她讽刺和蔑视死亡的"纯粹"渴望很重要，阿坎后来在《出口》中讨论了对死亡的"纯粹"渴望。）

就我本人而言，尤其是在我生命中的某个阶段——比如从青春期到二十五岁左右——尽管我曾尝试过自杀，但自杀在某种程度上仍是我在玩的游戏。我想相信我能做到，但我真能做到吗？我愿意尝试自杀，然后失败，但我会尽最大努力吗？我怀疑自己不会成功，不会真的死去并永远消失，但是，我会吗？当我一次次玩这个游戏，并不真想死只是在表演自杀行为时，在接下来的几十年，我慢慢地慢慢地，变得越来越真想自杀了。我以为自己在删除自杀的可能性，但实际上我却在制造新的可能性。正如阿坎所写，在我的所有行为背后，我正在制造自己的死亡。

对于在小说中不断想象和叙述自己可能自杀的作家来说，有多少话是真实的呢？虽然已经是陈词滥调，但生活的确有模仿艺术的倾向。在《疯狂》中，阿坎写道："在我十五岁生日那天，我决定在三十岁生日当天自杀。"然后，在书的后半部分，她谈到了自己的情敌，因为她的情人对她们俩都避而不见（小说表面上是两个女人在争夺一个男人的爱，但更深入的是两个女人的战争，以及她们如何在内心重现这场斗争）。

如你所愿，我会用自杀来证明你是对的，来向你的优

227

越感低头，我也会用自杀让你闭嘴，让你尊重我。没有人能攻击死去的女人，因为死者会让人闭嘴。死者为大，在死者面前，人们通常都会小心翼翼。在我公寓的墙上，我钉了一个大钉子用来上吊。上吊时，我会把酒精和镇静剂混合在一起，为了确保上吊前自己不会睡着，我会站在椅子上喝醉，我会在微醉时给脖子缠上套索，直到失去知觉。我不想在死亡来临之时还清醒着。

最后，阿坎就是这样自杀的。她在生命中特别不快乐的时期自杀。不久前，阿坎在电视脱口秀节目上接受了一名男性采访者和全是男性的小组讨论会的采访，他们公开嘲笑她的外表过于性感，嘲笑她的低胸装和乳沟，嘲笑她当性工作者的经历——就在采访的主题是阿坎的文学作品之时。正如阿坎后来写的那样，男性凝视使其失去尊严，她对美容整形手术的痴迷（可能是随之而来的）使自己的羞耻感愈加严重。甚至阿坎的女性朋友们也对阿坎在采访中的表现和外形冷嘲热讽，颇为不满。

阿坎看上去没有"书呆子气"；她一点儿也不像玛格丽特·阿特伍德或其他伟大的加拿大女作家一样；她穿着一条小黑裙，看起来很性感。这里有着不公正的暗示：尽管阿坎作为性工作者的过去已经翻篇儿了，但她的作家角色并不出色，她仍然利用外表，让自己在电视上看起来更迷人，以此来推进她的事业。尽管阿坎完全是无辜的，别人做的事才真正可耻，但她对此事的羞耻感一直如影随形，直到她去世，这似乎是阿坎自杀的主要原因之一。（作为白人中年男性，我不知道阿坎实际上遭受了什么痛苦，也不知道这件事对她的影响有多大，我只是尽我所能重复她自己对此事的看法。）

但任何读过她书的人都能预见她的自杀。对于阿坎和华莱士，任何读过其作品并知道他们自杀身亡的读者都会一遍又一遍地想，好吧，这位作家自杀一点儿都不奇怪。但是，与华莱士不同，阿坎几乎没有表现出任何希望的时刻。就像《出口》的叙述者所描述的那样，阿坎对死亡的最大担忧似乎是，自杀"未必带来它所承诺的那种解放"。

在这一点上，阿坎再一次表现出一贯的坦率真诚，这是谈论自杀的其他作家很少具备的品格。从自己的角度来看，她乐于相信这一点，即自杀会带来美好的承诺，以至于没有人相信会真的发生。在任何文化中，我们都会有这样的担忧：自杀必然导致糟糕的来生。在文学作品中，对此最苦恼的著名思想者是善良的老哈姆雷特。但是，在现代，很多有自杀倾向的作家似乎理所当然地认为，自杀可以保证他们逃脱一切烦恼，正如手握天堂钥匙公司所兜售的服务。难怪阿坎把自杀看作一项可以从阴险的帕拉迪斯那里购买的服务。阿坎及其叙述者都知道，你不可能去相信推销员。他们知道整件事可能就是一场骗局，她上当受骗了，这一可怕的意外，是比断头台失败更糟糕的事。然而，阿坎本人却愿意去冒这个险。她写了这部伟大小说，既是为自杀辩护，也是对自杀的控诉。她把作品交给了经纪人，然后回到她那孤零零的蒙特利尔公寓，用绳子上吊自杀。

那么，为什么我认为阿坎的作品有一种特别的成人理智，甚至是华莱士所渴望的那种理智呢？对我来说，她对死亡的渴望和对活着的恐惧是真实的,如果运气好一点儿(而不是遇到那次倒霉可怕的采访),他们本来可能拯救她的。她的作品读起来像李翊云的作品,也就是说,像有人在努力思考和写作自杀的过程中,克服了美化自杀或自我欺骗的任何诱惑。我想,我之所以坚守这点,将其视为一种理智的形式就是因为我对自己也抱有同样的希望:通过尽可能真实地表达自己的感受,让自己活下去。

第八章
不相信来世,那就欢迎来到精神病院

有一次在阿育王大学的教工餐厅里,我和朋友丽塔·科塔里在共进早餐时交谈了几句,她是印度最重要的达利特(所谓的"贱民"阶层)文学翻译家之一。而在那时,我正在设计一门名为"如何自由和幸福"的新课程,大致模仿了劳丽·桑托斯在耶鲁大学广受欢迎的幸福课程,但是,桑托斯精心编著的心理学论文集中夹杂着更多哲学内容。

"我已经厌倦了幸福这个词,"丽塔说,"谁期待自己能够幸福呢?它真的值得我们去追寻吗?与此相比,我更愿意听一堂不幸福的课。"

我笑着表示同意,尽管我仍然教这门课(我的学生似乎很喜欢),但我理解她的意思:追求幸福不仅是徒劳的苦差事,而且是问题的一部分。就算只是平静或者安憩也已经是对生活很高的要求了。

仔细想一想，对于真正的平静状态可能是什么，真正的安憩可能是什么样子，我可能一无所知。

诚然，我知道不幸福的感受是什么样的——就像人人都了解的那样——它是我宁愿逃避的东西。有时，不快乐如此严重以至于人们忍无可忍，而这种时间段毫无疑问与我的自杀倾向最强烈的时刻联系在一起。

2008年新年夜自杀未遂后，我连续两年没有喝过酒。但事实证明，2009年和2010年是我一生中最难熬的两年，尽管我没有喝酒（或者可能正是因为我没有喝酒）。我正在与一种抑郁症作斗争，这种抑郁症在某些方面甚至比我童年时最让人绝望的抑郁症更加严重，而这正是由于医生试图治病，给我开的混合精神活性药物反而使抑郁症更加严重了。在那段时间，我不止一次试图自杀，尽管我知道，如果我退缩或失败的话，我原本可以保守这个秘密的。

因此，在我不喝酒的六个月后，即2009年夏天，我试图溺水自杀。我和妻子丽贝卡、三个女儿以及丈母娘在墨西哥巴亚尔塔港度假一个月。我的体重减下来不少，因为大多数食物都让我感到恶心，而我日常吃的主要是全脂酸奶搭配花生酱。不知道什么原因，当时，我只对这些食物感兴趣。

我们在巴亚尔塔港的海边悬崖上租了一所房子，晚饭时，我经常步行半英里左右来到海滩边一家不错的餐馆为家人取餐。有时我坐在酒吧里等。酒保知道我不喝酒，总是给我一杯健怡可乐。我看着冲浪者们来到这里，自在、平和地享受黄昏的休息时间。我也会在早上观看冲浪比赛，在家人早上起床之后，我走同样的路下山去

第八章 不相信来世，那就欢迎来到精神病院

咖啡馆喝咖啡，接着花几个小时写作。有时候，我会停下来坐在海堤上欣赏海鸥和冲浪者的英姿。

有一天晚上，我的情绪特别低落，真的很痛苦，看着日落，我想我不能再这样了。而在那时，答案就在我的面前：我在夜间的太平洋里游泳，尽可能往远处游，一直游到淹死为止。这纯粹是自私的想法。当时，我对家人真的毫无用处，他们紧张地看着我，试图让我参与其中，因为他们知道从前快乐的父亲已经变成了如今这个愁眉苦脸的、服用药物的、经常迷失方向的人，对什么都提不起兴趣了。尽管如此，我还是明白，至少每天我都能为妻子在某些方面提供帮助，并且此时我是她唯一的收入来源。（我曾试图增加我的人寿保险，但由于我最近住在精神病院，保险费贵得令人望而却步。不过，此后我还是不止一次续保。）

抑郁症让我非常痛苦，我敢肯定时间越长，情况只会越来越糟糕。我有一种很可怕的信念——我一生中大部分时间都在与之斗争，所以非常熟悉——一场未知的个人灾难即将来临，这场灾难将是耻辱的、不可原谅的，或者无论如何都是不可饶恕的，我将再也无法从中恢复过来，再也没有人会原谅我。这将是比自杀更糟糕之事，只有自杀才能阻止它。倘若灾难来临了，就算是自杀行为也无法将它抹去。

那天晚上，把晚餐带回家里后，我撒了个谎，说我需要更多酸奶和花生酱。丽贝卡察觉到有些不对劲，问我能不能等到明天早上再去取。我不知道，她是担心我不能及时回来哄孩子们上床睡觉，还是认为我想出去偷偷喝一杯（我相信她知道我有多不喜欢喝

酒，但她以前被我喝酒的事伤害过），或者她只是怀疑我说的话是否真实。也许她看出我在撒谎，但不知道究竟是什么，也不知道为何撒谎。

那个夜晚漆黑一片。我的心里没有任何支持或反对自杀的理由。我只知道我想做的事，这次我就要行动了。我走下石阶来到海滩，脱下了身上的衣服，只剩下四角内裤。我把衣服叠好，和鞋子一起放在高处的沙滩上，这样它们就不会被冲走，别人可以在此发现我的衣服。丽贝卡会知道真相，但她会告诉自己和女儿们，我总是喜欢晚上在海里游泳，这是真的，但我不擅长游泳，这也是真的。我把眼镜放在那堆东西的最上面。我高度近视——在此背景下，这听起来像个笑话，但我从小学就开始近视了——在水里我自然用不上眼镜。我想，这样会更容易一些，因为我看不见自己游了多远，即使想回去，也找不到返回的路线了。

就像我每次试图自杀一样，我都没有想过留下遗书。我还能说什么呢？我爱你们，对不起。这一点，他们很清楚。

我游向了宁静的夜晚之海。此时，我想到了鲨鱼，晚上在海里游泳时我总是会想到鲨鱼。甚至有几次，当我在远离陆地的黑水下面碰到什么东西，真有动物的恐惧如电流般穿过我的身体，我往往会想，好吧，肯定会有解决办法的。我只游侧泳，所以能游很长时间。我游得很吃力，丝毫没有快乐可言。水很凉，但不冷。我一直游到离海边很远的地方，我也不知道自己在朝哪个方向游，只知道我正在远离巴亚尔塔港的灯光，当我回头看时，仍然能看到远处模糊的黄色灯光。我一直游到筋疲力尽。

第八章 不相信来世，那就欢迎来到精神病院

我知道我需要游得尽可能远，这是我成功自杀的唯一途径。我度过了再也游不动的那段时间。然后，当我觉得我不能再游下去了，我有点儿喘不过气来，胳膊和腿都很痛，精疲力竭，我试着往下沉。我用胳膊把自己往下压。

到了水下，我惊慌失措地游了上来。然后，我用了浮潜课上教的曲体潜水，腰部弯曲，直到在水中成90度角，然后把腿举过头顶，腿的重量将你压下去，游进黑暗中。我尽量往深处游，一直游到感觉海水明显变冷为止。与此同时，我开始喘不过气来。就像每次我试图让自己窒息一样，我又惊慌起来，像一只受了惊吓的动物一样游回水面，我拼命喘气，知道这次做不成了。我没有感受到肯定生命的瞬间或者一了百了的解脱，也没有想到我这样做对孩子和妻子来说会是多么可怕、不可原谅的蠢事。在整个过程中，我一直保持着自私、绝望和羞愧的心理。我灰心丧气，心灰意冷地游回海滩。当我到家时，家人们都已经睡着了。早上我向丽贝卡道歉，并告诉她："我只是需要游个泳而已。"她很生气，但还是选择相信了我。

但是，这件事也给了我一些启发意义。第二天，十四岁的泽莉和我在前一天晚上堆放衣服和眼镜的小海湾那里游泳。海浪上涨了一点儿，由于此处有暗流且在断裂处前面，这里并非白天游泳的最佳海滩。但我和泽莉玩得很开心，就我们两个人。然后，一阵暗流裹挟着她，开始将她往外面拖。

"爸爸！"她向我呼喊。她在哭喊，惊慌失措，在水中挣扎。

我想方设法抓住了她，她紧紧地贴着我，把自己紧贴到我的肩膀上。我们向后一直游向岸边。我们极尽挣扎，花了十分钟才到达

235

沙滩。泽莉吓哭了，不过还好。

如果不是和我在一起，她一开始就不会去那波涛汹涌的水域游泳。但我刚刚救了孩子的命。我并没有为自己感到骄傲，但我如释重负。我告诉自己，你知道，你必须活着。你永远不知道孩子们什么时候需要你。尤其是你自己。他们不知道什么时候需要你。在我试图溺水自杀未遂后，有时会提醒自己要记住和女儿游泳的那一天。有时，女儿也会提醒我。（她根本不知道前一天晚上发生了什么，除非她读了这段描述，否则她永远不会知道。）

上述事情发生在 2009 年，正如我提到的那样，情况在 2011 年初变得非常糟糕，当时我开始搞婚外情，又开始酗酒。抑郁、自杀、彻底的困惑和迷茫成了我的生活日常。此时，放纵狂欢进入我的生活，肆意放纵和不负责任的快感，一种体验事物的方式，我不仅一天又一天感受新花样，而且一个小时又一个小时，一分钟又一分钟感受新花样。我在这种非理性的狂喜和非理性的绝望之间摇摆不定。作为读者，你可能已经注意到，自从我再次酗酒后，我的世界观与 2009 年的想法（在第五章中描述）相比，发生了多大变化，天天都在想自杀了事。

接下来的故事——就是我在本书开头告诉过诸位的那次尝试——我又一次试图自杀，再次失败，因此我再次回到精神病院。那是 2011 年 11 月，在接下来的几个月里，我会一直走到地狱第七狱的第二层，在那里，自杀的人化成毒树后受鸟身女妖啄食，然后我才能重新回到阳光下。

精神病院住院手续办完了，工作人员带我穿过一些走廊和几扇

第八章　不相信来世，那就欢迎来到精神病院

安全门，领我来到我的房间。房间里有两张床，两张小梳妆台，一个马桶和淋浴间。每张床旁边有一个床头柜，就像廉价汽车旅馆的房间，只不过更干净一些，没有装饰，没有多数汽车旅馆房间那种破旧不堪的陈腐味道。我选择了靠门的那张床，没有选择靠近浴室的那张床。在这家精神病院的共用房间里，从社交等级来看，靠门的床比靠浴室的床更高级一些。

地上铺着灰色的乙烯基瓷砖，灰色中间有两大块黄色和一块红色。我很想知道是谁铺的瓷砖。他是不是想念自己家了，家里种有一棵结着黄色和红色水果或花朵的树，还是他只想给住进这间房的人增添一点儿色彩，他知道这里的房客会感到害怕和悲伤？

一位护士进来检查了我的血压和心跳，并取了血样。这是他们整晚都在做的事，原因似乎邪恶透顶。每隔两个小时就过来把你叫醒，把粗针插进你的胳膊抽血。

"马丁？克兰西·马丁？"药品站的护士环顾四周，喊着我的名字。

"这些是你的药，"这位护士说，他亲切地对我微笑，"你肯定不想错过它们。"

"是我，"我说，"我是克兰西·马丁。"

"我可不想下次还得找你。"护士说。他相貌温和，有点儿像《沉默的羔羊》里那位富有同情心的精神科护士巴尼。

药共有六种：我常用的抗抑郁药，一种"抗抑郁增强剂"，还有三种我以前没有服用过的新药。他们还让我重新服用锂片，这对我来说不是好药。

我问巴尼那些新药是干什么用的。"这些药的作用到底是什么？我不需要这些药物。我只吃安定药和左洛复。不管怎么说，我的确需要安定药。"

"他们没有让你吃安定药，"巴尼说，"我这儿有劳拉西泮。它不那么容易上瘾。"

我花了几个月的时间才戒掉劳拉西泮，一年前我就戒掉了，用安定药逐渐减少剂量。安定药是人们戒掉苯二氮䓬类药物的一种常见的减量药物。

对我来说，它是：(1) 酒，偶尔吸食一点儿的毒品，1985—2009 年；(2) 巴氯芬、劳拉西泮、锂片、安非他酮、左洛复和其他两三个有化学名称的药物，2009—2010 年；(3) 巴氯芬、劳拉西泮、左洛复，2010—2011 年；(4) 安定药与左洛复，2011—2015 年；(5) 安定药，2015—2016 年；(6) 2017 年至今，基本上没有使用过药品。有时候，我还是会在乘飞机或开出租车时服用旧处方上的安定药片来缓解晕车带来的恶心。当我逐渐减少剂量时，我储存了大约 3000 毫克药物，目的是在必要时用它们来自杀。

我试着做个模范公民，循规蹈矩，融入匿名戒酒会，服用药物，不挑食。我按照他们希望的方式规规矩矩，尽我所能做好该做之事，然后尽快离开此地。

我关心的另一件事是让外面的所有人都认为我还能正常活，我还能做父亲、兄弟和哲学教授。我知道，如果他们开始认为我完全疯了，就会从我身上夺走这些东西。就我而言，甚至在我的医生看来，我并没有疯。我只是感到沮丧和极度焦虑罢了。这些都是他们

第八章 不相信来世，那就欢迎来到精神病院

认为可通过药物治疗的毛病。但是，为了让外面的人都了解情况，我不得不和人们交谈。此外，如果我不和外面的人说话，我可能开始担心自己真要疯了。

在更小些的娱乐室附近的墙上有三部电话，在上午十点到晚上八点之间，我们几乎可以随时使用——与监狱不同的是，电话随时可用。

电话对我来说很重要。它使我免得过于幽闭恐惧。我们可以随时拨打，但这是个复杂的系统，因为你必须让护士打开电话，然后对方一接，电话通常就会断开，他们必须给你回电话。一些接电话的病人实际上会试图找到你，但其他人只说"我没看到他"或"他不在"或者"克兰西是谁？"，然后就挂断电话。我们很难对这些人生气——我们中的许多人都渴望从现实世界中得到任何善意的话语，但后来都被打得遍体鳞伤，最好还是放手吧。我从来没有觉得对着另一个疯子大发脾气有什么意义可言。

我很清楚，我只能给两个人打电话：妻子丽贝卡（我不想让第一任妻子知道，因为我觉得她仍然对我有一定的尊重）和哥哥达伦（他总是告诉妈妈，然后妈妈告诉其他人）。以前我打电话给学院院长或当时碰巧跟我约会的人。

当你从监狱打电话时，人们几乎总会接，但奇怪的是，当你从精神病院打电话时他们不喜欢接。也许只是因为我在精神病院更容易打电话，所以打了太多电话。在这两种地方，问题都是在不失去理智、不恐慌的情况下消磨时间，而电话往往感觉像是一条生命线，即使对像我这种讨厌电话的人来说也是如此。

239

我给哥哥达伦打了电话，问他是否可以从卡尔加里过来把我救出去。

"我不知道，克兰西。你现在听起来很危险。你的声音很尖利，你有暴力的想法吗？"

"得了吧，达伦，你比我本人更了解我。听起来你一直在和丽贝卡说话。"丽贝卡有充分的理由赞成把我留在精神病院。"我不危险，达伦。我对自己和他人都没有危险性。我甚至都没想过自杀。我喝醉了，我感伤了，我打电话给女朋友了（那个和我有过婚外情的人，正是此人毁掉了我和丽贝卡的婚姻。我哥哥见过她，不喜欢她）。然后好像她想让我自杀，所以我开始威胁她，然后我喝醉了，所以我想我必须展现一下威慑力。这是很愚蠢，的确如此，不过，这并非真的自杀尝试。"

这是个谎言，但并不完全是。如果没有喝醉，我就不会吃那么多安定药，如果没有吃那么多安定药，我可能就不会在浴缸里割腕。所以这肯定不是事先计划好的。那天晚上，我出去在酒吧喝了几杯，绝对想不到我会在医院里度过一整夜。

"拜托，克兰西。当时你在急诊室，现在你在疯人院。"

"准确地说，这里不是疯人院，"我说，哥哥喜欢这些老式的、浮夸的字眼，"当然，我在某个时候选择过自杀，但从这个词的丰富意义上讲，我不是故意的。就像一时冲动。我需要再次清醒，但相信我，我不想喝酒。"

我听到了电话那头的叹息。"我知道这不是真的，克兰西。"

"拜托了。我得在他们把我逼疯之前离开这个精神病院。我得停

第八章 不相信来世，那就欢迎来到精神病院

药了。我觉得大脑里面塞满了化学药品。你不知道这种化学药品整天在你脑子里嗡嗡作响是什么感觉。那太糟糕了。"

电话那头沉默了很长时间。然后说："克兰西，他们对你进行72小时防自杀拘留……"

"别说了。现在请不要对我说自杀。自杀这个词让我感到恶心。我不会自杀的。"

他直接对我说："然后，只要你什么都不做，他们就必须放你走。据我所知，你只要保持冷静三天，就能出去。"

"他们可以无限期地延长拘留期限，达伦。有些人已经在这里待了六个月。帮帮忙吧，让你的律师打个电话。求你了。让你的律师打电话给我的精神科医生。他控制我的一切，他叫艾理斯。或者我的另一位精神科医生。让他们给格蕾丝·凯特曼打电话。"

更长时间的沉默。

"你好？达伦，你还在吗？"

"你知道，你真的需要试着和丽贝卡重归于好，克兰西。听着，伙计，我有个顾客。我要……"

"丽贝卡不是解决问题的办法。不管怎样，她永远不会原谅我的。我需要的是，达伦……"

电话那头挂了。

我记得父亲从精神病院给我打过电话，我给挂断了。我认为，当时的感受就是这样的。我并不生哥哥的气，就像我敢肯定父亲没有生我的气那样。我明白达伦为什么连再见都没说就直接挂断了电话。我只能怪我自己，而不是他。我没有要责备他或者有遭到背叛

241

的感觉——这些年来，我一直确信，当我对父亲这样做时，他可能也是这样的感觉。

这是一种得到证实的感觉。就连一直相信我的达伦也放弃我了。就连他也撒手不管我了。我真是活该。

我对精神病院的生活越来越熟悉，我观察那些听天由命的人，想知道，我能成为他们中的一员吗？我要一直在这里住下去吗？

"鱼缸"是主要娱乐室，我们在那里看电视，在用餐间隙和休息时间不去外面的时候在电视上玩游戏。之所以起"鱼缸"这个名字，是因为娱乐室上半部分围墙是玻璃制的，这样护士和管理员就可以监督我们了。

有几天，我尽量不去"鱼缸"里面玩，因为一小群女病人一直追着我打（我想补充一点：这种事只在该精神病院发生过，其他任何地方都没有过）。后来有一天，有个女人在看到我沮丧的样子后发狂了，她的黄头发像万圣节假发一样又虚假又死板，她冲着一个戴眼镜的中年妇女大喊大叫——她没有恶意，看起来像个哲学教授——让她们离我远点儿，然后，她们基本上都不再打扰我了。

"她叫维罗妮卡，"一个十八九岁的年轻女孩告诉我，她因为冰毒成瘾和多次自杀未遂而来到此地，"我叫她维罗妮卡金发女郎。她完全疯了。她的孩子死了。她的头发是因为接受电惊厥疗法才变成那样的。"电惊厥疗法更广为人知的叫法是休克疗法。这女孩的脖子、手腕和腿上都有她割伤自己留下的疤痕。她说自己来此精神病院已经不下十次。她服用了大量思瑞康，在走廊排队吃饭时经常昏倒。就像衣服从衣架上掉下来一样，倒在地板上蜷缩成一团。

第八章 不相信来世，那就欢迎来到精神病院

"你割得很深，"我说，"好勇敢啊。"我给她看我的手腕。我苍白的伤疤就像被鸡抓伤一样，根本无法与她的伤口相提并论。

她笑着说："我总是担心会割伤肌腱，然后醒来时变成怪物，一只手软弱无力，或者其他讨厌的状况……那只是我运气好。我想，不，我不愿意自杀，我要打电话给别人。但你知道是怎么回事，到了你脑子混乱到准备尝试自杀的时候，你真的，真的想给人打电话，打给你的确可以打的人……"

"要是打给不该打的人，你就真的麻烦了，"我说，"能救你的人必须明白你并非在虚张声势。我懂。因为你可以打电话的人是那些给你带来影响的人。你可以找的人必须能够确保你不希望发生的各种事都不会发生。如果你以前尝试过自杀或威胁要自杀，那些你可以打电话或者以前打过电话的人会让你觉得，现在你真的必须这么做，因为你又在给他们打电话了。简而言之，如果你打电话给某人，你知道很可能这样或那样让自己的处境变得更加糟糕。"

"更不用说，"她说，"当你是那种愿意自杀的人时，这就表明你太自私了，你根本就不配活下去。"

"是啊。这是另一个悖论。"

我们谈到了哈姆雷特的想法，即自杀听起来像是真正好的酣睡，但谁知道呢？"噩梦。"她说，我点了点头。我告诉她，我从一个自杀未遂的年轻妇女那里听说，她像我一样不断自杀失败，自杀并不会像你想象的那样杀死你。"她说，你身上的大部分东西都会留下来，所有不好的部分都留了下来，自杀只会毁灭那美好和快乐的部分。"

"我见过那些人，"她说，"踌躇不前的那群家伙。像我们这样的

人可以看清他们的嘴脸，因为我们想自杀。你说得对，他们的境况比我们还要糟糕。实际上，无论你杀了别人还是杀了自己，那是一回事。不管怎样，这都像谋杀。你变成了杀人犯，但你并不想与他们为伍。"

你知道，我认为自杀就像手淫，有一次当我们都在排队拿药时，她突然靠得很近，悄声对我说："自杀之于我们就像手淫之于自渎者。"

发现我烟头的那个小孩无意中听到了她的话。"那么，死亡就是真正的性？"他问道，"正常死亡就像真的做爱一样？"他对她的话很感兴趣，很想加入这场讨论。他并没有显得咄咄逼人。

"是啊。我猜。不管怎样。"她说，然后把目光从我们两个身上移开，好像这场对话从未发生过一样。

还有一次，她独自一人在"鱼缸"娱乐室里看比赛节目，她对我说："自杀就像一首诗。它完全概括了你对生活的感受。谁能写出比自杀更好的诗呢？"

我说，我觉得写诗真的很难，而自杀对我来说太容易不过了。

许多人在去看心理医生之前，已经在精神病院待了三天甚至四天。医生们查看了他们的病历，并根据病史开了药，但直到确定他们已经准备好了，一切正常，才真正去见他们。除了其他病人，没有人能向我解释这些。这样一来，这里就像监狱一样。唯一可靠的信息来自囚犯们。他们也是唯一撒谎时不直视你眼睛的人。护士就像狱警一样，他们直视着你的眼睛，想说什么就说什么。这就像他们在和漫画说话而不是跟人说话一样，所以正常的交流法则根本不

第八章 不相信来世，那就欢迎来到精神病院

适用。

"你在这里做什么，克兰西？"艾理斯医生问我。

他的身材又矮又圆，是典型的堪萨斯人。一只耳朵上还戴着耳环，身穿廉价的灰色西装和油光锃亮的皮鞋。他的黑色短发快要花白了，尽管我猜他才三十多岁或四十岁出头。他是一个丝毫没有吸引力、像蜥蜴一样的人。嘴里说出的话一句比一句更加愚蠢和更加不着调。但是，他的手骨匀称，很好看，我很喜欢他聊天时双手放在桌子上的样子。

"我不想吃这些药，我不知道你为何让我服用这么多药物。我每次吃七片药，一天两次。我不需要服用锂片。"

"让我们谈谈你为什么来这里。你试图自杀，克兰西。你当时在浴缸里，饮酒过量，且服用了过量的安定药，割破了手腕。醒来后得知自己可能会死，你有什么感觉？"

"你知道你在说什么吗？"

"克兰西，你没有理由生我的气。我在尽力帮你。"他拿起桌上的文件夹，随便浏览了几页，试图装出很专注的样子，"报告上说你的表现一直很好，我想建议你本周末出院，但要等到我确认你的情绪已经稳定下来。也许你想谈谈你的酗酒。来到此地之后，你有什么戒断症状吗？我注意到你没有发抖。你皮肤明亮，双眼炯炯有神。"

"不，他们给我办理入住手续时，我没有任何戒断症状，现在也没有任何戒断症状。我不否认我喜欢喝酒，我知道我是个酒鬼。我愿意参加匿名戒酒会，虽然之前的活动对我帮助不大。在这里，我

也一直在参加十二步戒酒会的活动。"

我们就这样反反复复,直到他把我弄得精疲力竭,我才平静地说:"好,好,好。"他比我更清楚自己在做什么,他知道谁说了算,所以我屈服了,这是人人都必须做的事。他允许我出院后,计划每周一次办公室面谈。如果一切顺利,我们就改用电话咨询。必要时我们会适度减少用药。如果我继续表现得像以前那样好,他会在周日或周一放我走。他建议我加入之前参加过的匿名戒酒会。

"他们都是非常聪明的人,克兰西。我从没见过愚蠢的酒鬼。密苏里大学堪萨斯分校的许多教授都参加了这个戒酒会。我想你在那里会非常受欢迎。"

想到艾理斯医生,我在走廊里踱来踱去,常待在公共区域看书,这样护士就不会指责我孤僻,那样的话可能延长治疗时间。我参加小组活动也是出于同样的原因,尽管你可以随心所欲地更换小组。我们知道这是棋盘,电影场景,或者都同意玩的恐怖游戏,真正治愈并非目标,康复也不是目标。我们的目标只是让你的谈吐和行为就像那些现在不在精神病院的人一样,尽管在外面的人也没有谁是真正理智清醒的,只有我们中的某些人能假装理智。目标是让你假装自己有和普通人一样的想法。我想走进护士站,对护士们说,让我们花五分钟时间,做个正常人吧。但我可没有那么傻。

我曾经鼓起勇气,或者就是犯傻,向艾理斯医生提出这一点。"你有没有,比如说一张表格或一个清单?我只是问问。你怎么判断我的情绪是否好些了?"

"没有,克兰西,我没有清单。我的确试着评估你是否接受了你

第八章　不相信来世，那就欢迎来到精神病院

还在奋力挣扎的事实。你是否能看到你自己还有很多工作要做。"

"好吧，但是，你会不会担心我们只告诉你想听到的话？"

"我干这行很久了，克兰西。我想我能看出来有人在伪装。你是不是觉得你得假装点儿什么，好让我知道你已经好了，可以出院了？"

我做了多年的珠宝销售员，和其他销售员一样，我擅长让自己看起来像别人需要的那个样子，说出别人想听的话。但是，就连小孩子都知道不该诚实地回答艾理斯医生的问题。就好像他在给我灌输正确答案似的。

"不，求你了。我的意思是，我们都有一些恐惧，害怕表达出来，我们都时不时地有自我毁灭的想法，在这里，你很难知道自己能对什么坦诚相待。"

"你可以在任何事情上都诚实。这就是治疗的过程。你有自我毁灭的想法吗？"这和收容护士问我的问题一样。

"不，不。谢天谢地，"我撒了个谎，"但是，我的确担心它们可能死灰复燃，你知道，一旦遭遇日常生活的压力时。"更多的瞎话。"但是，我想这正是我出院之后我们还要继续治疗的原因。"听着自己的话，我都吓坏了。就好像我可以在那里坐上几个小时，重复电影里面有关康复的陈词滥调，他对我的信心会越来越强。

"一点儿不错。"

我躺在床上，因为我吃了一种新药，药效太强了。暴力画面在我的脑海中闪过，但我不想告诉艾理斯医生，因为我确信他会认定我有精神病，把我转到另一个病房，那个专门收治严重危险病人的

247

恐怖病房。(即使是现在,当我想自杀时,可怕的暴力画面在脑海中生动闪现,而且那些画面经常挑战我的意志,令我感到十分危险。它们有时如此可怕和真实以至于我甚至在犹豫要不要把这些写出来。)所以我告诉艾理斯医生,我的恐慌症发作,让他给我点儿药好冷静下来。他立刻同意了,但他给我的药让我走路时很容易摔跤。写在小纸条上的电话留言一张张堆在我的床头柜上。

一天晚上,维罗妮卡,那个头发因电击治疗而变成亮黄色的女人,过来坐在我的床尾。

"所以你要和我们待在一起,我猜,"她说,"我很喜欢这里。我觉得这里很安全。很高兴你能留下来。"

"这对我来说无所谓。我哪儿都不想去,"我说,"我不知道为什么还有人活着。"

"我知道,"她说,眼睛瞪得大大的,表现得很真诚,"是恐惧。"

另外一场对话是在"鱼缸"房里,我们四个人玩红心大战游戏,作为背景的电视声音很响亮。

我说:"如果你现在就能毫无痛苦地结束生命,不用担心来生,不用担心可怕的后果,而且保证没有人会想念你,没有你,他们会过得和现在一样好,甚至更好,你会死吗?"

这时传来一阵笑声。有人说:"这个问题太愚蠢。"

我说:"为什么?"

"因为人人都愿意做这笔交易。很明显,如果是这样的话,你会自杀的。为什么不愿意呢?"

常常因为喝了太多思瑞康而晕过去的年轻女孩平静地说:"我想

第八章　不相信来世，那就欢迎来到精神病院

这基本上是对的。我认为你描述的方式是对的。事情就是这样子，只不过不是无痛的。"她看了看自己还缠着绷带的手腕。

牌桌上达成了一致意见。我在想，是只有我们这么想，还是大家都这么想？如果人人都这么想，难道我们活着只是因为我们太害怕或太懒而不想死吗？我们真的都那么痛苦不堪吗？也许和我在一起的这些病友才是真正勇敢的人。

我本想汇报说，那是我在精神病院的最后一段时间，但事实并非如此。我再次试图自杀，再次失败。我希望永远不要再回去了，但我不敢。

离我上次去那里已经有十多年了，离我上次试图自杀也有五年多了。至少，我学会了在试图自杀时不要打电话，因为我害怕被送进精神病院。

许多学生在尝试自杀失败后给我写信，甚至精神病院的几个人还给我打电话。这些电话都很有趣，因为我们可以拿医院的情况开玩笑，非常详细地谈论和吐槽那个地方的文化。

我也去看望过精神病院的学生，其中有一次让我难忘。她是我最聪明的学生之一，也是我为数不多的几个真正理解克尔凯郭尔的学生之一，二十一岁，妩媚动人、广受欢迎。她告诉我，她不确定他们什么时候能让她出院。当我去看望她时，我告诉她，我们都需要她，她应该尽量休息。她恶狠狠地失望地看了我一眼，这是我活该。她不相信我会告诉她这样的陈词滥调。她期望从我这里得到更多的东西，真正理解的蛛丝马迹。

从那以后我经常看见她。我们讨论了自杀和持续不断的挣扎。

249

上次我们说话之后,她有个朋友自杀了。"我甚至不知道她过得很艰难。"她告诉我。

"我想这种事经常发生,"我说,"到了你抑郁时,不去隐瞒它会非常困难。"

她点了点头。我们安静了一会儿,喝着茶。然后我问她,她认为对想要结束自己生命的人,应该说些什么好呢?

她说:"就告诉自己,你的人生最好。这就是我现在所做之事。"

PART III

第三部分

漫长的回归之路

这里到处都是你的身影。你必须改变你的生活。

——赖内·马利亚·里尔克

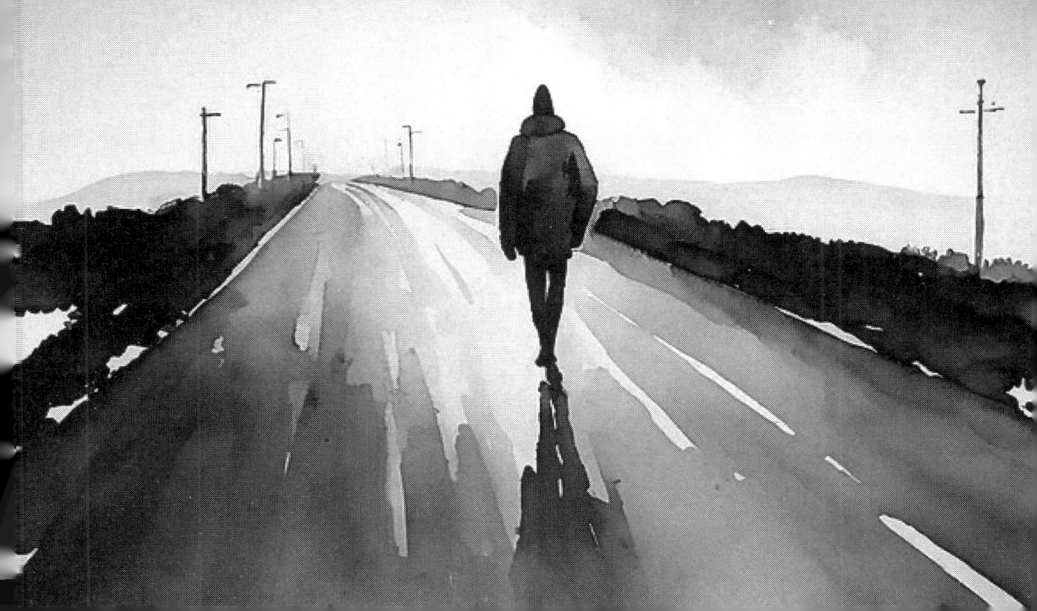

第九章
相信相信的力量

在过去十年里，我的生活慢慢变好了，自杀的吸引力对我也越来越小。我不是说我是这种思想变化的主因——产生这种结果的主要原因在于我周围的人，还有身边发生的各种小事，当然也有若干大事。我的运气很好。我在日常生活小事上做出了改变，这些改变发挥了促进作用。所有这些加在一起改变了我的整个习惯和信仰。但是，我会努力解释这些事件以及我在其中所扮演的角色，这些事件可能减少我们产生带有自杀倾向的思维方式的可能性。

从某些方面来说，这件事真的很简单。我对自杀念头上瘾以及我逐渐摆脱这种上瘾，几乎与我喝酒成瘾完全一样。我成了一名酒鬼，越来越把喝酒本身视为目的，也就是说，喝酒本身成了我的追求，我几乎是为喝酒而喝酒。喝酒常常带来的快乐和解脱也是一种好处，但事实是，我只是真的想喝酒。同样，自杀的想法最初有助于缓解生存的痛苦,但随着时间的推移,自杀本身越来越成为我追求的直接目标。但一段时间以来,我一直认为喝酒和自杀念头是理解自己的一种更加古老和没有多大必要的方式的倒退。我逐渐把想要喝酒和自杀这两件事看作是旧病复发。

我父亲于1997年年底去世,2011年年底,我的生活也发生了若干变化。那年,我毁掉了自己的第二段婚姻。我也结束了一段婚外情,这次出轨是婚姻解体的主要原因之一,但真正原因是我又开始喝酒,从而了解到了什么叫复发。如果没有那段复发经历,我可能不会期待我会改变自杀的念头。(我赶紧补充一句:我并不支持复发,只不过是想说复发对我的确有效。)

匿名戒酒会有句话很出名:"复发是康复的一部分。"在我加入匿名戒酒会之前,我想,我怀疑许多人也会这样想,它只是给了我重新喝酒的自由处理权。好吧,我正在康复中,但这只是一次复发——喝下半瓶啤酒,深吸一口气,毕竟,复发是康复的一部分。我很确定,人们有时会利用这句话来达到喝酒的目的,去喝啤酒和喝可乐,但这些人可能会完全无视他们在匿名戒酒会互助会上听到的内容。当我在匿名戒酒会时,我最初认为这只是为了学会原谅自己的堕落,而不是以此为借口放弃希望。比如,嘿,我们在学骑自行车时都会从车上摔下来,重要的是重新骑上车。这也是这个口号如此重要的原因之一。

但现在,我认为复发是一个机会,可以彻底改变我对酒精上瘾的思考,并完全接受我无法改变自己的想法。这让我的上瘾得到了缓解,因为复发让我看到了康复的过程有多么漫长,这跟开关电闸不一样，我可以说正在好转，哪怕是没有好转甚至永远都不会好转也是讲得通的。这就像我应对自杀念头一样：我不必停止思考。事实上，试图停止思考可能会加剧自杀念头。我必须让自己思考自杀，这样自杀的念头才能变得越来越弱。

如果我们接受复发是康复的一部分，那么我们就必须承认，我们对戒酒的界定并不清晰，没有确定一个人是否戒酒的权威，其实谁也不能确定瘾君子是否戒酒。我们这些人知道我们的家庭、生计和生活都取决于戒酒状态，对我们来说，不管戒酒意味着什么，不知道自己是否戒酒都是可怕的想法。

这一观察为匿名戒酒会的另一句老生常谈的格言提供了新启示："戒一天是一天。"我再次喝酒已经九年，或者是四年，自从上次酒瘾复发以来，我就不再戒酒了：今天才戒酒。你知道，我也只有今天才觉得自己不是行尸走肉。事实上，我现在才活着。我不知道我最终是否能成功，无论我们是否有自杀倾向，我们都不知道。死神想什么时候来就什么时候来。

今天戒酒意味着什么？它的意思似乎每天都在变化。有些天戒酒只是意味着不喝酒。在其他日子，戒酒则意味着过完一整天都不想喝一杯酒，就算开车经过酒吧，看到人们在午餐时喝酒，或者看到电影中有人在喝酒，魅力四射的人在大口喝着诱人的鸡尾酒和葡萄酒，也不想喝酒。

同时，戒酒也意味着，我意识到我已经好几天甚至几周没有想过喝酒了。然后又是戒酒的一天，我一整天只想待在灯光昏暗、气氛柔和的房间里喝一杯（或者两杯？最多三杯）金色的冰啤酒，房间里播放着美妙的音乐,吧台站着一个面带微笑、工作有条不紊的职员,他话虽不多,但很和善友好。

我的自杀念头就是这样。有没有那么几天我从未想过要自杀?我至少知道自杀想法的基调发生了变化,它变得不那么紧迫,也不那么直截了当了。有时几天过去了,我都没有注意到自己积极主动要自杀的任何想法。在写这本书时,我偶尔会想,还是再等等吧,我还有权说这些话吗?因为今天我一点儿也不想自杀。我昨天也没有这种想法。但是,后来我记得,倒霉的日子随时可能到来,它可能突然之间一下子再次扼住我的咽喉。

这也有点儿像一段恋爱关系的结束,或者亲友去世后的悲伤。这需要花很长时间,在此过程中会出现情感波动、遗憾和反复。但随着时间的推移,你对那个人的需求渐渐减少。她或他可能永远不会从你的脑海中完全消失,这可能是一件好事。此人已经成为你生命的一部分。但是,你无须每天和她说话,也不必晚上和她同床共枕,你无须试着读懂她的心思或拿捏她的情绪。你可以把她放在心里,而不会抱有太多希望或恐惧。

从 2009 年到 2011 年初,我一直"戒酒",中间从无间断。但这种思维掩盖了一种攻击性,一种错误的对立推理,它证实了我的整个求死心理。我想努力搞懂这一点。在此情况下,"戒酒"恰恰就像自杀念头一样。真的太幼稚了:听我的,不然你就滚蛋。戒酒或是醉酒。要么按我喜欢的方式生活,要么干脆死掉算了。

戒酒失败之后,我发现这比复发的情况要复杂得多。再次喝酒让我认识到,我不仅仅是戒酒者或醉汉那么简单,就像我既不是想

第九章　相信相信的力量

活着也不是试图自杀一样。我无须像开关一般，对整个过程愤愤不平。我可能是一个有时酒瘾复发，又喝了几杯酒的人，但同时取得了一些进步，生活变得不那么被饮酒的渴望所支配（和摧毁）。我可能是幻想（有时甚至试图）自杀者，但也正在慢慢敞开心扉，接受认真过一辈子的可能性，就算生活中有各种痛苦也不试图逃避。

果真如此，这样的认识的确来之不易。要写清楚这件事，我必须从酒瘾复发的角度，稍微多谈一谈2011年发生的事及其后果，这样你就可以看清我偶然的自我教育过程。

我第一次了解到一些有关酒瘾复发的知识并非在我戒酒失败重新喝酒期间。2009年元旦，一个比我小二十岁的孩子比利和我在同一天戒酒。那时我们都在康复中心接受治疗，尽管我们没有待在一块儿，但后来我们参加了同一场互助会，会后还交谈了几句。这时，我仍然每隔十分钟左右就起身出去，以"上卫生间"为借口再吃一片劳拉西泮，通常起身出去五六次。

比利和我成了朋友。也许他很尊敬我，因为我年纪比他大，又是哲学教授，还开着一辆豪车。在那些不谙世事的人眼中，我似乎（或多或少，从外表上看）又振作了起来。尽管事实上，我的状况比他糟糕得多，因为他二十多岁就开始戒酒了，而我一直拖到了中年。比利和我的互助对象是同一个人，比利完成戒酒项目时比我更努力。

一年过去了，我要去参加庆祝我戒酒满一周年的互助会。我仍然在服用大量药物，每周都去看精神科医生，只关注短短几天的效果，很难去展望未来到底会如何。但是，我终于摆脱了早期戒酒时那种暗无天日的窒息感，我可以从任职的校园走回公寓，而不用想着今天就结束自己的性命。

那天我并没有什么不开心的。我觉得，是的，我很清醒。我去参加了互助会，得到了一阵阵热烈的掌声，走出教堂时，有人叫了我的名字。

"嘿，克兰西。"比利说。我把他介绍给妻子。他正在我们很少见面的教堂主厅里打扫地板。我在那里参加过一两次经验分享会。

"在做一些爱心服务工作吗？这是好事，"我说，我看得出来他仍然在挣扎，"一切都还好吗？"

"是的，"他说，"嗯，不，没有那么好。我昨晚喝醉了。就在戒酒一周年纪念日。你相信吗？一些朋友要去做蠢事，去唐福乐（我们会面的教堂正对面的酒吧），为了庆祝朋友过生日，他们邀请我一起去，我想，管它呢，我去喝几杯啤酒再说。我真的喝醉了。我的意思是，没有做什么坏事。"他看着我的妻子，我猜测他在担心我妻子会对他有什么看法。"但是，是的，我又回到了原点。但复发是康复的一部分，对吧？我八点要去参加另一场互助会。我想我会在大约十天或更短时间内参加三十次互助会。我打算在三十天内参加九十次互助会。"

我们离开教堂，穿过停车场，走向我们的车子，我对妻子说："你相信吗？他只浪费了一年时间。他看起来很好。我的意思是，浪费了整整一年。"

"嗯，那一年好像没有过去，"她说，"他已经参加互助会了。我的意思是，有个晚上他又喝醉了，不过马上又戒酒了。"

"我猜是的。"我说。我感到失望，又有点儿不安，既自以为是

第九章 相信相信的力量

又喜欢评头论足。我没有这样去想，这件事能发生在他身上，同样也会发生在我身上。我很真切地希望这事永远不会发生在自己身上。尽管我知道，我希望这事永远不会发生在我身上，几乎是在肯定这是真实发生在我身上的事情。我只是无法想象把这一年糟蹋了，这一年重蹈覆辙就太艰难、代价太高、太残忍了。也许我在想，不是我比他更强，而是我比他更弱。

快进几年。到了2011年，在返回堪萨斯城学校的路上，我在拉瓜迪亚机场一家简陋、光线刺眼令人感到不适的小酒吧里，就在保卫室旁边，给老板发着短信，这样他就不会给我打电话，也不会听到我喝啤酒的声音。我是中午的飞机，按官方的说法，我没有喝酒。对我来说，这意味着：我大部分时间或多或少都在戒酒，但到了纽约，我会喝酒。所以，机场是灰色地带。我不想醉醺醺地回到堪萨斯城，因为那天我还有课要上。

但问题是，前一天晚上，和我在一起的那个女人喝醉了，她没有注意到我已经偷偷溜进了她的厨房，把她放在冰箱上方橱柜里的威士忌喝光了。所以我真的需要一杯啤酒。

我点了一杯机场常见的大号的时代啤酒。喝完之后，我感觉很好，于是又点了一杯。然后就好像想到，嗯，我可能会喝醉，也许可以在飞机上睡觉，所以就点了第三杯。

在飞机上，乘务员不愿为我服务。"对不起，先生，你好像喝醉了。"

"我吃了些安定药，"我解释道，"药物让我说话慢了点儿。但我真的没事。"

259

坐在我旁边的女人因为恐惧和不以为然而紧张得浑身僵硬。她盯着手机看。我想对她说,干吗这样大惊小怪的?你以前从来都没喝醉过?不过,我是在公共场合喝醉的老手了,我的表现无可挑剔。

当乘务员再次拒绝为我服务时,我仍保持礼貌。我一直等到她把推车推回站点,然后匆匆忙忙去了卫生间。当我从她身边经过时,从餐车上偷了两瓶红酒,去了卫生间。

"先生?先生?"她敲着卫生间的门。我只好把酒放在夹克口袋里,无处可藏。

"等一下!"我说,"马上就好!"

"先生,我现在要求你立即从卫生间出来。"我打开那两瓶酒,以最快的速度喝完,然后把空瓶扔到垃圾桶里。我希望她不要检查垃圾桶。

她还在敲门,要求我出来。我在洗手池里漱了口,然后看了看自己。我把红酒洒在衬衫上了。那是一件深蓝色的衬衫,我想应该不会太显眼。我故意把水溅在衬衫和脸上,这样看起来湿漉漉的。

当我从卫生间出来时,空警正等着我。

他让我坐在飞机后面,并警告说如果我再次离开座位,他们会在飞机落地时逮捕我。我一句话也没说。这也不是我第一次与空警发生冲突了。

我还是没能去学校上课。第二天醒来时我发现自己躺在医院。从机场乘出租车之后,我几乎什么都不记得了。我的回忆是模糊的,只有零星的片段,如同做了一场梦。在堪萨斯城的一间办公室里,我与机场保安展开了一场争论,他们帮我叫了一辆出租车,然后去

第九章 相信相信的力量

了堪萨斯城一家酒吧，我在那里兴高采烈地给人们点了玛格丽特酒，还开心地乱喊乱叫。

后来我才知道，我想进入自己的公寓楼，结果在邻居家的门锁上忙活了半天，当邻居们说我搞错的时候，我非常愤怒，冲撞大楼的门廊，在那里我从七八级石阶上摔了下来（然后进了医院），昏了过去，可能被撞晕了。

我的邻居们——以前就曾向房东投诉过我在公寓楼周围的醉酒行为——没有把我从楼梯上扶起来送回公寓里。他们很高兴地告诉我是他们报的警，警察大概是派出了消防队，消防队又把我送到圣卢克医院。

我环顾四周，拔掉了静脉注射针头，穿上鞋子，找到钱包和手机，然后偷偷溜出了医院。圣卢克医院位于堪萨斯城中城酒吧区韦斯特波特的边缘，我走到那里，发现一家酒吧很早就开门了。我宿醉严重，还有轻微的脑震荡，我需要得到一些帮助。

不幸的是，几个小时后，我彻底喝醉了，碰巧遇到前一天本该去上课的班上的学生，尽管他们的确把我送回了家，但他们也打算将我醉酒的故事发在社交网站上，这导致了一系列严重后果：前妻和学校的一些同事很快就知道了这件事。

坐在我的折叠椅上，折叠椅的椅脚不平衡，我告诉自己：（1）如果我能参加完互助会，就不喝酒；（2）如果我能参加完互助会，我就可以喝一杯。该我发言了。除了互助会，身为瘾君子的我找不到任何陪伴和宽慰，这让我感到欣慰，我说了大实话："我昨晚喝醉了。现在还是醉醺醺的。"我并没有告诉他们全部事实。这不是我的例会，这些人不知道我的过去。"我的意思是，我几年前第一次戒酒，在过去的几个月里，几乎每周都会复发。这就像我本月第五次偷了一天懒。而现在，这个月甚至还没到一半呢。"

我淡淡地笑了笑。有几个人也笑了。酒瘾复发的故事总是最尴尬的，就像丢失孩子的故事最让人悲伤一样，轻微的身体伤害或非常尴尬的故事会引人发笑，而失去工作或入狱的故事会得到人们频频苦笑和频频点头致意，好像在说"早就领教过了，没什么稀奇的"。

"问题是，除非我前妻在那里，否则我看不到孩子，因为她不相信我会戒酒。所以我必须戒酒才能有机会看到孩子。

"但跟她在一起我忍不住想喝酒。接下来，为了看看孩子，我就戒酒。离开时，我想做的第一件事就是去喝一杯啤酒。如果我不这样做，我会告诉自己：'这是你欠自己的一杯啤酒，明天五点你可以把这杯啤酒喝了。'但到今天五点，我就已经知道我要去哪里喝啤酒了。等待是没有意义的，因为我知道如果今天不喝，明天一定会喝。"

现在我感到内疚，因为我觉得自己的逻辑可能影响了互助会的成员。不过，我并没有告诉他们任何新东西——在他们听到我的故事之前，这样的话他们早就对自己说过多次了。

互助会结束后，一个拄着拐杖的女人拦住了我。"你知道我过去经常酒瘾复发，"她说，"你知道我做了什么吗？我只是完全从头开始。我不担心我自己已经戒酒多久了。现在我不计算日子了。我不知道我戒了多长时间。"

第九章　相信相信的力量

"你从头开始以后又复发过吗？"我问她。她可能已经七十岁了，就算她告诉我她戒酒已经四十年了，我也不会感到惊讶。

"当然，酒瘾复发过，"她说，"我更喜欢戒酒的日子，为所有戒酒的日子感到高兴。就像每天都是新的一天。我认为戒酒有点儿像婚姻，只是不要放弃它。"

2012 年至 2014 年，妻子艾米在艾奥瓦大学学习，而我仍在堪萨斯城，来来回回通勤。我会在堪萨斯城看望女儿，上课，然后开车去艾奥瓦市和艾米一起度过长周末。周一下午，在我开车回堪萨斯城之前，我经常告诉自己，离开时不要去喝酒。对我来说，这无疑是变幻莫测的危险地带，表明我要破戒了。当我开始说我不喝酒了，大脑的另一部分几乎总是开始说，假如我喝了，我就要看看在哪儿喝，怎么喝的。

所以，到了五点左右该出发了，我已经知道要去哪个兄弟会酒吧——那个酒吧就在出城的路上，无论她的哪个朋友都没去过那里喝酒，我已经决定要喝两杯了。从我准备撒下一个谎时，我停下来给车加满油时，我告诉自己不会买六罐啤酒上路，然后在快捷便利店告诉自己，如果只买两罐啤酒而不是六罐啤酒，我可以撑到回家。

在艾米住在艾奥瓦市的那段时间，我戒酒很少超过一周或两周，但我觉得正朝着正确方向前进，甚至可能几乎重新振作起来。

我的确认为，我并没有放弃自己仍然要戒酒的想法，这对我的长期康复很重要。在我看来，我再也不喝酒了，这种自我欺骗的想法很有用。

但是，无论前一天在开车回家的路上发生了什么，第二天，在我上课之前，我可能会通过散步来缓解课前的紧张情绪，我可能打算路过我经常去的特罗斯特的那家麦克酒吧。

十月的一个晴朗日子，在看到迎宾门敞开时，我想，嗯，今天下午我真的很紧张，我也不知道为什么。我就喝一杯或者两杯。我可以喝上两杯，上课基本上能保持清醒，我今天很烦躁，真的很想念艾米，无论如何都得马上回去，因为我星期四要开车去艾奥瓦市，需要二十四个小时才能把身上的酒味去掉。（艾米的嗅觉很好。）

我的确喝了两杯，然后去上课，但是，你猜对了，我后来又去了麦克酒吧，喝得酩酊大醉，第二天早上很晚才醒来，喝醉后穿着鞋子，满身都是番茄酱和芥末，这是我喝醉后会发生的事：我在麦当劳吃了东西。

但我仍然决心不喝酒，并准备允许自己戒一天是一天。

然后有几天，酒瘾真的再次复发了，因为我开始采用某一天喝酒的复发逻辑，即从明天喝酒转变为今晚六点之前不喝酒，或者是到我的旧公寓附近的酒吧区转转，刚开始想着我不去喝酒，但如果我改变主意，我会坐在凯利酒吧的后面，没有人会看到我，这个点对前妻的朋友来说还是太早了——这很重要，因为孩子的监护权取决于我是否戒酒。我知道我会在凯利酒吧喝一品脱[1]健力士黑啤酒，但我仍可改变主意，仍会再次改变主意把那品脱酒喝了。

但是，后来复发的概率越来越小。为什么？通常的原因是：想

---

[1] 品脱：容积单位，不同国家对1品脱的容量规定不同，大多集中于470—570毫升这个区间。——编者注

把身上酒的臭味除掉；我想保持清醒、诚信、可靠的愿望；追求自我保护、幸福、健康、内心干净诸如此类；有时候是互助会或朋友。也许最重要的是这个事实，即每次复发，自杀都会成为我下一步最想做的事。

但老实说，我不能说我为何有时候选择不喝酒，只能说我具体是如何酒瘾复发，或者我为何开始戒酒的。我经历了太多低谷，选择一个或多或少有些随意性，就像我们长期成瘾者一样，我从人们那里听到太多故事，讲他们如何、何时以及为何"戒酒戒毒"，然后，经常是再次上瘾，再次戒掉，再次上瘾，如此循环往复，"低谷"概念对我来说似乎不怎么有用。它在我康复早期阶段有些帮助，因为它让我觉得，嗯，你知道，到了低谷是好事。因为再坏也坏不到哪去，只会越来越好。但是，我的低谷是每次都试图自杀，这意味着我"真正的"低谷是尝试自杀并且成功。

在我写这篇文章之时，我已经戒酒六年多了。这是我十几岁以来戒酒时间最长的一次。尽管如此，许多人（也许尤其是匿名戒酒会的朋友们）读到这篇文章后会得出结论，这家伙一点儿也不清醒，他只是一个主张不喝酒的酒鬼而已，仍然带着酒鬼的所有习惯和想法，只是碰巧不喝酒罢了。这种可能性也有，但我开始怀疑"主张不喝酒的酒鬼"这个短语的含义。这是对真正的匿名戒酒会老成员的亵渎，"主张不喝酒的酒鬼"和"使其神经紧张焦虑"等概念是匿名戒酒会康复思想的核心。我开始逐渐认识到，成瘾模式对普通人的心理是根本性的，我们并不能真正摆脱这些模式，而是尽量去调节它们或者更加清楚地意识到它们，从而减弱它们的控制力。

265

在过去的三四年里，我不再认为我不会喝酒了。我无须考虑不去喝酒，因为酒已经很少出现在我的脑海之中。我的大脑似乎发现了其他令我着迷之事。就好像我已经丢掉了喝酒习惯。随着喝酒欲望的消退，自杀念头似乎也在消退。不过，并没有完全消失。

这不是因果关系，因为自杀思维习惯在酗酒问题之前就已经存在。但是，两者有趣地重合在一起，在我的脑海里，它们的本质十分相似。从根本上说，两者都让人觉得是对无名恐慌的一种回应，这种恐慌的源头肯定各有不同。两者都像是本能反应，无须经过大脑中的刺激反应结构。以喝酒为例，我已经学会了如何在刺激和反应之间找到空间，越来越真实的是，自杀冲动也是如此。

我最后一次酒瘾复发，最后一次自杀尝试吗？我想我希望这两种情况都是最后一次了，尽管这只是临时性的希望，也许更多的是恳求而非希望。

就喝酒而言，我不像从前那样害怕戒酒失败了，这也许有些令人惊讶，但这让啤酒和葡萄酒看来并不那么诱人了。

我是否也不像从前那样害怕自杀了呢？或许吧，这中间是有区别的：我不敢肯定我是否一直害怕自杀（同时总是害怕痛苦）。但是，我不太担心自杀的念头会以一种出乎意料的方式压垮我，我会坚持到底。因为我现在若想到了自杀，我不会试图逃避它或强行压下去，而是与其共存，但并不付诸行动。

佛教徒有一个概念叫 upaya，通常被翻译为"法门"，其基本意思是，只要你需要这些真理，它们就会有用，然后在某个时刻你不再需要了，你会转向其他真理，它们可能与你以前需要的真理一致，

第九章 相信相信的力量

也可能不一致。

新年之夜，当我还在喝酒时，我的一个朋友，同时也是爵士乐评论家来到我在堪萨斯州劳伦斯的家中小聚。我很喜欢这个男人，非常钦佩他，那时他五十多岁，而我快四十岁了，就像任何酒鬼一样，他根本不愿意和我们一起喝酒让我感到很沮丧。

他已经戒酒二十五年多了。当时是半夜，我们站在厨房里，我又一次劝他喝一杯。他说："你知道吗？我为什么不喝酒？"然后他拿起柜台上的那瓶酒。这是一瓶价值十美元的西班牙红酒，上面还贴有一个华而不实的标签。他看了一会儿，然后说："你知道吗，克兰西？如果我要为这么多年不喝酒而破戒的话，总要找一款比这酒好得多的酒啊。"

我哑口无言，然后我们又回到了聚会上。

最近，我一直在思考匿名戒酒会互助会上那个挂拐杖的女士的建议，她告诉我，她一生中戒酒反复了很多次，她已不再去标记自己何时戒酒何时破戒再喝酒了，而是学会为自己戒酒的那些日子感到高兴。这可能是我收到的有关戒酒、自杀念头以及普遍的心理健康的最好建议了。我注意到，在本书中，我有向自己和读者汇报的习惯，就像孩子把成绩单带回家给妈妈看一样："我已经一连四天没有自杀念头了。""我已经三年没有试图自杀了。""从一月份开始，我就没有严重抑郁过了。""不知道从什么时候开始，我就不再想喝酒了。"

我每天都试着阅读的一篇祈祷文中包含这句话："希望我们就算没有希望也能生活幸福。"我认为这是同样的智慧。我的部分问题是会去数日子，去期待未来，回顾过去就懊悔不已，往自己的头脑中塞满了希望、恐惧和心愿。我需要让自己接受这样一个事实：我必须向前走，这是我欠家人和自己的东西。

但是，这在道德层面上就足够了吗？我有五个孩子。一个不停把孩子带到这个世界上，知道自己长期有自杀倾向的人，敢说这种话吗？

这里可能有两个独立的问题。第一个问题是：我要戒酒和不自杀，采取什么样的态度最好？第二个问题是：我欠家人什么？在无法回答这两个问题时，我也许会使自己更难保持履行承诺和责任所需要的那种心理健康。

这就引出下一章，讲述我是如何开始相信自己有能力远离酒精，不再沉溺自杀的。

第十章
努力让生活变得更好一些

我讲了父亲的很多事，在某种程度上，我酗酒和企图自杀都归咎于他。但是，我有五个孩子，其中三个孩子是在我身处最低谷时出生的，那时我经常酗酒且企图自杀。因此，身为人父，我该对自己做出实事求是的评价。如果要真正探讨身为人父有哪些失败和成功，可能需要写一本甚至几本书，但是，这里有故事可以证明，努力成为更好父母的决心如何帮助我慢慢地朝着更健康的思维转变，不断取得点滴的进步。

这件事始于我与艾米结婚的最初几年（我们于2012年8月结婚），那时我不再酗酒，但我的第二任妻子丽贝卡（女儿玛格丽特和鲍西娅的母亲）仍然不相信我能真的戒酒并长期坚持下去，也不相信我能肩负起照顾孩子的责任。

说句公道话，丽贝卡比任何人都清楚我有多想自杀，因为她亲眼看见过我的自杀尝试，无论是在醉酒还是清醒时，我曾多次告诉她我对自杀的痴迷。把你的孩子托付给那个人，但他一次次地欺骗你并跟你离婚，多年来，他一直偷偷摸摸地喝酒，然后在一次自杀未遂中透露如下事实：从你认识他开始，他就酗酒，然后戒酒两年——但你也知道——他再次成了酒鬼，一次次试图自杀……相信他能负责任地照顾你的孩子？孩子对你来说可是世界上最重要的人啊。唉，现在回想起来，尽管我有时仍然因为她不让我见玛格丽特和鲍西娅而气愤不已，但我终于理解她的出发点了。基于她的亲身经历，在她看来，我几乎什么荒唐之事都能做得出来。一旦我喝醉酒和企图自杀，当然更容易让女儿陷入危险之中。

故事的这一部分很重要，原因有很多。它显示我酗酒和企图自杀对别人造成多么大的伤害，尤其伤害了第二任妻子和两个孩子。这也揭示了我的日常生活为何总是郁郁寡欢。也许这还表明，尽管我对自己和过去的生活感到厌恶，但我愿意相信，自己仍在努力让生活变得更好一些。

我现在能明白——但我当时不明白这种情况——我三四十岁的时候之所以做错事，部分原因是我彻底自暴自弃了。我得出的结论是，我所有的自我怀疑和自我厌恶都是正确的，我坚信正是我的存在才让我所爱之人和这个世界变得更糟糕，我感觉到这一切都毋庸置疑、铁证如山。所以，酗酒自杀是为了更进一步确认这些罪过，是为了惩罚自己，更是为了逃避。

但是，当丽贝卡作为唯一监护人，拒绝我探视玛格丽特和鲍西娅时，情况开始发生变化。我意识到不得不做出选择：要么再也见

第十章　努力让生活变得更好一些

不到女儿，要么找到一种方法来重新获得丽贝卡的信任。

我经常放弃自己。在那些时候，我最想自杀。但有时我会想，不，我可以扭转局面。我还没有死，我要加倍努力。

我曾多次向丽贝卡承诺，每次都真心实意地说："我再也不酗酒，再也不自杀了。"我一遍又一遍地恳求她："让我试着恢复正常生活吧，我再也不喝酒了。让我离开精神病院，让我像其他人一样生活，让我相信自己的存在。我保证，我再也不想死，再也不尝试自杀了。"

我的话毫无意义。她根本不相信我说的一切。尼采说："我难过，不是因为你欺骗了我，而是因为我再也不能相信你了。"这句话很有道理。但是，她不再信任我让我俩的感情变得摇摇欲坠。

我需要赢得丽贝卡的信任，这个念头并未消失。尤其是因为——归根结底是因为——她是我两个孩子的母亲，这意味着在短期之内，她决定我是否以及何时能与女儿待在一起。也许更重要的是，从长远来看，她是否信任我会对父女关系的发展产生极大影响。她对我的看法和感受，势必影响女儿们对我的看法和感受。这一点，我从父母离婚以及他们彼此不信任的亲身经历中就已经领教过了。

我不能将其中耸人听闻的细节告诉各位，我目前与丽贝卡对孩子的抚养计划，即在密苏里州杰克逊县巡回法院编号为1216-FC04987的案件中列明的判决条件，是我"不能出版非虚构类书籍、非虚构类文章或通过任何其他非虚构类报道，讨论孩子们经历的任何创伤"。因此，有关孩子耳闻目睹的我酒后不负责任的或犯糊涂的悲惨故事，我一概不能透露。

像许多酒鬼的孩子一样，泽莉、玛格丽特和鲍西娅由于我沉迷酒精也受到伤害。就在前几天,我和十五岁的鲍西娅在谈论她和朋友是否会喝酒或吸毒,她告诉我:"我觉得我永远都不会喝酒,爸爸。因为小时候,我周围到处都是酒。"

我想立即补充的是,这些创伤性事件既非性伤害也非身体伤害,只是为了减轻我最大的恐惧,并保持起码的自尊。由于酗酒,我毁掉了他们原以为的美好家庭,这是我对她们造成的最严重伤害。我两次离婚和三段婚姻带来了情感浩劫。她们看到我在喝醉后可怜兮兮的样子也是我对她们造成的主要伤害。我企图自杀,制造了一种恐怖和混乱的氛围,也给她们造成伤害。在我的父亲精神崩溃之时,我也被混乱的气氛搞得十分绝望和恐惧。尤其是我企图自杀可能让孩子们觉得这世界从根本上说就是一个非理性、不稳定也不安全的场所。

我的两次离婚在一定程度上都是因为自杀尝试,而且是那种连累别人的自杀。这样说来,我的两次离婚属于谋杀型自杀。就像我这个有自杀倾向者经常做的那样,我想象通过离婚来逃避婚姻和家庭生活问题,这样我就可以按下重新启动按钮,开启全新生活了。让孩子们开启新生活,这对我来说必不可少——现在我可以按照自己认为合适的方式养育他们,不用像和别人一起养育他们那样做出种种妥协,我可以用全新的、更好的方式养育他们,这是我最初能想到的。我甚至有过一种跨越生死边界的体验,当我第一次离开家时,一切都处于流动之中,瞬息万变,漂泊不定。

这简直是胡话。并不是说人们不应该离婚,也不是说我没有从离婚中获得任何好处。最重要的是,如果我没有再婚两次,就没有我的四个孩子。但是，我要承认，我的离婚动机和自杀动机其实是一样的，我的期待同样模糊、困惑、自私而且愚蠢。

那时，泽莉十六岁、玛格丽特六岁、鲍西娅四岁，在我的第二段婚姻和我所谓的戒酒中，一切都急转直下，她们过得很糟糕。2022年，我在撰写本书时，她们已经分别是二十七岁、十七岁和十五岁了，但我知道她们现在的生活并不如意。

在此，尽管很困难，我还应该说点儿别的：现在我们得知，童年早期受到的创伤是自杀思维的最可靠指标之一，也是长大后自杀尝试的最可靠预兆。我自己的自杀思维的主要起因可能是父母离婚、导致离婚的恶劣事件，以及母亲再婚后发生的更加恶劣的种种事情。但是，我对自己的女儿做了什么？我让她们经历了父母离婚（泽莉甚至经历了两次），我让她们目睹了酗酒造成的父母间的争吵和痛苦，我迫使她们忍受我的苦苦挣扎，只为重新将我自己的以及她们的生活碎片拼凑起来，成败可能只有一半对一半吧。

我不仅可能把基因传给她们，带给她们有可能增加其焦虑、抑郁和自杀念头的生物学因素，而且创造了催化这种生物学特征的环境。我不能掌控先天的因素，但后天的培育（或后天养育）因素我当然可以掌控。承认这一事实并不能改变什么。我现在能做的是关注她们艰难成长，发现她们处于困境时给她们关爱（并努力敏锐地注意到这一点），希望她们对我有足够的信任，相信我会在她们需要时伸出援手。也许我现在可以打破这个循环。

父亲常常告诉我："儿子，你那可怜的母亲。她会遭到因果报应的，因为她离婚对你们造成了伤害。她要经历千百次轮回，才能消除因果报应。一想到她要遭受这些痛苦，我的心就很痛。"

没错，爸爸，因果报应是大浑蛋。

信任有点儿像权利：我们牺牲自由想以此换取保护，因为我们想要得到保护，出于同样的实际原因，我们给予别人第二次机会去获得信任。母亲信任她的孩子，因为她不想一直照顾他——她想获得一些属于自己的时间。前妻信任酗酒的前夫，不仅因为她知道孩子需要父母的照顾，也因为她照顾小孩时需要一些协助。

我们再次回顾 2011 年那个可怕的冬天。我有了外遇，又开始酗酒，我和妻子初次分居约一年半后，我同意将两个年幼女儿的唯一法定监护权和生活监护权给予妻子，而我与她也快要离婚了。我将获得"合理"的探视权，但这由她来决定。我已经戒酒，但即将和我离婚的妻子不再相信我。或者她从过往的可怕经历中明白，我再次戒酒充其量是不稳定的。如果我想探视孩子，她需要获得保证。她提议让我做随机尿检。

一开始，我拒绝了。我如何以及何时探视自己的孩子，她无权决定！虽然在离婚判决书中，我同意了这一点，但我没时间每周驱车大约 20 分钟去最近的实验室做尿检。而且，我也负担不起 300 美元到 500 美元的检测费用。再说，我有没有喝酒与她毫不相关。她应该关心的是我在带孩子时有没有喝酒。

"那样的话，你就不能探视孩子。"

"孩子需要见爸爸，我也需要见她们。"

"我可以让你见孩子，但你要去做检测。"

也许真的不是因为尿检，不是因为我酗酒，甚至不是因为她毫

第十章　努力让生活变得更好一些

无根据地害怕我趁孩子们在我家熟睡时自杀。（毕竟，我以前在家里尝试过，尽管我认为，除非妻子监护着孩子们，否则我不会企图自杀，虽然这种信念并无多大价值。）也许是因为她的愤怒和她要求我必须屈从其要求。但是，也许她也明白一些我不明白之事：我必须学会相信自己，然后才能再次戒酒，再次成为体面的父亲。而要实现这一点，我就必须找寻可靠的方法。由于没有灵丹妙药，我需要其他方式来保证我的可靠性，磨炼我的意志。对我来说，花时间陪伴孩子是一根胡萝卜，但我也需要一根大棒。

几个星期过去了，我还是没能见到孩子们。我妥协了。我开始每周开车去做两三次尿检，每次花费 55 美元。

我克服最初的抵触情绪，后来发现定期做尿检让我有种说不出的释放感。每次测试后一两天，我就会收到电话，我会很高兴、很急切地想听到"马丁先生，你的尿检结果为阴性"。尚未离婚的妻子会随时打电话给我确认检测结果。我见到孩子们了。她们会在我的新公寓过夜，新公寓离老房子大约 1.5 英里远，在新公寓里，她们可以睡在像抽屉一样收进墙壁的隐形床上，她们觉得这很炫酷。我们一起看电影，玩游戏，还去了科学城和商场。她们买了两只寄居蟹当宠物养在我家里，它们就跟高尔夫球一样大。她们把两只寄居蟹放在一模一样的透明塑料缸中，塑料缸并排放置，这样它们可以互相看着对方。

经过几个月的尿检，前妻决定我无须再做尿检了。大约一个月后，我去纽约看望女朋友。在她办公室附近的一家酒吧等她时，我点了一杯威士忌。我的计划是：只有不在堪萨斯城的家时，我才会

275

喝酒。几周后，我改变了计划。我现在的计划是：我可以在堪萨斯城外喝酒，在飞机上，我也会喝一两杯啤酒。然后，我再次改变计划：在堪萨斯城内喝酒也可以，但不能当着孩子的面喝酒。

有天晚上，丽贝卡邀请我和她们共进晚餐。我很焦虑，甚至有些害怕。同时在她和女儿身边，我感觉有些不自然。丽贝卡让我去买一只鸡。在去食品杂货店的路上，我告诉自己：你不能喝酒，你不能喝酒。当你这样告诉自己时，你已经下定了决心。或者更确切地说，你拿不定主意。你的前脑说，一直往前走，别看那些货架，走过去就行。你的后脑说，买酒的时候听听前脑说的。把酒放进袋子里，开车回家时也听听前脑说的。一路上一直听前脑的，最后喝下第一口酒。

那是家旧杂货店，我与丽贝卡结婚时，我总在那里买酒。我拿了只鸡，酒水专区在我和收银处之间。我偷偷地环顾四周，看看有没有我认识的人，看到此时不堪的我。酒水专区没有半品脱的野格力娇酒——多年来我偷偷喝酒，我知道，喝点儿酒可以舒缓情绪，又不至于让我醉得很明显——所以我买了一瓶 26 盎司的白酒。回家前，我把酒藏在门廊旁的灌木丛下。后来，我主动提出要出去遛狗，还绑上一两根带子。

我在想她没注意到那晚我喝酒了。但是，第二天我本来要带孩子们出去吃点心，为了缓解宿醉的症状，我把酒带到车里。我出发时觉得自己没事。丽贝卡瞥了我一眼，脸上满是愤怒和厌恶。"你喝醉了。"她说。她终止了探视。

她想让我戴上酒精检测脚环。当时，我还不确定我是否信任自

第十章 努力让生活变得更好一些

己,所以我去戴了脚环,但我想,好吧,与其让检测人员向她报告,不如把我的电话号码给他们,让他们直接向我报告。这很有威慑力。

我戴着脚环,但还是喝醉了,迷迷糊糊之中我摔倒了,我试图服用过量的安定药自杀,醒来时已经躺在医院了。但从这个测试中,我明白了一些重要道理,那就是没有任何设备可阻止我喝酒或自杀。奇怪的是,这让我知道了,妻子或其他人都无法再提出控制我的要求。我意识到,任何东西都控制不了我。所以,妻子对我的要求并不重要。重要的是:我是否想见孩子?我很想见到她们。所以,并不是她在告诉我必须做什么事才能见孩子。相反,为了跟孩子们在一起,我愿意做任何事。思想上的转变是关键的第一步,我不再像名义上的父亲,而更像真正的父亲了。

我的第一位探视监管员是芭芭拉·勒德洛,她是社会工作者,善良体贴、声音轻柔、体格宽大、颇具中西部的风格特征,她的办公室位于一栋很高的棕色砖房里。其大部分工作时间都在与性犯罪者打交道,她给我的感觉是,在她看来我的案件很容易处理。她特别同情那些在成瘾中挣扎的人。她告诉我:"我对食物成瘾,所以知道戒酒有多难。"

芭芭拉·勒德洛也很直接。她说:"你欠孩子们一个道歉。"她指的是玛格丽特和鲍西娅,当时我和她们一起坐在会议桌旁。我强忍泪水,向女儿们道歉。鲍西娅爬到我的腿上,抱住我;玛格丽特半哭半笑,靠在椅背上。她说:"爸爸,别再喝酒了。"这既是告诫,也是请求。她边说边笑,因为她不敢直截了当地对我这么说。

我向她们保证再也不喝酒了。

在那次看望结束后,芭芭拉把我拉到一边。她坚定地说:"你不能这样答应她们。"这是温柔文雅的芭芭拉唯一一次如此严厉地对我说话。"下次别再许下这种承诺了。因为你不知道你会不会再喝酒。你只能保证尽量不喝酒。"

在我和女儿以及芭芭拉·勒德洛相处的那段时间里——每周一小时——我们一起画画,在三楼的自动售货机上买巧克力味的迷你甜甜圈。我们似乎都忘记了,至少暂时忘记了,我们的处境有多么不自然。如果你仔细观察,看起来我们似乎是正常家庭:关系良好、幸福快乐、合理合法。

到了芭芭拉说我们不再需要她的帮助时,我向丽贝卡暗示,她的做法一直都是对的,我很乐意尝试使用电子酒精检测器。SCRAM[1]办公室的工作人员认识我,他们看到我回来感到很高兴。我戴上了第二个脚环。

这一次,脚环戴起来很舒服。我觉得,戴上脚环是一种慰藉,向我自己、前妻和全世界证明,我是个好人,是正派体面的社会公民。在课堂上,我一边讲课一边来回踱步,我担心学生会注意到我裤腿下面的凸起。脚环时不时在踝骨上嗡嗡作响,我的内踝那里磨出了水泡,疼痛难忍。我能听见嗡嗡声,学生们能听到吗?我的学生能严肃对待戴着电子脚环的哲学教授在那里谈论道德和美好生活吗?我想给他们看我的脚环,跟他们讲讲这个故事,但这样一来,消息很快就会在校园里传开,就我这倒霉蛋来说,指不定很快就有

---

[1] SCRAM:酒精检测器品牌。——编者注

家长打电话给院长投诉。

有一天，我读到大卫·休谟的作品，"你的玉米今天成熟；我的玉米明天成熟。"我们讨论了休谟的道德和互利概念。"这对我们双方都有好处，"我继续说，"我今天帮你一起收割庄稼，你明天也应该帮助我。我对你不友好，你对我也如此。因此，我不会为你不辞劳苦；如果我为了自己的利益帮助你收庄稼，期待回报，我知道我会大失所望，我也不期待你会感激我。那么，现在，我不帮你，你就独自收割庄稼吧——你对我也这样。收获季节稍纵即逝，我们双方都因为缺乏相互信任和安全感而颗粒无收。"

我引用完这段话后，抬头看着学生们。我的脚环不再嗡嗡作响。

我戴上第二个脚环已一月有余，洗澡时，一只脚放在浴缸里，一只脚踩在地板上；上课和开车时，脚环总是嗡嗡作响，但我已经慢慢习惯了，接到杂志社的任务，我去巴西采访时，原本因戴脚环而长水泡的地方，已经长成了老茧。

我需要钱，而且这是难得的机会，让我研究一种佛教修行。在许多国家的机场安检中，我不能佩戴脚环，所以我打电话给欧洲航天局咨询解决方法。

"出国的话，你不能佩戴脚环，"接听员解释说，"你不能戴着脚环去度假。脚环不是这样使用的。"

我告诉她，我是公务旅行，而且，我是自愿被监控的。她的神情好像是我在骗她。"呃。我们可以把脚环摘除，但我们需要上禀法院。我们只是想让你知道。他们会申请授权令，这可能要花一天时间。"

我说:"无须授权令,这也与法院无关。我从未被逮捕过,我这样做是和前妻协商好的监护权安排。"

"呃。"

为了出公差做新闻报道,把前妻丽贝卡的生活搅得一团糟。与她商量摘除脚环的谈话并不顺利。但到了最后,这已经并不那么重要了,因为她承认脚环根本不能让她重拾对我的信任。她确信我需要更多探视,但需要在监督之下。"克兰西,你需要学会如何做个好父亲,"她告诉我,"不要老是觉得你受到监督。把它当成如何当好父亲的培训吧。"

这样的话可能会让其他父母感到惊讶,但在我看来还好。在这点上,这只是我孩子的母亲提出的另一个要求,她有正当的理由怀疑我是否有能力做理智的人和称职的父亲。我开始把眼光放得长远一些,不再仅仅关注下次和女儿一起过周末,而是以月、年为尺度来考虑如何做个好父亲。

当我去办公室摘除脚环时,他们对我的怀疑非常滑稽可笑。他们认为我想去寻欢作乐。但是,我无须获得法院授权令,通知名单上除了我,就是前妻而已。

"你知道我们必须通知她。"他们说。

我说:"是的,当然。她知道。"

后来,负责此事的女士不情愿地为我摘除脚环。她抬头看着我。

她说道:"别玩得太忘情了。"

我酗酒的原因之一是我不擅长处理当爸爸的责任与压力。最近,情况似乎有所改善。也就是说,即使我现在情绪低落,甚至度过了

第十章 努力让生活变得更好一些

糟糕的一天，我也不想喝酒，也不觉得自杀会改善任何人面临的状况。我的思绪可能径直来到自我毁灭这里，但我不会开始准备自杀，也不会告诉自己，今天不自杀，明天也许会。我不会踏上错误的调整思绪道路，因为这可能让我更进一步走到灾难的边缘。

当我把孩子们送回给前妻时，在那常常是最孤独的分离时刻，我最想做的是喝一杯酒。二十世纪九十年代末，我和大女儿泽莉度过周末，然后我把她送回前妻那里，送她"回家"后，我做的第一件事就是开车去便利店买了六罐健力士黑啤酒。从1994年到2014年前后的二十年里，尽管我很爱她们，但养育孩子的巨大压力总让我跑到最近的酒吧喝酒。但是，有些时候，尤其是在我与第一任妻子和第二任妻子分居时，我没有全身心地养育孩子对我来说是一种解脱，虽然我羞于承认这个事实。（想到泽莉、玛格丽特或鲍西娅读到这本书时，我真不知道该说什么，但如果她们想谈谈这件事，我希望她们打电话给我。）

我有时候觉得没有全心全意抚育孩子是一种解脱，这样的观念进一步证明了我自己不想承认的事实：将孩子的监护权完全交给她们的母亲是因为我害怕，这是非常可耻的行为。通过放弃孩子的监护权，我给了自己一张"出狱证"。现在，养育孩子成了母亲的责任。如果我的生活一塌糊涂，如果我喝醉了或自杀了，她们还有母亲照顾。离婚文件上写得清清楚楚。

但是，我必须说出这些事实，如果我也想真诚地说出下面同样真实的想法：我真想全心全意地照顾孩子，给孩子们所有的爱和关心，我在努力成为这样的父亲。除此之外再无奢求。而且，在离开她们的日子里,我非常想念她们,为她们担忧,为我没有和她们在一起,没有能成为好父亲而羞愧。

五十四岁的罗尼·比奇是一位长着红头发、说话轻声慢语的离婚调解员(也是我的第二位探视监管员),我第一次见到他时,他正从本田车里出来,一只手拿着麦当劳,另一只手拿着奶昔。

我曾经非常抗拒罗尼,因为每次我和孩子相处时,他都要来到我家,和我们待在一起。这让我觉得很怪异,而且似乎会有更怪异的事发生一样。我以为女儿们也会觉得这很奇怪或者感到困惑不解。其他人对此也会感到奇怪,而且可能妄下结论。

"丽贝卡,我不想探视时再被监督了。之前芭芭拉已经监督过我了。她说监督探视没必要,她告诉过你,这没有什么好担心的。"

丽贝卡说:"要不就让罗尼·比奇监督你,要不就别探视孩子。"

我可以接受一定程度的监督,但我想要更多混合性监督方式,如把育儿指导和尿检结合起来。我联系我的律师,她说:"我们可以打官司。这事不必争取你的同意。打官司的话,法官不会要求你这样做,但你得等候一段时间才能见到女儿们。"

"需要多久?"

"这我说不准。可能几个月?如果你想要马上见到小孩,就只能联系罗尼·比奇,"她说,"他的声誉无可挑剔。你会喜欢他的。他人很好,没什么好担心的。"

罗尼是法院监督探视的行家。他每小时收费100美元,我们每周至少要和他共处几个小时。罗尼在电话里说:"我知道我收费昂贵。但是,若有人这样说,我会问他们'你给律师的咨询费是多少'。"

第十章　努力让生活变得更好一些

罗尼的办公室是一间普通而舒适的房间，来到此地者可能会以为在此办公的是一位心理学家，他向我保证，夫妻在没有法院命令的情况下经历一段监督下的探视一点儿都不稀罕。

"不管是否涉及法官介入，这样做都是为了重建信任。"这几乎是从罗尼口中说出的第一句话，后来也成了我的口头禅。我无法说服前妻信任我，我甚至不能通过"戒酒"让她信任我。我必须创造条件，让她依靠自己的自由意志认定可以再次相信我。

"你觉得这需要多长时间？"我问。

"现在还不知道。"罗尼说。他精明得很。他知道，如果一开始就告诉我可能要花费几个月，甚至几年时间才能让前妻重拾对我的信任，我会被吓坏的。"这些都是渐进的过程，需要一点点耐心。你再次花时间和孩子们相处一下，然后我们一起看看进展情况如何。"

尽管我夸夸其谈，说什么为了见到女儿，我愿意做任何事，但是，我并不开心。我断定，罗尼接下来一年将成为女儿的新爸爸，而我将成为人家的笨手笨脚的小跟班。

我们第一次与罗尼的会面是在堪萨斯城市中心的皇冠购物中心。女儿们和前妻把车停在玻璃幕墙的大楼外喷泉旁，而我则在购物中心里面等她们。罗尼在车上跟玛格丽特和鲍西娅碰了面，然后带她们走了进来。

"罗尼今天要跟我们一起出去玩。"我说。这么多年过去了，写到这里，我还是觉得有点儿恶心。"你们觉得好吗？"

她们小心翼翼地点了点头。她们知道有些事并非百分百正确，但她们愿意配合。我没有告诉她们，罗尼将在我们的生活中扮演什么角色，我只告诉她们，罗尼将在我们的探视期间陪伴我们。

我们去吃了喜来登的卡仕达冰激凌，我吃了花生酱口味的冰激凌，罗尼和女儿们吃了蚯蚓状橡皮软糖口味的冰激凌。我们在商场里闲逛、购物，我和女儿在绘儿乐画笔店玩耍。几个小时后，我们拥抱并告别，罗尼把她们带回前妻的车上。

我无法诉说这种屈辱感是什么样的。甚至连我自己都真的难以想象，但是，我敢肯定这是我能让孩子们回到我身边的唯一方法。

罗尼后来告诉我："第一天，我给了你 B+ 的成绩。"他从不告诉我做错了什么。我很失望，我没有取得 A（全优成绩），但既然我已经摊牌，我认为，获得 B+ 已经是我的最好成绩了。别误会，我的意思是，我会努力成为能拿到 A 的爸爸，但我想我还是太自私了，难以获得最高分。（说句公道话，妻子艾米、前妻以及我那三个长大成人的孩子，她们都坚持认为，今天我已经成为优秀且尽责的父亲，我希望这是真的。运气好的时候，也许我会努力得到 A⁻。）

有罗尼在场时，女儿们很谨慎，她们安静乖巧，举止得体，友好而且很有礼貌。她们喜欢罗尼——他就是有这个本事，让自己随时准备好提供帮助却又不喧宾夺主，过分张扬。无论是查收电子邮件、记笔记，还是在家里和我们一起看电影，他总是像爷爷一样平静而慈祥地待在我们身边。如果我们邀请，他会和我们一起玩拼字游戏，吃煎饼，有时还会把我拉到一边分享他的观察，比如"你对甲的关注比对乙的关注更多些"。他自己也是一位父亲，但女儿们对他还不够了解，还不足以对他卸下防备，这对我来说也是一种安慰。我并不担心她们会更喜欢罗尼。但我担心，她们可能会开始把我们看作共同父亲，罗尼是一号爸爸，我是二号爸爸。也许我担心她们会更加信任罗尼而不是我，或者像前妻一样，她们对我的信任建立在对罗尼的信任之上。

在罗尼的监督下，我没有试图自杀，虽然我的确经常幻想自杀，但在这方面，我的情况已经相对稳定，因为我觉得自己在道德方面取得了进步。我看到自己在努力让孩子回到我身边，我庆幸自己变得更好些了。或者至少我似乎不那么鄙视和厌恶自己了。

最近，我问了挚友罗尼为何与众不同。"我的意思是，他如何成功扭转了我和丽贝卡的关系，"我说，"他究竟做了什么？"

"他让你们的关系恢复正常了，"朋友说，"他把正在恶化的关系放在人为设定的环境下，把一切拉回到坚固的基点上。"

那就是罗尼的天赋。他并不只是向我的前妻保证，我会成为女儿们的好父亲。他还提醒我，我是女儿的父亲，我应该成为她们的父亲，我有权成为她们的父亲。当然，如果你当时问我，我会坚持说，在此过程的每个阶段，我都有义务和权利来养育自己的孩子。但是，在此思路的某个地方，我一度丧失了这个信念。另一个我不该说的丑陋事实是，在诸位看来，可能显而易见：在2009年到2012年的那段黑暗岁月里，我放弃了自己当父亲的责任。

在我们以这样的方式相处几个月后，一天下午，罗尼打电话给我，建议我和前妻谈谈育儿计划。"我认为，你们现在已经不需要我了。"他说。我不知道这电话是不是前妻让罗尼给我打的，现在回想起来，我觉得有这种可能。至少，罗尼在给我打电话之前，可能给她打过电话。

他安排我们仨——他自己、丽贝卡和我——在当地一家咖啡馆见面,几个小时之内,我们想出了一个方案,让我可以定期地、无须监督地跟女儿们相处。

我走进那家咖啡店,在此之前,我是个可怜虫,若没有人在场连自己的孩子都无法探视。等到从咖啡店出来时,我已经成为普通的离婚父亲,探视自己的孩子自然不成问题。

"只要他同意酒精检测,"丽贝卡坚持说,"我必须知道他没有喝酒。"

"你没意见吧?"罗尼问我,"我们会给你一个酒精检测器。当你和女儿相处时,每隔几小时就做一次酒精测试。这是随机性的,但并不过分。我希望你们能相处融洽。"

"对我来说,这没问题。"我说。会面结束后,我给罗尼打了电话。"你就像个神奇的魔法师,"我说,"在我们坐下来谈话前,我敢打赌一万美元,前妻不可能允许我定期且在无人监督的情况下与孩子们相处。我不知道你是怎么做到的。"

"我故意提前到那里,因为我知道她会早点儿到,想跟我先通一下气。她问我,她能不能把孩子托付给你。我告诉她这完全没问题。"他最后没有说那句"别辜负了我的信任"。

圣诞节当天的上午10点46分,我的手机振动作响。当时,我正在餐桌上包装礼物。酒精检测器发来提醒短信:"您现在可以上传11点的测试结果。请勿回复此短信。"

检测设备上的小蓝灯闪烁着,我对着它吹气4秒。它咔嗒一声,记录了我的吹气,还拍下了我的面部照片。60秒后,手机响了,提示合规检测报告上传成功。

我会把酒精检测器放在家里的三个地方：微波炉旁的配膳室，楼上的床头柜以及办公桌的抽屉里。把检测器放到这三个地方，我可以给它充电，而且孩子也难以发现。酒精检测器是黑色的，大约有可放支票的钱包那么大。检测器的一端伸出一根可更换的塑料管，若没有塑料管，检测器就无法工作。如果你试图直接往检测孔吹气，你的脸距离设备太近，相机就无法拍摄到清晰准确的照片。我意识到，把塑料管储存起来是个好方法，因为塑料管很容易丢失。我在车里放了两根，在办公桌上放了三四根。

虽然我已经一年没有喝酒了，但每次合规测试报告通过时，我仍会莫名感到一种愉悦，这就像你在成绩单上看到成绩A，或者你在支票账户上看到一笔汇款。通常情况下，我会吹气两次，只为了得到第二次确认，得到进一步的证明。

我时不时就会做酒精测试，在圣路易斯四季酒店为女儿过生日时；在欢乐世界、欢乐海洋以及施立特巴水上公园玩耍时；在得克萨斯州、堪萨斯州和艾奥瓦城的加油站和麦当劳、得来速时；在堪萨斯城各地的电影院时；在溜冰场、保龄球馆、社区游泳馆以及迪安娜罗斯儿童农庄时；在动物园、公园、家得宝商店、塔吉特百货、开市客量贩店、餐馆和冰激凌店时；在女儿的学校时。可以说我在酒精检测器上分享的照片比我在社交网站上分享的照片还多。

通常，我使用酒精检测器时会坐在男卫生间的隔间里，躲起来，我会觉得自己很龌龊，就像小偷、罪犯。对此，我并没有像在偷偷喝酒一样产生罪恶的快感——很多人会在卫生间偷偷喝酒，只有羞耻感。通常情况下，在卫生间里，检测报告还不能传送，我只能离开卫生间，走出去在公共场合里尽可能小心翼翼地再次测试。人们很紧张地看着我，因为我正在对着类似《星际迷航》里图像相位调节器一样的物体吹气。

有一次，在特罗斯特大道的基督教青年会游泳池，我正在更衣室里做酒精测试，发送报告，这时一个年轻人从后面抓住我的肩膀。我转过身来，手里拿着酒精检测器，塑料吹气管对着他，所以我把它从检测设备中拔了出来，试图把它放进口袋里。随后我意识到我穿着泳裤，根本没有口袋。因此，我只能站在那里。

这个年轻人穿着宝蓝色基督教青年会网球衫和卡其色短裤，留着棕色的短发。我上身赤裸，肩膀上搭着一条毛巾，有着中年人特有的苍白且松松垮垮的身体。

那个年轻人二十岁左右，皱了皱眉朝我说："打扰一下，先生。您知道您在做什么吗？"他努力让自己不发抖。

"这是测试设备。用来进行酒精检测的。你用这个管子吹气，"我给他看了看塑料管，这看起来很下流，"它会拍下你的照片。"我小声说。

"更衣室里不允许拍照，先生。"他指着一个标志牌说道，"你必须马上离开。不然，我就报警。"

我想，光说没有人相信我戒酒已经不够了。现在，我还被当成性犯罪者接受审判了。我的口吻听起来好像很生气很难过，但事实上我害怕极了。

出乎意料的是，也许因为我的惊慌失措，年轻警卫似乎明白了情况。他的眼神变了，现在好像开始担忧起来，开始暗自反省。他看起来好像是想起了某个认识的熟人。他让我把酒精检测器放到储物柜里，我走到游泳池那里，把毛巾紧紧裹在身上。

几年前，我第一次戒酒时，和朋友谈论他父亲酗酒之事。当时我们在纽约的一家酒吧里——我已经戒酒快一年了——他劝我和他一起喝一杯。

"你们所有人，真正的酒鬼迟早会再喝酒的，"他说，"只是时间问题。你不妨和我一起开始喝。"我被他的冷嘲热讽伤透了心，但我知道他说得有道理。他看着父亲辛辛苦苦戒酒，然后又一次次地栽倒在酒精里。他已经筋疲力尽了。

我也知道，一旦他放弃了父亲——虽然我没有告诉他这一点——他的父亲就不再有什么理由去相信自己了。请别误会我的意思，这绝非朋友的错，而是他父亲的错。喝酒上瘾者，尤其是喝酒上瘾的父母是毁掉信任的罪魁祸首。但是，如果你知道你无法赢回别人的信任，你就不再尝试了。最终，你会放弃相信自己的任何希望。顺便说一下，这就是匿名戒酒会奏效的理由之一：无论你戒酒失败多少次，匿名戒酒会互助小组的人仍然继续相信你。他们会慢慢教导你如何重新相信自己。

到了我聘请罗尼帮忙时，我与丽贝卡彼此互不信任。她不相信我能照顾好女儿；我则不相信她真想让我探视女儿。酒精检测器正好创造了一些空间，一些可以让人产生互动的心理空间。它不能治疗我的酗酒，也不能治疗我性格中最黑暗、最具自我毁灭性的习性特征。任何外在限制、任何血液测试、任何酒精检测器、任何双硫仑药片，甚至任何家长监督都不能保证你能戒酒。当你和成瘾之间的障碍只是某人或某物时，你满足自己渴望的强烈欲望只会变得愈加强烈，你最终不可避免地会找到一些偷偷摸摸的方法千方百计地绕过障碍。

　　酒精检测器将我从别人和我自己对我的极度怀疑中解放出来。我不只相信我能戒酒，检测器还给了我证据，证明我能做到。没有人因为我说我戒酒了就必须相信我的，必须亮出证据，必须是事实。我可以像普通人一样，自由地期待别人的信任，而这种对信任的期望也孕育了更多信任。我是有正当理由的，而且感受到了如何为自己辩护。人们可以感觉到，我知道自己配得上他们的信任。人们越是信任我，我就越能感觉健康和强大。很快，我发现自己开始把信任延伸到我曾经怀疑的那些人。我甚至开始谨慎地信任丽贝卡了，这种信任感让人呼吸自如，更加放松。每当我确信情况变得越来越糟糕时，我就有了可以应对它的新信心。我做得很好。我敞开心扉，保留了自己成为好人的可能性。

　　"找到你能够信任某些人的最好办法就是信任他们。"海明威写道。很显然，对你自己而言，同样如此。

　　我把酒精检测器送回住在托皮卡的约翰·韦尔斯手里至今已有十年之久，但我仍然记得那种满足感，我把那个破黑色塑料检测器装进带衬垫的信封里，然后将信封叠好，放进联邦快递盒里，然后连夜寄到南方。准确地说，这并非解放。毕竟，我一直都可以想做什么就做什么，非常自由。我可以自由地探视孩子，也可以不去探视；我可以自由地喝酒，也可以不喝；我可以自由地尝试解决与前

第十章　努力让生活变得更好一些

妻的问题，也可以忍受（是的，令人作呕的）无法找到解决探视问题的后果；我可以自由地彻底退场，抛弃所有人并杀掉自己。但是，尿检、芭芭拉·勒德洛、罗尼·比奇，还有酒精检测器等慢慢教我认识到一些道理：我不是地下人，就算自由让他感到恶心也要求获得自由的人。自由的好坏取决于它提供的好选择范围，而我的所有好选择都涉及其他人。

也许我害怕丽贝卡。当然，这部分原因是我真怕她，同时也害怕如果我失败了，孩子们会怎么想；还害怕我和艾米的婚姻会遭受什么影响。我的许多男性朋友问我："你为何不像正常人一样，大胆地与她争夺监护权？你为何要屈服，非得听从她的安排呢？"我的律师阿曼达·基维特也说过同样的话。我是个懦夫，但正因如此我才能探视孩子。

从怯懦和勇敢的角度来思考这件事根本就没有抓住要点。多年以来，女儿们都再也不用担心我酗酒了。当我和她们谈论酒精时，她们似乎并不感到紧张。大女儿泽莉告诉我，她为我能戒酒而感到自豪。玛格丽特和鲍西娅对喝酒则非常小心——她们的母亲最终被断定患有酒精使用障碍，也戒了酒——但她们根本不觉得我是酒鬼。如果问起来，她们有时会谈起罗尼，但她们没有太多话要说。偶尔想起他时，我会说："还记得罗尼·比奇吗？"她们会说："哦，记得，他喜欢蚯蚓状橡皮软糖味冰激凌。"然后哈哈大笑。

想起玛格丽特靠在椅子上，半笑着说："别再喝酒了，爸爸！"我就感到很难受。有时我看着她——我写这些话时，她已经十七岁，很快就十八岁了——我记得她小时候脸上的表情，她在抗议，希望

291

我听她说什么，试图告诉我一个简单的道理，她都看到了而我还没有搞明白。是的，没错，亲爱的。我不再喝酒了。

有时，我希望有个自杀检测器。它不是预测你是否有可能尝试自杀的设备或测试，或者显示你目前企图自杀的风险值——有些人已经在试图开发这些检测器——而是可以在你企图自杀前警告你的设备。但是，在这种设备上作弊太简单不过了：人们可以用来自杀的方法太多，等到设备检测出来时，你早已经死好几回了。

最近，我的一位挚友告诉我，他的母亲不久前企图自杀。她身体状况良好，目前被移送到精神病房，很快就会接受更好的治疗。我想知道，如果我的母亲企图自杀，我会有什么样的感受。

这与父亲是否自杀的问题完全不同。我的确觉得自己对父亲之死负有责任，而且至今仍然这么认为。那是因为我本来应该答应他的恳求——把他从精神病院里解救出来，我却没有那样做。

但是，父亲的心理健康状况很长一段时间里一直在恶化，这是我无法控制的。我和兄弟们尝试了很多方法来帮助他（应该承认，没有一种方法是明智的）。如果母亲企图自杀，我自责的方式可能有所不同。我不会觉得有哪件事是我应该做却没有做的。我会觉得我没能让她知道，我有多么爱她，多么需要她，她为我做了多少事。如果她企图自杀，我会在情感和精神上责备自己。我不会认为这是我的错，但我知道这是我的错。

这样的认识就是，如果说到母亲企图自杀我必须尝试与我的自杀念头同步考虑。我的孩子可能像我想象自己（和朋友）的感受一样，他们会觉得自己大错特错，但不知道如何弥补，没有人帮助他

第十章　努力让生活变得更好一些

们渡过难关，没有人让他们重新振作起来。在过去，当我企图自杀时，我完全忽略了这个令人惊愕的事实，自杀会给孩子的心理造成多大的创伤（更不用提它会对母亲、兄弟和妻子造成的影响了）。

我想起了电影《温馨家族》中基努·里维斯的那句台词："买狗或开车需要许可证和驾照。见鬼，连钓鱼都要有许可证！但是，无论什么样的浑蛋都能当父亲。"

是的，无论什么样的浑蛋都能当父亲。你所能做的就是不断努力，尽力做得更好些。

第十一章
西西弗斯的快乐

如果我的这么多自杀尝试中哪怕有一次成功了，会怎么样呢？如果我走进浴室，在浴缸里上吊或割腕，我的心脏停止跳动，大脑停止工作，但我醒来后却忘记了——就像做梦时总是忘记的那样，我在床上睡着了——现在我在阴间游荡，忘了自己正在为一项罪过服刑呢？我对自己和家人犯下了这一罪行，可能永远都不会记得了。

2020年秋天，在一个温暖的早晨，我与妻子在咖啡店大吵了一架后，到卫生间舔舐着心理上的伤口。出来时，我注意到坐在一张桌子旁的两位年轻女子盯着我看，她们的目光中带着毫不掩饰的责备态度。我一直不明白，直到出门的路上才猛然意识到我在卫生间里洗完脸和手之后，忘了戴口罩。（疫情期间，堪萨斯城的人即使坐在咖啡馆的桌子旁也戴着口罩，只有在真正喝酒或吃饭时才摘下口罩。）走到外面的阳光下，走在街上我看到了一座白色建筑，上面的

第十一章 西西弗斯的快乐

一块黑色招牌上写着 BARDOT，这是藏语，意思是生生世世经常是噩梦般的世界。[1]（后来我在网上搜索了一下，发现这是一家企业的名字，一家"做奢华婚礼和安排活动场所的品牌"——考虑到我的生活，这名字太贴切了。）

在人行道上，走在我前后的人都戴着口罩，我想，好吧，如果我在看电影中的自己，我会想，算了吧，至少现在他会明白：他已经死了。

在我身后有人骑了一辆摩托车，音响里大声放着平克·弗洛伊德摇滚乐队的《呼吸》。这首歌在我十几岁时对我影响很大。2020年9月13日，那个星期天，气温20来度，阳光明媚，微风轻拂。在堪萨斯城市中心，我站在空荡荡的停车场里，努力思考下一步该去哪里。

我想，以前遇到这种情况时，我会去喝杯啤酒。但其实我不想喝酒。有时，在这种情况下——尤其是在市中心，就像我现在这样——我会观察建筑物，尽可能寻找位置高又便于到达的屋顶露台，不过，我不想自杀。我想给妻子打电话，告诉她我很抱歉，主动走出结束争吵的第一步。

2016年，一位朋友自杀了，近几年来，他一直在给我发邮件说他想死，因此，我决定更仔细地研究死亡。尽管我有过自杀的想法，也多次尝试过自杀，但我从来没有真正接触过尸体，甚至没有与那

---

[1] 作者说的藏语指Bardo，指两种状态之间的间隔，Bardos是复数形式，为几种状态之间的间隔。意为两者之间的距离，此距离可指空间，亦可指时间，具有跨地域性和跨时空性。——译者注

295

些正为刚去世亲人处理后事的人沟通过。

我开始研究死亡。我参加了一个很棒的研究小组，该小组的名字叫死亡咖啡馆，致力更诚实地思考死亡。在有点儿像匿名戒酒会的聚会上，人们聚在一起开诚布公地谈论他们对死亡的感受，包括他们自己和亲人的感受。我和妻子艾米以及大女儿泽莉在得克萨斯州的奥斯汀主持过死亡咖啡馆的一次聚会。

我并没有就此止步。我参观过几处停尸房，并与工作人员交谈。我去堪萨斯城的一所社区大学旁听了一门殡葬师培训课程，并与学生们讨论殡葬业。后来，我去看望了一位老太太，据她的临终关怀护士说，她病危已经好几年了，随时都可能死去，但她一直在鬼门关上挣扎。

但是，在此之后，我仍然没有做我最害怕之事，那是我多年来一直非常害怕的事，也是当我在学医还是搞哲学上犹豫不决时，阻止我报考医学院的理由：（我从未参与过的）解剖尸体。

这件事安排起来并不困难。我给任职的大学医学院院长——她是我的朋友——发了封电子邮件，请她把我介绍给合适的教授，卡罗琳·里纳尔蒂博士。然后，我们俩通了电话，她很自然地询问我的动机。从表面上看，单是要求解剖尸体这事就有些奇怪。

"我是作家，"我告诉里纳尔蒂博士，"最近我在写有关死亡的作品。所以想更好地了解死亡。"我告诉她，我一直害怕尸体，这是我当年没有学医的重要原因。有关死亡话题，我们聊了大约半个小时。我向她解释我做的其他调查，并告诉她我本人的自杀执念与死亡的特殊纽带，于是她告诉我可以参观的实验室。我们约定了日期。

第十一章　西西弗斯的快乐

来到实验室的时候，我看到解剖台上已经有一具女尸了。她的耳朵上挂着一个大大的黄色纸板标签：NB-14-514。她身体的大部分仍然躺在搬运她时使用的透明厚塑料袋里，袋子的一头打了个结，她身下有一根橙黑相间的绳子，那本来是绑在她胳膊下面的，方便搬抬。

我和里纳尔蒂博士打了招呼。她是个医学教授，红头发，年轻又热情，不像那种看起来会解剖尸体的人。大体解剖室里只有我们俩和老妇人的尸体。我在这位女性的手背上切了一块4平方英寸左右的表皮组织，我无法辨认出她的种族，因为此时她身体的颜色已经变得和水泥一样灰了。她的胸腔是张开的，我按住她的心脏和肺，摸住她的主动脉——主动脉已经硬化，这是饮食不良的迹象——已经硬化的还有她的肝脏。我感到恶心和头晕。我推测她的年龄应该是六十多岁。她长着圆圆的下巴，眼睛也是蓝色的。

"这真的是特权俱乐部，"里纳尔蒂博士说，"我们所做的解剖是得不到社会接受和认可的。这是医学院的标准惯例，但大多数人甚至不讲这些。学生们也不喜欢在课堂外谈论这些。在教解剖时，我向学生解释说，这是交到你手上的第一个病人身体。"

只有我们三个人：我、里纳尔蒂博士以及密苏里大学堪萨斯分校尸体实验室里那死去的老妇人。这是我离尸体最近的一次。在此之前，我曾见过像蜡像一样被装在棺材里的人，也见过包裹严实的尸体被抬到恒河岸边的火葬堆上。我曾手捧佛罗里达火葬场寄给我的父亲的骨灰盒。但在此地，我触摸的是一具真正的尸体。

"我妈妈去世时，"里纳尔蒂博士说，当时我正用镊子把黄色组

297

织分开,"我了解守灵的概念,就是让其尸体离开——我现在明白了。即使她是个孩子,你也出去看望她几天——因为她的身体在变化,你知道什么时候该埋了,她不会再在那里了。母亲去世时,我还没有准备好让她离开。我们太呆板无用了。"她的意思是,我们无法让自己去感受自然应该感受到的东西,实际上我们已经在感受这些了。"我们正在经历的事不会允许我们轻易放手。给你试试。"她说,同时递给我一把剪刀。

我握着女尸的手,用那把小小的、适合缝补衣物的剪刀将她的静脉和肌腱从结缔组织中分离出来。她的指甲很长,她的手摸起来像,嗯,正常人的手——不像死人的手,虽然尸体温度正常。

"手是最难解剖的东西之一,"里纳尔蒂博士提醒我,她的眼角皱纹里流露出温柔,"解剖手是一件非常亲密而且人道之事。"

死去的女人没有任何气味。但尸体实验室刚刚重新粉刷过,墙壁是浅蓝灰色的,油漆味很浓,有水滴落下来。我努力回忆芥川龙之介的小说《傻子的一生》中的语句:"他的朋友俯身在一具尸体前,使用手术刀熟练地剥开他脸上的皮肤。皮肤下面有一大片美丽的黄色脂肪。"

我由于紧张不断做出吞咽动作,里纳尔蒂博士盯着我的眼睛说:"你还好吗?需要暂停一下吗?"

"不,我没事。"我撒了个谎。继续手头的屈肌肌腱的工作。我又看了看女尸平静的脸,她柔软的圆下巴,她的脖子,她平坦的乳房。换器械时,我把手术刀或剪刀放在她的肚子上。

"我读研的时候,只有一个管理员会进尸体实验室。他们也不喜

第十一章 西西弗斯的快乐

欢来这里，"她说，"我记得有人告诉我，'我是唯一会进尸体实验室的人。因为我去过越南。'我总觉得有点儿奇怪。"

我一直盯着这位女性的心脏和肾脏所在的横膈膜上的巨大开口。她的胃已经被切除。我再次拿起手术刀，并努力假装自己不会昏倒。我给卡罗琳讲了丹·尼古拉斯的故事，几天前，我在堪萨斯城市社区学院太平间科学课程的防腐理论课上认识了他。

"丹·尼古拉斯是海军陆战队员。有一天，他的一群朋友被炸死了，死于训练事故。'我们不得不把尸体的各部位捡起来。'丹告诉我，'很多人都害怕尸体，但我从来没怕过。我认为，入殓师、葬礼承办人可以帮助很多人，而大多数人都做不到这一点。'"

"大多数人也不会教《大体解剖学》，"里纳尔蒂博士告诉我，"我朋友经常做一个梦，我也做过一样的梦。你正在和全班同学一起进行解剖，突然尸体一下子坐了起来，它还活着。你不知道是否应该杀了它，也不知道下一步该怎么做。"

我用镊子拉扯着肌腱。

"好了，现在你明白了，"她说，"做得很好。如果你愿意的话，可以将外科医生作为第二职业。你可以接受，还是……？"

在我们离开实验室时，有个油漆工正在打电话。"里面有一具尸体。"里纳尔蒂博士提醒他，然后他迅速转身，沿着大厅走开了。

到了室外，我就仰面躺在草地上，阳光洒在皮肤上。我觉得，我应该向里面死去的女人道歉。是她告诉我一些我必须记住却又不敢相信的事。我的脑海里有个声音一直在说：死亡没那么糟。很安静。一切都结束了。

我躺在草地上,冬日的阳光有点儿冷。我一边听着车流的声音,一边思考着平日里的各种担忧:孩子们、妻子艾米、金钱、事业。我不确定这些担忧是真实的还是虚幻的。我甚至不确定自己是真正担忧,还是更愿意浏览手机、查看电子邮件、读小说或者和妻子做爱。能活着,我是不是感到很幸运?那个女人可不像我的运气这么好。我很庆幸是我,我很庆幸我还活着,这意味着什么?我无法弄清楚这一切。但我明白,我还活在这个世界上,而她在里面,已经死了。

也许这是我有生以来第一次想得这么清楚明白:我不想要这样的结果。我现在还不想死。

无论是否具有自杀倾向,大多数人都不会踏上这种维吉尔式的地狱之旅。我想不仅仅为自己而且为其他人提供继续活下去的若干理由。不过,这事的确很棘手。

在《人生值得过吗?》一文中,伟大的美国哲学家和心理学家威廉·詹姆斯是这样描述这个难题的:"我的建议是,想象自己在与同胞亲人进行推理。他对生活的态度是这样的,生活留给他的唯一安慰就是对这样的保证念念不忘——'你可以在愿意的时候结束自己的生命'。我们用什么理由来说服这样一位兄弟(或姐妹)愿意再次挑起重担呢?"

你试图说服他人不喝酒的方式可能并不完全正确。你得再狡猾一点儿。你必须让他们思考喝酒的危害,直到他们说服自己不想喝酒为止。自杀也是如此,你得想办法让自杀者说话,直到他们真的在提醒自己其实没有必要自杀。酒鬼必须提醒自己意识到,喝酒一点儿都不性感,一点儿都不好玩,一点儿都不炫酷,一点儿都不自由。你可以帮助有自杀倾向者牢记:他有生活的奔头儿,除了现在的痛苦之外,活着还有更多的意义。

关于如何帮助抑郁和想自杀的人,威廉·斯泰伦写道:

> 那些可能是被疾病围困者第一次需要被告知——更确切地说,是被说服——疾病有其自身的运行规律,他们会渡过难关。对他们来说,这一点很重要。这项工作很艰难,站在安全的岸上对着溺水者高喊"振作起来!"无异于侮辱。但是,事实一再证明,如果鼓励足够坚定——支持也同样坚定和充满热情——濒临危险者几乎总能获救。无论出于什么原因,处于抑郁状态的大多数人,都处于一种完全脱离实际的绝望状态,他们饱受被过分夸大的病痛折磨,所谓的致命威胁与现实毫无相似之处。此时,需要朋友、爱人、家人、仰慕者近乎虔诚的投入来说服受苦受难者认识到自身生命的价值,而这常常与他们认定自己是毫无价值的废物格格不入,这样的真诚帮助阻止了无数人的自杀。

斯泰伦的作品是根据他自己的抑郁和自杀倾向经历写成的,对于那些有朋友或亲人患有抑郁症或有自杀倾向的人来说,他的建议极有帮助。对于那些抑郁、有自杀倾向或两者兼而有之的人来说,他的书也是很好的提醒,如果能伸出援手,你就应该伸出援手。人们会因此做出让你意想不到的举动。如果能打电话,那就打给他们。

要让他们知道，还有人希望他们继续活下去。你总是可以提醒他们，这种感受会过去的。告诉他们，这种感受无可辩驳，也难以避免，但是，如果能再咬牙坚持一天，他们应该会想出帮助解决问题之道。

美国自杀学协会创办者、心理学家埃德温·S.施奈德曼在如何预防自杀方面可能是最有影响力的美国作家。在其整个职业生涯中，他都在研究如何说服人们不要自杀。他建议尝试做三件简单的事："减轻疼痛；摆脱障眼罩；减轻压力——三者都一次减轻一点点。"在理想情况下，朋友或治疗师能帮我们做到这一点。但是，这些也是我们可以自己完成的事。

减轻疼痛

这里的关键是"减轻"的概念。你不是想彻底消除痛苦，只是想减轻疼痛。在痛苦时刻，可以把自己当婴儿对待。即使是像一杯茶那样的简单之事也会有所帮助。永远不要低估哭泣的力量。

痛苦是精神上的东西，是恐惧，是恐慌，是懊悔，是苦闷，是心碎，是压倒性的愤怒，是羞耻，是成为自己所带来的难以忍受的厌恶感。从内心改变思维很难，所以减轻痛苦最简单的方法就是改变其外在的物质条件。首先，换个房间。换一种活动方式。如果你一直在看手机或电脑，暂时把它们放一边，到室外走一走。听一听手机里最喜欢的歌。（奇怪的是，美国民间音乐和蓝调似乎对我很有帮助。琼妮·米歇尔[1]和吉米·亨德里克斯[2]是强效良药。）吃几口昂贵的冰激凌。去看看花园，或者给花草浇浇水，或者去除掉几棵杂草。

如果你能给你关心的人发短信、发电子邮件或打电话，那么他们就不是你痛苦的直接原因，我相信这么做会有帮助。即使是看电影，尤其是一部你熟悉又喜欢的电影，也能减轻一些痛苦。现在想想，下次想自杀时，我准备看什么电影，感觉就像一次健康锻炼。这听起来可能很傻，但我经常对自己说：你都要自杀了，时间根本不是问题，你都要放弃你的一切了，那为何不先看一场电影呢？

摆脱障眼罩

"摆脱障眼罩"，施奈德曼的意思是，我们最恐怖的想象大多来自我们专注于生活中的某个特定方面，而没有从更大的视角看待痛苦。痛苦制造了障眼罩，障眼罩反过来又强化了痛苦。就像你的头撞到了某个东西，或你的脚趾碰到了某个东西，突然之间，你满脑子想的都是疼痛。但是，你若能把注意力从痛苦上转移开，痛苦似乎就不那么重要、不那么引人注目了，而且真的是这样。

美国作家安德鲁·所罗门告诉我，渡过危机时刻的关键是：记住，你以前来过这里，你活了下来，并在另一边重新发现了快乐。

---

[1] 琼妮·米歇尔：加拿大女歌手、画家、音乐制作人。——译者注
[2] 吉米·亨德里克斯：著名的美国吉他手、歌手和作曲人，被公认为是流行音乐史中最重要的电吉他演奏者。——译者注

危机治疗师坎迪斯·比金斯告诉我,她总是建议人们拓展视角。戴着障眼罩就像与你爱的人激烈争论,在愤怒的火焰中,你只能看到你是对的,对方是错的。但是,真实情况总是比这复杂得多,愤怒时的思考永远解决不了问题。

摆脱障眼罩并不容易。痛苦的障碍物将我的思考限制在几秒钟、几分钟,幸运的话,可能在几个小时之内。如今,摆脱障眼罩意味着考虑别人而不是我自己。想想孩子们,回忆和他们在一起的快乐时光,想想他们生活中目前进展顺利之事,这些都能帮助我摆脱障眼罩。想想哥哥达伦和弟弟帕特,他们很好,在得克萨斯州过着自己的生活,想到这帮助我摆脱了障眼罩。想想和妻子在一起度过的快乐时光,比如我们在古巴的小镇里四处寻找买了铲子,要种下一个和平花瓶。到了晚上,我们在儿子睡着后躺在床上看电视,这些都有助于摆脱我的障眼罩。有时,甚至回想一下我在生活中取得的细小进步,如学会修理地下室管道,不用再叫水管工,也可以帮我摆脱障眼罩。

很难说服自己相信以前有过这种感觉,而且会再次感觉好起来。很难相信未来可能会比现在的痛苦更少些。如果我能试着想想我过去生活中不那么痛苦的甚至是美好和快乐之处,这会帮助我摆脱障眼罩。我没有自己想的那么讨厌,有时候,甚至还能让人笑出声来。有时,我的学生上完一节课后似乎很满足,他们突然喜欢上了美国黑人女作家奥德丽·洛德、英国诗人杰拉德·曼利·霍普金斯、丹麦哲学家索伦·克尔凯郭尔、法国哲学家西蒙娜·德·波伏娃和印度诗人泰戈尔。即使我现在感觉很糟糕,我也不会总是把负面情绪

第十一章 西西弗斯的快乐

投射到世界上。

减轻压力

压力就是这个世界,是世界对你提出的种种要求,也包括你对自己提出的所有要求,压力是"你不好"的观点,这观点是可怕的、错误的,但又是非常普遍的和可以理解的。

减轻压力似乎无关紧要。有时候,我因工作压力感到极度恐慌,我会只回复一封邮件——最好是一封我觉得自己难以回复的邮件——一下子让我的呼吸变得轻松一些。有时压力让我觉得我什么都做不了:工作、婚姻、育儿、开车带孩子兜风、早上五点起床带孩子、写作、联络朋友、铺床、把洗干净的衣服叠起来……事情太多,太多。然后,我可能会给很久没联系的朋友发个短信,询问他最近过得怎么样?或者叠几件堆在洗衣房旁边沙发上的干净衣服,把它们收起来(不是全部)。我可能会问妻子:"天哪,你现在也和我一样不知所措吗?"如果她没有像我一样不知所措,这是好消息,她会告诉我,我们可以一起渡过难关。如果她和我一样不知所措,那我并不孤单。这些都是小事,却是拯救生命之法。

最近我和一个朋友聊到这本书,她问我应该对想自杀者说点儿什么,我很自然地问她是不是想自杀。她向我保证绝对没有,她只是在理智地思考这个问题。于是我又问了她几个问题,安慰她说,她并不是真想自杀,然后告诉她,我若遇到类似情况通常会做什么。

然后,我问她会说什么,她说:"我不知道。我想我会问他们为

305

何要自杀。我想我会说'请不要自杀'。"我喜欢这个答案。请不要自杀。有时,这是想自杀者能听到的最好一句话了。请不要自杀。

如果你正在读此文,并有自杀的念头,我想说,我明白你现在有多么痛苦。我也能理解你的感受,既觉得没有活下去的理由,又觉得死亡能结束那种痛苦——即使不能结束痛苦,至少能改变现状。我知道你很想解决问题。我完全明白,但作为本书作者,我想请求你不要自杀。至少今天不要自杀。大门永远是敞开的,所以今天还是别把门关上吧。

在李翊云的小说《理由到此结束》的结尾,母亲(叙述者)正在和她自杀身亡的孩子对话:

"答案不像文字一样飞来飞去。"我说。
"问题却可以飞来飞去,对吧?"他说。
"的确如此。"我说。

我们永远不可能获得所有答案,也许,我们不必得到所有答案。我们可以简单地度过这一天,别想太多。我们不需要知道明天会发生什么,甚至也不需要了解我们自己。寻找答案的过程可能会增加压力。也许我们可以让事情变得轻松一点儿,就让问题到处飞一会儿。

也许是年龄增长的缘故,我遇到越来越多的人在思考如何能够安详地死去。那是 2020 年夏天,因为疫情,我们在印度喜马偕尔邦的比尔被封控了好几个月。每天,我都会和房东一起参加匿名戒酒会。房东是在康复中的海洛因成瘾者。他给我讲述每天吸食"红糖"（吸食而非注射的海洛因）的故事。

"我过去常常去洗手间吸点儿红糖再回来工作。"他说。他坐在厨房吧台旁的棕色皮椅上，我就坐他的对面。他身后是一扇大窗户，窗外就是道拉达尔山脉，山顶被白雪覆盖。"在某个时刻，我看到了弗里德里希·尼采写的《善终》。我对自己说，我要过上什么样的日子才能善终？我需要好的经验。与家人和朋友交谈，分享自己的内心世界。这并非小事，我却没有做到。我需要过一种与现在完全不同的生活。但是现在，我觉得，这就是我所拥有的生活。昨天和今天是我和妻子、儿子以及我在村里遇到的人交谈的日子。我不想把任何事都视为理所当然。我不是会感恩的人，我没有列出需要感恩的人员名单。我知道，明天可能会很糟糕，我甚至期待这样的明天。但是，你知道，我觉得今天已经兑现了。我不必非要死在可怕的环境之中，我可以死得很痛快。"

这个故事给我留下了深刻的印象。我的确可以选择，要么死在恐怖、悲惨的环境中，身后只留下遗憾和不快乐——即自杀——要么努力活得足够长久，这样到了死亡来临之时，我会觉得自己已经竭尽所能让自己死得痛苦了，而非悲惨地死去。与其试图逃避生活，倒不如把它理解为一个机会，不是我已经浪费掉的机会，而是只有继续生活才能得到的机会。丘扬创巴仁波切谈到死亡时说："死亡具有一种荣耀和幽默。你无须满怀懊悔而死，你可以幸福地死去。"

我喜欢这条建议：只要继续活着，就总有更好的死亡机会。至少，我可以避免很可能发生的孤独和耻辱之死。

就在我写下这段文字的时候，艾米抱着拉特纳在阳台上从我身边走过。拉特纳正在哼唱电影《赛车总动员》（他最喜欢的电影）中的一首歌："有一片蓝天／就在云彩的后面等着你。"我已经上了年纪，也非常迷信，不至于认为这仅仅是个巧合。

在我和房东谈话后不久，我们就因为一条毯子大吵一架，他不想让我们再用了，我们搬出了他的公寓。疫情封控的紧张让我们都感到筋疲力尽，日益绷紧的那根弦终于断了。

现在，我们住在一个长长的车库的后半截，前面有三个钢制百叶窗，上面刷着亮黄色安比嘉水泥广告。街道对面是一小块空地，一位当地企业主在此经营了几辆红色大巴车，这些大巴车通常载人前往西姆拉、曼迪和帕兰普尔等地。

该建筑的前半截是两个车库隔间，里面有业主的轿车及银色马恒达 SUV；第三个隔间是他的小卖部，每天早上，我都去那里买水、泡茶用的豆蔻、蜂箱里的蜂蜜以及洋葱、土豆、大米和豆子等食物。今天早上，我买了餐巾纸，因为我们的卫生纸用完了，还买了两袋调奶（水牛奶和奶粉的混合物），因为在我们出门时，每天早上给我们送一升新鲜牛奶的人还没有到。我们整天喝印度茶，我的泡茶手艺越来越好了。

我真希望我们和前房东的关系没有变得这么糟糕。他和我有很多共同点：同为父亲、曾经的创业者和瘾君子。他告诉我，他在比尔的第一年一直想自杀。最初几次他向我提起此事时，他说自己"有自残的危险"。后来，他告诉我，他"离开德里就是为了避免自残"。几天后，他终于承认，他搬到山上来的唯一原因是他打算自

第十一章 西西弗斯的快乐

杀,他觉得自己没有什么可失去的。在这里的第一年,他一直被自杀念头困扰,但在这里,他第一次体会到了平静,因此他自杀、抑郁症的发作次数越来越少。我为他担心,空气和风景的改变——最重要的是,人的改变、远离家庭生活的困难以及他"所承受的印度第二好商学院同班同学"的成功带来的压力,他仍然不断抱怨这些变化——这些变化的影响会在一段时间后逐渐消失,但更深层次的问题会死灰复燃。

有一次,我哥哥达伦在抱怨他现在的妻子克里斯托尔,然后他说:"你知道希瑟(他的第一任妻子)吗?和克里斯托尔一样。她就是这样。"(我不愿意说出真正的问题是什么。)

我笑了。"是的,我也是,三个不同的妻子,三个不同的人,完全一样的问题。这让我不由得纳闷究竟是什么问题。"

"我以前总是这么说你——你把完全正常的女人统统变成了魔鬼。"

他没有明白我的意思。"我想可能是吧,"我说,"但实际上,我在想,如果我和三个完全不同的人生活,同样的问题却一直都存在,那么,问题或许并不出在她们身上。"

这个发现并无多少新鲜之处,但我的确是通过三段婚姻才开始意识到自己的问题,无论是什么,无论涉及谁,问题都在我身上。并不是说我接受了妻子的行为、言语、思想和感受,这些我根本改变不了。这可能是真的,我不知道。但是,我必须明白的要点是,她不是问题,有问题的是我自己。她可能会帮我解决问题,也可能不会——一切都取决于问题本身,就像我未能帮到她一样。但是,说到我的问题，这些问题不是她的，也不是你的，甚至不是我们的。（很容易将我的问题当作共同问题，以此逃避自己的责任。）这些只是我的问题。谈论这些问题、抱怨这些问题或者为自己感到难过，没有什么大不了。

虽然如此，做出一点儿改变或许会有所帮助。搬出房东的公寓解决了一个大问题——他公开骚扰我，并开始在手机的社交平台上向艾米发送性暗示和胁迫的信息。此人逃到山里让我想起我的两次搬家经历，第一次是从达拉斯搬到北卡罗来纳，第二次是从北卡罗来纳搬到奥斯汀。我担心，两次搬家都无法让我逃避自己的问题。克兰西。无论走到哪里，你都会把问题带到哪里。我的确随身携带了很多问题。

但是，我的确留下了一些问题，或者它们只是我搬家产生的结果。为了摆脱珠宝生意，离开得克萨斯是我能想到的最好办法，虽然痛苦不堪，但毕竟真的奏效。如果我继续干这一行，我担心"饮弹自杀"的阶段迟早会再次开始。我回到得克萨斯州是因为我太想念六岁的泽莉了，我们已经分开好几个月，每次走过操场时，我都感到内疚和担忧，甚至暗自落泪。只要我一回来，我们每周就都能在一起了。

在尼采的自传《瞧，这个人》中，他写道，要找到合适的居住地、合适的人、合适阅读的书（他称为精神营养），甚至合适的食物和饮料。他建议不要喝咖啡、啤酒和葡萄酒，并指出这些饮品对身体特别有害，他必须不惜一切代价避免饮用这些东西。接着，他甚至把天气也包括进来。

第十一章　西西弗斯的快乐

> 就营养问题而言,居住地和气候也同样重要。没有人可以生活在任何地方,而肩负重大职责的人的选择空间可能非常有限。气候影响身体健康,推而广之,选择糟糕的居住地和气候不仅可能让人丧失目标和机会,而且彻底阻碍你看到这些目标和机会。

当我在十几岁第一次读到这篇文章时,我想不可能是这样的!我生命的意义、目标和梦想这些重大问题,不可能与天气和我吃的东西有关!但是,由于我热爱并尊敬尼采——我仍然热爱并推荐他的作品——我将这一切都当作隐喻来解读。

这样解读是可能的,也是应该的。尼采不是仅仅讨论最寻常之物,还讨论了我们如何以及为何需要重视它们。就像所有讽刺大师一样,他也言出必行。这就像学会相信自己的身体、自己的环境、自己的心理和自己的精神一样简单,就像发现什么有助于健康幸福,什么可能会干扰它一样。他把这一点延伸到谨慎交友,他还提到锻炼,他坚持认为人在运动时思考能力最好。他说,就像他本人一样,他自己最棒的思维和写作时机总是在运动中,最好是到大自然中徒步旅行。

在过去的八九年里,我逐渐认识到,事情就这么简单:我必须把自己想象成花园里的植物,其生死取决于阳光、土壤、水分以及所在位置等。

但作为初学园艺者,我可以告诉你,这一点儿都不简单。种花养草需要大量练习,大量试错,辛苦的工作,最重要的是坚定的意志,这个过程才能发挥作用。料理和爱护花园很容易,因为每天我都能看着它,看到新的生长点和困难所在,我感到很满意,绿色的范围越来越大,越来越绿,鲜花争奇斗艳、妖娆盛开,我可以戴上手套松土锄草,修剪枝叶,纠正问题。因为我不能迅速、生动地看到内心变化的结果,所以同样认真地关照自己就要困难得多。此外,我的花园里不存在内疚、羞耻或遗憾;它也不会说长道短,没有其他坏习惯;既不会让人失望,也不会违背承诺;不伤害人也不会把事情给搞砸了。

在酒鬼时期,我有时会对不喝酒的人如弟弟帕特感到惊讶。难道他不会讨厌自己身上的味道吗?我想知道。难道他不需要释放自己的个性吗?他不需要逃避……自我吗?我甚至认为这是麻木不仁的表现,仿佛我的自我厌恶,我无法忍受克兰西在精神上值得钦佩一样。在某种程度上,自我蔑视也是一种自鸣得意/自我恭维。

对我来说,喝酒最重要的是逃避自己,释放自己。并且逃避自我是喝酒中最让我想念之处,戒酒的最初几年,最困难的也是逃避自我。我服用的其他镇静剂抑制了做我自己的感觉——让我身上的气味不再那么刺鼻——但我仍然还在。不过,喝醉了以后,我就真的消失在一片黑暗中,飞得无影无踪了。

然而,就像我小时候开始喝酒之前那样,一旦我再次被迫与自我共处,我就慢慢学会不那么抗拒自己了。克兰西并没么容易让我害怕、恐慌和窒息,也缓解了我的幽闭恐惧症。没错,我还是和以前一样自私,但我正在改掉逃避自我的习惯。

有学生最近对我说:"你做什么事都这么慢!"从来没有人这么

第十一章 西西弗斯的快乐

说过我。人们总是告诉我要慢下来，要更小心一点儿。公平地说，到现在为止，我仍然经常听到这样的话。但是，我发现她的抱怨真的令人振奋。也许我的确有点儿慢了。

最近我看了我和两岁儿子玩耍的视频，我想，天哪，你太疯狂，太愚蠢，太歇斯底里了。深呼吸！给我冷静点儿！这也很振奋人心，因为我不确定自己以前是否注意到这一点。我可能会想，你在努力当个好爸爸，你在努力陪孩子玩。看看你在想方设法逗他开心！

然而，我仍然时不时感到恐慌、绝望。正如我在本书开头所说，最近我经历了严重的抑郁期——尽管很短暂，也许只有一两个月，但非常可怕。所以，我可以自以为是地与适当的人住在适当的地方，悠闲地谈论园艺和营养，但我还想说的是，当我生气或绝望之时，我所做的一切都统统失效了。于是我尝试着什么也不做。

伏尔泰写道："想让自己免于自我毁灭的方法就是总有事要做，这个诀窍几乎万无一失。"此话千真万确。让自己忙碌起来，设定一个目标，这样就可以避免纠缠在自我问题上，避免将其夸大。分散自己的注意力是避免痛苦的方式之一，让自己从自杀的念头中转移出来，足以躲过自杀时刻，足以渡过这场危机。焦点集中的活动是分散注意力的绝佳方法。然后，如果我保持积极活跃，从前的幸运饼干格言就会发挥作用："行动带来好运。"诚哉斯言。

但是，需要有事做，需要做点儿事也可能是问题之所在。如果我什么都不做，那是在等待。如果我在等待，如果我能学会让自己等待，就会改变一些事。选择等待并坚持这个选择，恰恰是能给我带来好运的一种行为。也许我最终可以不再等待，仅仅……但是，这听起来有点儿野心勃勃。

实际上，想想人的精神营养和关爱灵魂和成长，它意味着什么呢？愤怒就是很能说明问题的例子。小时候，我脾气很暴躁。老实说，大部分时间我都很害羞、安静，甚至情绪压抑，公平地说，有时候也会爆发。这种情况一直持续到二十多岁，我开始酗酒，然后我不知怎么说服自己，我是个最不容易生气的人，尽管我有时会在喝醉时变得讨厌、卑鄙、非常愤怒（或者绝望地多愁善感，或令人厌恶地自怜、自怨自艾）。

但是，遇到艾米之后，她多年来多次向我指出我经常有太多的愤怒，我开始渐渐意识到，在愤怒这件事上我需要做些事，我的抑郁和自杀行为也许与愤怒有关。

通常，一旦生气，我就想一直生气下去，永不停歇。我注意到，一旦陷入绝望之中，我也有同样的感觉。在愤怒和绝望时，我常常牢牢抓住自己的痛苦不放。生气时，我有时会有意识地对自己说，要继续生气下去，但在绝望时，我从不对自己说，要继续绝望下去。然而，这两种痛苦都有心理惰性。当我经历愤怒和绝望中的任何一种情绪，它都强烈地抗拒理性。我可以试图说服自己不要愤怒、不要绝望，但往往不能成功。而且，这些情绪常常紧密结合起来。愤怒和绝望会合二为一，愤怒会变成绝望，绝望也会掩盖愤怒。

哥哥达伦喜欢说："一发脾气，你就输了。"艾米坚持认为，我们无法控制这些情绪，只需要体验并诚实地面对情绪。她提醒我，要隐藏自己的愤怒，不要在十五分钟之内就把最真实的愤怒发泄出来，而要在一周的污秽肮脏中慢慢释放，用简短的评论、委屈、抱

第十一章 西西弗斯的快乐

怨。绝望也是如此，我不断地压抑一阵一阵短暂的真痛苦，痛苦就会从裂缝中渗透出来，一连几天出现在这里或那里，到处都是。

但是，我无须因为愤怒或绝望采取行动。年轻时，如若生气或沮丧了，我有时会割伤自己的手。我割伤自己的手指，用拳头砸墙，或用指关节或手指把门关上。直到三十三岁时，我还因为和女友分手而不停地拍打砖墙，就像两岁的孩子大发脾气一样，右手六根骨头骨折。但现在，我不需要这么做了。我无须依靠做出某些举动来逃避任何感觉。

据说，佛教的许多教义都始于"人生就是苦海"。这个想法总是给我带来麻烦，因为我想回答说，并不全是痛苦，生活中还有快乐。

想到痛苦来自欲望——一旦欲望受挫，我们就会感到痛苦，但欲望似乎总是受挫，而且没完没了——我常常担心，就算痛苦的确来自欲望，但我也许仍需要欲望。话又说回来，也许我们的确依赖欲望，但我们未必非要这样做，也许还有别的办法。

绝望、愤怒、欲望——可能只是三个不同的名字——在佛教传统中，被称为三毒：贪、嗔、痴（贪欲、憎恨、愚痴）。因此，愤怒是我在表达对他人、对自己的憎恨。这是我的战斗本能。绝望表达了贪婪，我需要保护我的小领地，我的小世界，我觉得自己已经无能为力。这是我的逃逸本能。欲望则是愚痴——我还没有真正想好什么对我和我自己来说最好。但是，若非想成名成家，我干吗去写小说？等等，写那本小说是成名的最好方法吗？2008年年底，不正是那本小说及其即将出版导致我在卧室壁橱里用床单把自己吊起来吗？若不是出于成名的动机，而是别的原因才写这本小说呢？促使我进入珠宝行业发财的动力是什么呢？或者是我想成为像世界上时髦花哨的人物那样的时髦花哨先生，让我有机会住进奢华酒店，享受奢侈的膳食、服装、汽车等。庆幸的是，这些奢侈的习惯早就被我愉快地抛弃了。

对于这些，我都不太确定。欲望也许是好事，至少有时是这样，它会产生好的结果。要不是我写了第一部小说，我想是不大可能遇到艾米的。这个问题与其说是欲望，倒不如说是我去询问和调查的愿望，去质疑，去更仔细、更深入地审视自己的欲望。不妨试着诚实地问一下自己：究竟是什么促成了我的成功？是什么造成了干扰？我是否愿意尝试去做那些真正能帮助我而非伤害我的事？

一群年轻僧侣与其师父坐在一起，师父解释说，我们光脚走路时，经常会伤到脚。那么，解决方案是什么？我们是否应该用皮革把整个世界盖上，这样就不会再弄伤脚趾了？"不，"一位年轻僧侣回答，"我们把脚遮起来。"

我们做不到用皮革覆盖世界，我们也不想这么做。生活就是我们经历的一切，包括情感经历、恐惧、希望、渴望和困惑。如果我们假装这些事并不痛苦——如果我们只是这些事件中的受害者，如果我们受制于这些事，如果我们不去想这些事，不考虑这些事——我们会继续蹒跚而行或者跌倒。就我而言，这可能意味着我重新喝酒，或者在车库屋顶梁上上吊自杀或者酗酒兼自杀。只要我是光脚，就可能踩到尖利之物，脚趾就可能被戳破。但是，我可以考虑适当护理我的脚。我可以把脚包裹起来。

我怎么穿鞋？我尝试过很多方法。有些方法的效果比其他更好

第十一章　西西弗斯的快乐

些。这是持续进行的过程。人人都必须找到自己的路，因为我们的环境、经历和弱点各有不同。

大多数时候，和其他人一样，我面对的是更加普通的自己，没有陷入危机的自己。我要赶紧补充一下，奈莉·阿坎和大卫·福斯特·华莱士的危机一直在持续恶化，在他们的案例中——或者如果你有这种感觉——精神病学，甚至是精神病院通常能提供一些帮助。（这让我想起华莱士给他的朋友，同时又是作家以及自杀幸存者的唐纳德·安特里姆打过一通奇怪的、未卜先知的电话，向他确认电痉挛疗法的可能好处。令安特里姆感到惊恐的是，几个小时后，他的精神科医生向他建议，电痉挛疗法可能是唯一的治疗方法。）最近，一位非常亲密的朋友写信告诉我，她再也不能相信自己了，她正乘坐网约车去急诊室。我知道她在挣扎，但我并没有意识到她的危险处境。她在精神病院住了一个星期，再次出院之后，她用的药换了，病情大有好转。我非常尊重那些能够为自己的心理健康和脆弱性承担责任的人。这正是尼采的想法：认识到人类个体是多么敏感和脆弱，并相应给予适当的关注。

但是，当我写这句话时，我的感觉很好，基本上很平静，可以算是谨慎乐观。这是堪萨斯城的春天，鸟儿在窗外歌唱，孩子们似乎都很好，疫情似乎有所缓解。在我的内心，我找到了熟悉的颤抖，同时也有平静的欢呼。生活似乎总体可控。午餐时，我吃了一小碗意大利面。我喝着苏打水，想去厨房拿个苹果吃。正如我此刻经历的那样，我的世界是可控的甚至是受欢迎的或可探查的。

有一项著名的成瘾研究叫老鼠乐园实验，该实验是由加拿大西

317

蒙菲莎大学的帕特里夏·哈达韦、布鲁斯·亚历山大及其同事一起开展的。他们把一些倒霉老鼠放在单独的小笼子里，另一些幸运老鼠放在大笼子里，大笼子里的老鼠有同伴、性伴侣、锻炼设备，也有隐私和玩耍的空间。两组老鼠都可以随心所欲地喝到无限量的含糖吗啡水和普通饮用水。

结果是，那组倒霉老鼠喝的吗啡水量是幸运老鼠的19倍，而那组幸运老鼠常表现出对普通水的强烈偏好，甚至回避吗啡水。研究人员尝试了水的可及性、吗啡甜度和剂量的不同组合方式，但总体趋势非常明确：痛苦环境中的老鼠通常会成为瘾君子，而在快乐环境中的老鼠通常无上瘾表现。喝上一杯的想法和自杀的念头有相同道理——至少，自杀往往是积极主动的选择。

在本书中，我一直在阐述我自杀思维成瘾。或许这是我对克兰西上瘾的另一种说法。也就是说，我对自己以及自己生活中某种想法（并希望摆脱生活中的痛苦、困难、失败和遗憾）上瘾是我烦恼的真正来源。如果我没有自己想象的那么重要呢？那么，我的痛苦和失败就没那么要紧。那时候，逃离自我或修复自我也就不那么重要了。

几年前，在最开始写这本书时，我有时会去当地杂货店买杯咖啡，然后坐在店里写作。杂货店离我家不远，从学校办公室出发，步行几分钟就到了。人们可以在二楼的室内露台上与朋友共进午餐。这并非最适合写作的咖啡店，却是很不错的工作场所。而且，几乎总有空座位，有点儿活动空间，还有可以为电脑供电的电源。

有一次，我的两位教授朋友也在那里工作，这是一对已婚夫妇，

第十一章 西西弗斯的快乐

我顺便过去打了个招呼。他们问我在做什么,我解释了一下这本书,然后我说:"问题是,我觉得必须提供解决自杀的某种方案。最近一位编辑问我,每天是如何度过的,我是如何让自己摆脱困境的。"这位编辑是我的朋友 A·J·达勒里奥,他创建了一个非常精彩的康复网站,名为"小弓箭"。我说:"我不知道。能让我摆脱困境的可以是妻子艾米、几个女儿或者写作,肯定不是喝酒。但是,我不能详细告诉别人这些。"

诸位读者朋友,对你们来说,这可能很简单,但在我考虑是否要自杀时,我仍然觉得需要给人活下去的更多理由。而且,我说过妻子和孩子们救了我的命,对我来说很好,我现在仍然这样说。但是,对于妻子刚刚离开,孩子不愿意和他说话的人来说,在他就要把枪放进嘴里开枪自杀之时,说出这些理由恰恰是完全错误的。

"但是,这正是你应该告诉人们的话,"他们俩都说,"就告诉人们究竟是什么让你做到不自杀的。"

我相信这两位朋友的意见。有一次,我思考了一会儿,想到了尼采、安德鲁·所罗门和李翊云的作品,我意识到,是的,这就是我该做之事。我把我的环境(包括内心环境)从孤立的笼子变成老鼠乐园(心理试验)。我是怎么做到的呢?下面是我匆匆列出的一份清单:

1. 两个飞镖

存在主义哲学家保罗·路德维希·兰茨贝格说:"错误之处不在于要与痛苦作斗争,而在于我们总是抱有一种幻觉,以为能够消灭痛苦。"

他的意思是我们要受苦,这个过程会很难。我们甚至要在痛苦中挣扎,这可能非常不愉快。通常,在痛苦中挣扎的同时,我们实际上变得更加痛苦,就像一只兔子绝望地拉着捕兔的圈套。但是,真正危险的想法是我们仍然抱有希望,以为有朝一日能够彻底摆脱痛苦。

我们大多数人将自己从痛苦中解放出来的念头与佛教联系在一起。四圣谛的全部理念不就是让我们走出苦海吗?(1)有苦(苦谛)。(2)苦有因(集谛)。(3)苦有尽头(灭谛)。(4)有一条路通向苦难的尽头(道谛)。

早在 2015 年或 2016 年,我正在教授心灵哲学课程。我们花了几周时间讨论佛教哲学家法称的观点,之后两位最优秀的学生找到我——他们都是旁听这门课的退休内科医生——告诉我,他们的朋友是科罗拉多州禅宗佛教中心的负责人。他们把该心灵哲学课程告诉了他,他说:"一定要请他解释第三圣谛(灭谛)。"

老实说,他们的朋友是在拿我开玩笑,因为我并没接受过给学生上佛教课的训练——尽管我像大多数教授一样,在课堂上教了很多东西,但这些东西是我研究生毕业很久之后才学的。他多半是在跟我开玩笑,因为这个问题太难了。苦难真的有尽头吗?还是说,

第十一章 西西弗斯的快乐

佛陀是在使用他作为导师的巧妙手段，帮助我们开始沿着道路前进，在我们尝试行走时，这条道路会展现出自身的不同方面？著名哲学家维特根斯坦把他自己的哲学描述为一把梯子，一旦爬了上去，就可以扔掉哲学这把梯子。佛陀的教导可能有点儿类似：我们应该暂时相信有些事，一旦完成了只有在这些信念下才能完成的工作，我们就无须再相信它们了。

但是，我不是佛教专家，不管第三圣谛的地位如何，也不管苦难如何终结，我们都可以根据自身的反应增强或者减弱自己的痛苦。在此情况下，我发现佛陀的教导特别有用，这通常被称为"两个飞镖"。佛陀解释说，我们经历痛苦（第一镖），然后我们通过使痛苦变得更糟以回应痛苦的经历（第二镖）。由痛苦引起的应战或逃跑的感觉才是真问题。遭受痛苦时，我们不必惊慌失措，不必觉得出了什么毛病，不必试图去修复什么，也不必去评判自己。

艾米曾经总结了这个简单的想法，她说："我热爱第一圣谛的原因是，突然意识到我并非唯一的受苦人。我并没做错什么。人人都像我一样痛苦。"有时，她还说，第一圣谛的关键是让人认识到"世上没有贵宾室"。

对我来说，这绝对是解决抑郁和自杀念头的方法：瞧一瞧，克兰西，在你痛苦之时，你没有做错什么。我不是唯一搞不明白的人。我不是什么特别的浑蛋或骗子（大卫·福斯特·华莱士似乎担心他是）。这并不是说，如果我是伟大的艺术家如菲利普·塞默·霍夫曼或奥德丽·洛德那样，我就不会再痛苦了。也不是说，如果我是像格温妮斯·帕特洛那样的天才，我就不会再痛苦了。也不是说，如果我是像德里克·帕菲特或艾瑞斯·梅铎那样伟大的哲学家，我就不会再痛苦了。也不是说，如果我是像梅琳达·盖茨那样的亿万富翁、慈善家，我就不会再痛苦了。更不是说，如果我是上帝，像美国吉他手摇滚歌星吉米·亨德里克斯一样降临到地球上，我就不会再痛苦了。即使我的痛苦可能与他们的不同，无论如何，我都要遭受痛苦。（话说回来，我遭受的痛苦可能和他们不会有太大不同。）

但是，当我与痛苦抗争时，当我认为这是其他东西的某种迹象，或必须关闭，或者认定它是恐慌、惊慌、攻击或逃跑的原因时，自己的痛苦会变得更严重。最糟糕的痛苦，真正让我想自杀的痛苦，永远是瞬间让人抓狂的痛苦，有时表现为自我厌恶，有时表现为焦虑或绝望，有时表现为可怕的幽闭恐惧症。但这种痛苦是第二镖，而非第一镖。

所以，当我被第一镖击中时，如果我能告诉自己让自己感受那支镖的痛苦。别额外做什么了。就让那支镖刺中你吧。那么我很可能是一只脖子被铁丝网套住的兔子，但至少还没有在与痛苦的搏斗中把脖子拧断。

2. 家庭

我一直很钦佩匿名戒酒会中那些老会员，他们几乎失去了一切。这些人，无论男女，都讲述着自己的故事，如失去工作；被伴侣、孩子和朋友抛弃；他们发现自己跌入谷底，除了那些酒肉朋友之外，被所有人抛弃。然而他们戒了酒，并且一直保持戒酒状态。对于很

第十一章　西西弗斯的快乐

多这样的人来说，他们的家庭不能破镜重圆，他们的事业也不会东山再起，然而他们能够戒掉酒瘾。对我来说，这是个奇迹，我不得不承认我有些搞不明白。我也许希望自己永远也搞不明白，因为我怀疑只有一种方法可以真正明白这一切，那就是经历痛苦。

因为酗酒，我失去了妻子、朋友、同事和情人。在精神病院治疗期间，我也差点儿丢掉了工作——无疑对我的职业发展造成了无可挽回的损害。有一次，大女儿对我非常恼火，她不想和我说话。正如我在本书第十章中讨论过的那样，我必须赢回探视女儿玛格丽特和鲍西娅的权利。这是我做过的最困难的事。我对自己的信念感到非常自豪——不管是不是彻底的自我欺骗——总体上说，我算得上一位正派、善良、慈爱的父亲。

但是，直到最近我才明白，在一些重要方面，我总是把家庭放在第二位。我告诉自己，为了养家糊口，我必须把工作放在第一位，但事实上，我本来可以重新考虑如何平衡处理工作和履行生活义务的方式。对每个人来说，维持这种平衡都是一场斗争，也许没有人能做到完美的平衡。但是，最近，对我而言，问题变成了：我怎样才能找到方法更多地陪伴家人，把注意力更多放在家人身上，怎样才能更多关心家人？而不是怎样才能让家人开心地放手让我去工作？

也就是说，我一直在重新调整优先选择的顺序，至少是一点儿一点儿地在微调。即使当我觉得妻子对我不友好或不公平或者孩子快把我逼疯时，或者当我知道有人真需要我关注时，我也会说，我会尽力帮忙，但目前我的确做不到。我想记住，除了他们以外，我不大可能对这个世界做出真正的贡献，我的情感、心理和精神幸福与他们紧密交织在一起,以至于帮助他们和拯救自己其实根本就是密不可分的。

现在,日复一日,真正做到这一点其实并不容易。萨特在《禁闭》中写道:"他人即地狱。"我一直以为他的意思是,生活中的人让生存变得极具挑战性——没有什么工作比经营家庭更艰难了——而地狱是我们燃烧罪恶之地,是我们真正了解自己的方式和应对如何过上体面生活的棘手问题之所在。

有些朋友似乎早就明白这一点,他们的家庭是自身力量的根本源头。没有家人,他们会感到绝望和迷茫。我想再次强调,并不是说我在这方面取得了成功,而是说我的态度发生了轻微变化。这种态度上的微调让我不那么害怕自己在人世间的地位,也让自己变得不那么脆弱不堪了。我无须单打独斗。

3. 试着学会恢复适应

由法国谚语"玻璃注定要被打碎"可以想到日本作家三岛由纪夫自杀前写的绝命诗中的一句话:"花瓣飘落才是樱花的本质。"这两个观察都让我觉得人注定要灭亡。就像你会待在这世上一段时间,但不可能习惯这儿的生活。你是注定要毁灭之人。既然你是这种人,而且到目前为止还没有很好地处理你的存在问题,现在就结束这一切也许最好。用三岛的话说,自杀听起来非常浪漫。

考虑自我的这种开/关思维,这种要么全有、要么全无的方式,以及这种"英雄般"的自我毁灭式人生观,多年来一直支配着我的

第十一章 西西弗斯的快乐

心理。这是我的习性特征，也是我的极端道德主义人生观和宇宙观。很久以来，我的确认为，好与坏（甚至是善与恶）、是与非之间有着明显区别，生命工程就是让自己恢复正常，尽管我本人在这方面做得并不好。我完全沉迷于评判别人了，我认定他们在此问题上大错特错。

说到犯错和评判他人的乐趣，你可能还记得我童年时特别喜欢英国作家和诗人鲁德亚德·吉卜林（第三章）。出于一些合理的理由，吉卜林现在已经有些过时了。我在印度教过吉卜林的作品，和学生讨论过吉卜林的种族主义和殖民主义思想。我不重视他的世界观，尤其不看重他晚年的世界观。但是，他的确写过一些优秀的作品。在童年和少年时，我非常喜欢的那句"冲向你的来复枪，打爆你的脑袋"，与之形成鲜明对比的是，他晚年写的一句"如果你遇到骄傲和挫折 / 要把两者都当骗子看待"，这句诗出自他那首被大量引用的诗歌《如果》，对我帮助很大。

我试着去理解，为什么骄傲和挫折都是骗子。但是，这样做意味着我要摆脱这种开 / 关思维模式，它对我来说是很自然的，也是我的人生哲学的特征——打不过就逃跑。我要么高兴，要么恐慌。他们要么爱我，要么就想永远摆脱我，从来都不关心我。我要么成功，要么失败。我要么是好人，要么是坏蛋。这种思维方式表现为一种特殊的生活方式和处理生活经验的方式。对我来说，这种世界观既教条武断、僵化不知变通，又缺乏反省精神和创造性。

奈莉·阿坎在《妓女》中写下一句精彩台词："我真该死，因为我像老鼠一样固执，不知道如何回头，因为我像盲人一样固执任性，最终会因为走得太远而累趴下，你会看到，我因为不妥协而死去，这对所有爱我的健康且讲究均衡的男人来说太糟糕了，尤其是对特别爱他人的我来说太糟糕了，我们最终都会死于爱的错位。"对我来说，我们的爱情错位可归结为一种恪守格格不入的承诺的存在方式，一种把我的体验看作是以不可调和的截然对立为主要特征的矛盾，是一种下定决心要与它们一起坚持下去的感觉。

另外一种思维方式表现为另外一种生活方式。苏格拉底在柏拉图的《理想国》中讨论了旧思维方式，归结起来就是不要把你自己、你的信仰以及你的生活看得那么重要。这个观点苏格拉底是通过善意的讽刺表达出来的，今天我们常常将其称为韧性的美德。

我想讲一讲冥想练习，我相信冥想能帮助我在思考中变得不那么非黑即白的二元论，多一点儿讽刺、幽默和韧性。在当今时代，很多人都能教你冥想，而且比我做得好得多，可指导你的应用程序就有一千多个。甚至我们使用的家用健身器材里都有冥想的选项。

因此，与其谈论冥想，倒不如让我来分享一段话，这是在讲解如何让你的思维在生活中变得不那么二元化，变得更有弹性的。这是从禅修大师钦哲仁波切最近的一次演讲稿编辑而来。

想恢复适应、保持弹性，我建议两件事：创新和真实。我谈得更多的是在看待事物时如何坚持创新。当你面对孤独、偏执和焦虑的挑战时，如何保持创新变得有弹性呢？我们如何……战胜焦虑？我想在此分享一个方法，非常非常简单，那就是观察。

第十一章 西西弗斯的快乐

　　无非就是去观察你的身体、感觉和心智。无非就是需要意识到你的身体、感觉和心智。你有身体，有感情，现在一定也有一种感觉。而且你有心智，有想法。无论那个想法、感觉和心智是什么，都要意识到它。

　　我甚至不是在说要观察它好几个小时。我说的是每天观察一分钟，明白吗？当你观察你的思想、身体和感觉时，你这样做并非为了做出评判。如果你有些非常可怕的想法或真正沉重的情绪，你就不应该去评判。如果有了好的想法，不要因此而兴奋激动起来。如果有了不好的想法，也不必对此念念不忘。

　　我敢说，你一定感到既无聊又孤独。不如借此机会观察一下你的无聊，这还是第一次吧。你知道吗？有位大师说过："无聊就像黎明。如果智慧是日出，那无聊就像黎明。"如果你能欣赏无聊和孤独，如果你能好好观察它们，那么，无聊和孤独将会引导你走向智慧。

　　很多故事就写在你的脑海里。里面有很多白日梦、错觉、幻想。我们永远不知道那些只是幻觉和幻想。事实上，我们相信，幻觉和幻想是真的或者即将成真。这就是我们所说的错觉。一旦你产生错觉，你就不正常、不清醒了。你喝醉了。你可以通过简单的观察，先发制人地消除这些错觉。我知道，很多人可能认为这听起来非常简单，甚至简单得有些荒谬，但观察就是这个样子。

学会简单地观察，也意味着学会让自己变得更有创造力、更真实、更具弹性。

这当然是冥想的形式之一。冥想也得到了更熟悉的技术支持，比如跟随你的呼吸，这也是我正在练习和推荐的东西。

这意味着，我不再像以前那样试图掌控生活中的一切。这是我狂热地致力开／关思维、非好即坏观点的主要原因。因为这样，我觉得自己能在一定程度上控制周围世界，虽然我从来没掌控过周围世界。所以当我试图掌控世界时，世界不可避免地摆脱我的控制，这往往令我恐慌不已，最严重之时，甚至逼得我试图自杀。

这让我想起南希·波登[1]评价前夫的话："托尼[2]……是个控制狂。他只喜欢控制。对他自杀的解释，我觉得唯一能说得通的就是他的控制欲。"

4. 运动

早期精神病学家让-艾蒂安·多米尼克·埃斯基罗尔写道："自杀者和所有（抑郁症）患者一样，都是想得太多了。我们必须阻止他们思考，迫使他们以不同的方式思考，迥异于他们早先的习惯。理性的影响力很小，更加有用的是道德共鸣。古罗马医学家凯尔苏斯建议有自杀念头者到户外活动；古往今来，医生们都建议他们进

---

[1] 南希·波登：安东尼·波登的第一任妻子，后来离婚。——译者注
[2] 托尼：安东尼·波登的昵称。——编者注

行有氧运动（如做体操、骑马）、耕地或出门旅行等。"

我们的文化如此痴迷于定期锻炼对健康的好处，而锻炼的心理益处也是有据可查的，这使我重述这些显得非常愚蠢。（也就是说，今天，大多数精神病治疗机构仍然没有为患者提供充足的机会，让他们定期剧烈运动或定期晒太阳，这些好处也是有详细记录的。我在精神病院待过多次，我得到的唯一锻炼就是在走廊踱步或在房间里做几个俯卧撑而已。）

然而，我们明知有些事对我们有好处但还是做不到，这是因为缺乏自制力，即意志薄弱，亚里士多德对此古老哲学问题的讨论很好。我花了多年的工夫才养成定期锻炼的习惯。但是，如果在旅行中，或者因为工作而身心疲惫，或者其他方便的借口，我还是会放弃锻炼。

在我习惯性锻炼之前，我并没有意识到它并非万能的，也未必总有效果。有时候，就像我强迫自己骑自行车，本来希望骑行能缓解抑郁症，但这时候的锻炼实际上反而可能使抑郁症变得更加严重。我还发现，在我需要帮助时，跑步比骑自行车更有利于改善情绪。这是尼采教给我们的道理：我们必须养成一种习惯，密切关注最微小的细节，看看什么对心理健康有益，什么对它有害。

我锻炼不是因为我想变得健康，想改善外貌，想更加健康和长寿。这些都是锻炼的完美理由，但它们并非我锻炼的理由。我锻炼是出于对自己大脑的恐惧。我锻炼是为了减少忧郁沮丧，降低出现忧郁的频率。在大多数情况下，锻炼的确有效。

5. 别碰酒精、毒品之类

在我缓慢戒酒的某个阶段，我开始减少服用药物，服用这些药物本是我康复过程中的一部分。对我来说最困难的是服用苯二氮䓬类药物（治疗焦虑、酒精戒断综合征），我花了几年时间有序慢慢减少剂量，最终完全戒掉了这种药物。

2017年春天，我和艾米开始定期去印度旅行，因为很容易晕车，特别是在交通拥挤时的网约车后面或者在蜿蜒曲折的山路上，在印度旅行时我就经常晕车，在长途驾驶或坐飞机时，我偶尔仍然会再次服用安定。安定治疗晕车的效果还是不错的。如果服用的剂量很少，似乎看不出有任何副作用。

因为后续存药不足，最终安定用完了。我本来想，如果需要，容易补到货。但是，由于疫情，我们临时减少行程，后来完全不旅行了，所以安定也不再重要了。那段时间我们在印度，尽管最终要坐长途汽车去机场才能回家，这让我很烦恼——我晕车得很厉害——但我意识到，无论多么想要安定，在旅途中我都无法得到它，所以只能听天由命了。

2020年7月的第一周，我们从印度北部城镇达兰萨拉到慕尼黑，途经芝加哥，最后到达堪萨斯城，我们终于回到家。接下来的几个月很艰难，我们要重新熟悉、适应大家庭和工作带来的压力。那年秋天，我想，偶尔吃点儿安定会不会有帮助。所以，打电话给心理医生，他说："上次开的处方你用了好几年！"我说："是啊，我一直没吃过。"他马上给药房打了电话，那天晚些时候，我就去拿了药。

第十一章 西西弗斯的快乐

我想说的是：有时，这些精神药物的确有帮助作用。我一度认为，如果没有医学专家指导下的药物干预，我可能活不到现在。但此刻，我写这本书时，断断续续地服用了大约一个月，因为我注意到，自从我服用药物，我变得更抑郁了，所以又停用了。这药很有效，每天服用5毫克，大约15分钟后痛苦就会消失，随之而来的是安全感——这种安全感不是在我服药时，而是出现在我不服药时。它以一种很温和的方式提醒我过去喝酒时所经历的焦虑、抑郁和放松之间的摇摆波动。

几周前，有学生主动询问苯二氮䓬类药物。我和他聊了一会儿，告诉他，我认为应该相信推荐此药的心理医生。在这世界上，我最爱的一些人都会定期服用苯二氮䓬类药物，安定药物似乎以真正有价值的方式使亲友受益。

我讲安定的故事不是要说服人们别服用精神药物，也不是提出药物使用的任何建议。我最近服用安定的经验告诉我，在谈到精神活性物质如何影响我的即时感受以及整体感情状态、情绪和态度时，我必须非常敏感和谨慎。

你可能会想，但这一切听起来太不快乐了！哪里有乐趣、冒险、刺激的影子？！几年前，在漫长的戒酒复发过程中，我不停地戒酒、复发、再戒酒、再复发。我和关心我的女人在一起，她参加了匿名戒酒会互助会，和那些在酗酒、戒酒中挣扎的人在一起，并试图帮助他们。当她从会议中出来时，浑身发抖，脸色苍白，开始哭泣。"到底发生了什么事？"我问。她解释，自己不能那样生活，她不能照顾酒鬼，这样的要求太过分了。"那里的人都很不开心。"她告诉我。我敢肯定他们中有很多人的确很不开心。

上瘾了就毫无快乐可言,无论是酒精上瘾、安定上瘾,还是自杀上瘾。我认为,与上瘾者约会也不可能有快乐可言。

但是,当我慢慢地把自己从这些上瘾中解放出来后,我开始发现自己获得的快乐要比从上瘾中获得的快乐多得多。所以,千万别放弃。生活中隐藏着各种各样的快乐,如果你不放弃,就能发现这些快乐。

6. 过简朴的生活

我还有一个上瘾的嗜好,即过奢华生活。我认为自己很特别,这其实是一种误解。爸爸曾告诉我:"儿子,有一天你会出名的,你的名字会出现在聚光灯下。"我喜欢听他这样说。我不敢肯定自己相不相信他,但我真的很愿意相信他,大概率会相信他。第一本小说出版时受到媒体的关注,我就想,你瞧,现在我的美梦成真了!爸爸说得没错!编辑给我写了邮件,开玩笑地重复那句古老的台词:"孩子,你要成为大明星了。"

电影《超人特工队》中,儿子达什(巴小飞)在学校遇到了麻烦,在和妈妈一起骑车回家的路上,妈妈想帮他克服叛逆。达什对妈妈说,爸爸总说他的超能力没什么好羞愧的,正是有了超能力才让他与众不同。妈妈叹了口气,说:"达什,人人都很特别。"达什愠怒而机智地回答:"你就是想说,谁也不特别,大家都是普通人呗。"

我不是超级英雄，我并不特别，因为人人都很特别。也就是说，意识到所有的困难、机会和责任是非常有趣的事。接受我只是个普通人的事实，只不过享受典型的特权生活方式——过着在美国的加拿大白人中产阶级中年男性的生活，而不是像想象中的那种特别男人的生活，他拥有一切资源可以飞遍世界各地、穿名贵衣服、买高档轿车、住豪华酒店。这意味着我要在现有职业以及预算的约束下生活，量力而行。这意味着与其拼命增加收入倒不如减少支出。这也意味着，理解所有文化的哲学家共同的古老观念——量入为出，并尝试过一种比量入为出更加简朴的生活，这是简单可行的方式，让你对自己和自己的生活更满意。

"生活成本"是非常强大的短语。就像两个飞镖的寓言，生活是有成本的，但我无须大幅度提高生活成本。我完全可以将生活成本降下来。

降低生活成本往往很困难。我喜欢买东西，喜欢觉得自己很特别，通过购买那些我认为有钱人会给孩子、伴侣和自己买的东西。看看《纽约时报》上那些公寓和房子的幻灯秀，心想为什么不是我？但我努力学着搞明白，这不是我，这正是令我愤愤不平和困惑苦恼的一个根源，而不是一种能够让人保持健康和富足的方式。

7. 少说话，学会对自己和他人更坦诚

小时候，我就有社交焦虑症。每当有人要求我像其他同龄孩子那样说话时——无论是操场上的寻常交流，还是在大街上的边走边

谈——我都不知道该说些什么。我紧张得脑子里一片空白，一句话都说不出来。我不明白别人是怎么做到的。小时候的我不讨人喜欢，我将其归咎于自己不会闲聊或开玩笑，也不擅长说俏皮话。

十五岁时，我和哥哥达伦开始做珠宝生意，最终，他让我去站柜台做销售。所以，我必须学习如何与人交谈。学习如何用口才激发别人的购买欲望。学习如何销售，如何通过与人交谈让他们喜欢我。我学习了戴尔·卡耐基的《人性的弱点》。书中的技巧在很多方面都很有效。现在，当我告诉别人我实际上很内向、很腼腆和害羞，我还讨厌参加派对，也讨厌多人聚会，说起我小时候患有严重的社交焦虑症时，他们要么不相信我，要么觉得我在夸大其词。

但是，也许因为这不自然——也许尼采再次说对了，我泄露了我与自己外表的自然契合中的一些重要东西——黑暗的道路将我引入可怕的麻烦之中。我本来以为自己开始能说会道就能渐渐解决自己的社交焦虑问题，但后来发现这种错误认识成了我生命中最糟糕的事情之一。

最近，我正在努力学会比以前更加谨慎，多听少说。（学习如何倾听是冥想的另一种形式，有关这个技巧，我推荐释一行禅师的作品。）在我觉得能说真话时，我会努力讲真话，而不是竭力把想说的话揉搓成迎合自己和他人的话。

我少说话，人们似乎并不太在意。因为我的话不友好或考虑不周，我会重复自己说过的话，大多数时候，实际上，他们第一次就听到了，只是礼貌地忽略掉罢了。所以我尽量不重复自己说过的话，除非有人要求重复。最近我也意识到了这一点，我说的话大部分完全没有必要,而且很可能一点儿帮助也没有。

这个工程仍然在进行之中,我没有太多有用的话要说。成功需要很多努力,成功做到这一点后,那种感觉特别好。

8. 多一点儿耐心,愿意等一等

我没多少时间培养自己耐心的美德。多年来,我一直坚信幸运饼干的信念,它出自1967年英国摇滚乐队平克·弗洛伊德的专辑《黎明门前的风笛手》中的一首歌:"复,亨/出入无疾/行动带来运数。"(来自平克·弗洛伊德的歌曲《第二十四章》。)老实说,很多歌词出自《易经》,《第二十四章》是一首相当酷的哲学歌曲。这首歌之所以吸引我主要是因为它斥责了我懒惰和拖延的天性,它也证实了我对自己、对他人和世界总是非常不耐烦。

有自杀倾向者的特征之一就是不耐烦。没有能力等待、怀疑等待是自杀冲动的重要核心。美国作家、荣格心理分析师詹姆斯·希尔曼写道:"自杀是急于转变的冲动。"音乐家艾莉森·莫斯哈特这样评价她的朋友,自杀的美国名厨兼知名电视主持人安东尼·波登:"他的急躁让所有人都觉得滑稽、有趣。当你变成像他那样的大人物,你就可以非常不耐烦,因为你无须再等待他人。无论何时,如果必须等待,你的大脑就会爆炸。"

俄国大作家陀思妥耶夫斯基这样谈论不耐烦和自杀:

> 非常典型的是一个女孩的信,她把生活掌握在自己手

中。这是一封歇斯底里咆哮的、极度不耐烦的信:"别烦我!我累了,累了!……别忘了扯下我的新衬衫和袜子。你会在床头柜上找到一件旧衬衫和一双旧袜子,这些应该穿在我身上。"她没有使用"脱掉"这个词,而是写了"扯下"。任何事都如此,极度不耐烦。

李翊云写到自己的自杀尝试:"那段时间,有朋友对我说,你对自己、工作、别人都没有耐心,你是世界上最没有耐心的人。缺乏耐心是一种想改变或强制的冲动。自杀是一种很少有人能理解的不耐烦,我回复这位朋友,并引用美国女诗人伊丽莎白·毕肖普的一封信为自己辩护。"自杀的法国作家爱德华·勒维在《自杀》中补充说:"你的急躁剥夺了你本来能够依靠无聊在艺术上获得成功的机会。"

我从这些观察中获得了很多安慰,因为读了这些内容,我开始相信我可以做我自己。我无须掌控一切,无须改变一切,没有任何事是非做不可的。别太担心那些破烂事。别再想着操纵未来,以便创造设想中的那些可能非常外行的和十分幼稚的目标。

我迫不及待地想成为一种与我格格不入的人,这正是问题所在。整本书可能仍充斥着令人讨厌的垃圾堆臭味,暴露出我的急躁、自责和自己与自己过不去的荒谬。

佛教哲学家寂天在《入菩萨行论》特别将耐心美德(经常被翻译成忍耐)与愤怒罪恶进行对比。他提醒我们,愤怒可能不受我们的控制,但我们可以选择培养自己应对愤怒的方式,无论是对别人的愤怒还是对自己的愤怒。最严重的愤怒会转变成仇恨,而仇恨是

第十一章 西西弗斯的快乐

不惜一切代价都要避免的东西，无论这仇恨是针对别人还是对自己（我认为自杀的主要原因是自我厌恶）。"什么样的恶都比不上仇恨，"寂天写道，"忍耐是最好的修行。因此，人应该通过各种方式努力培养耐心。"

如果以寂天的方式思考耐心，我们会明白，自杀有点儿像路怒症。没有人会想在开车时勃然大怒，但许多人还是会路怒。在路上正常开车可能突然狂怒不已，之后再演变成暴力。我发现自己真的——尽管很短暂——讨厌高速公路上的一些人，尽管我从未见过他，也不了解他。这就是不耐烦和仇恨的关系，耐心将我们从愤怒中解放出来。一些鸡毛蒜皮的小事让我突然对自己和生活充满精神上的路怒，惹得我只想杀人……想自杀。

有个想自杀的朋友最近给我写信说："谢谢你提醒我，问题出在我们自己身上。"我绝对不是有意对她说那些话。我想说的是，我们至少有一个解决办法，那就是耐心。但是，我明白，只要我说我们有能力解决问题，我的想法就会被扭曲成：因为我没有解决我的问题，所以我应该为此问题负责，甚至我就是问题所在。仔细想想，这就是为什么我总是不信任匿名戒酒会的许多老会员（即使现在，按照大多数标准，我已经成为老会员之一）。他们似乎总是默默地评判我，尤其是评判我那孩子气的急躁和欲望，他们有长期积累和从长期受苦中获得的耐心和顺从。

我身上有一些毛病，如果从这个视角看，我的一切都不需要改变的想法就让人很难接受。或者无论发生什么变化，我都只需要静观其变。这是我唯一需要去领悟，也必须努力去培养的认知差异。

337

如果根本就没有我的地盘这回事呢？如果我根本就没什么值得奋斗和保护的东西呢？那么，我那么急躁和恐惧就开始不那么必要了。

我有责任，我必须尽我所能照顾好他们。但无论我是否尝试加速，未来都将如期到来。我无须勉强自己推着它走。我可以休息一下。正如老子所说："道常无为，而无不为。"（《道德经》第三十七章）

一想到耐心和拖延症，就让我想起美国作家玛戈·杰斐逊在邮件中给我的极好建议："至于抑郁症和自我毁灭的日益严重……我想找出现实生活中的诱因，并与之交谈。"几年前，正在戒酒的朋友说，匿名戒酒会的"戒一天是一天"咒语也适用于抑郁症。少悲伤/委屈一天是一天。这就帮助你免得彻底崩溃。我排练我平常的脚本——你知道，我告诉自己，把台词背出来可能降低其可信度，至少有意识地把背台词视为一种礼仪表演。自我毁灭更加棘手一些——如果自我毁灭的行为出现在现实生活中，我尽量不采取行动——自我毁灭的行动是拖延症能够起到帮助作用的少数行动之一。如果需要的话，我会撤退和停止，见好就收。（我承认，如果你独自一人居住，会更容易些。）有时候我会记笔记，以便和心理医生好好谈谈。我有若干朋友也有同样的感受，有时和他们交流，诉说具体的事会感觉好点儿。别再自责了。

9. 试着一次只做一件事，在日常生活中学会放松

最后一项技巧与减少生活成本并学会耐心有关。我建议不要一

第十一章 西西弗斯的快乐

心多用，不要采用多任务模式，在不需要手机做事时不玩手机。这个建议可能有点儿愚蠢，就像推荐多运动的建议在我看来很愚蠢一样。我欢迎那些曾经竭力反对的寻常惯例，如每天晚上洗衣服和叠衣服，晚上睡觉前和艾米在电脑上看个把小时的电视剧，或者试着依据日程表按部就班地生活等。我曾经非常鄙视制订日程表和编列预算（预算其实就是财务日程表），因为我觉得这暴露了想象力的缺乏，因为我觉得自己根本不屑于做这些平凡小事。真的，我之所以害怕日程表和预算，很可能是因为我怀疑自己没有意志力严格遵照预算或者一步不差地按照日程表行事。

曾经有一段时间，多任务模式成为我真正的问题。与缺乏耐心相比，同时做很多事的多任务模式的更明显症状是什么呢？

上大学期间，我一直都在做服务员，但我从来都不是好服务员，因为我在管理自己的生活方面常常遇到麻烦。当个好服务员需要很多自律和耐心。但是，我总是为自己一心多用的多任务模式辩护，认为这是优秀服务员常说的"整合"技能。即你不会只端着一盘菜就离开厨房，而是带着整个托盘；你进入酒吧不只是为顾客倒一杯啤酒，还要确保你摆好尽可能多的饮品；返回厨房时也不只带一个脏盘子，而是捎回能装得下的所有东西。

但是，整合并不意味着同时做一切事。事实上，恰恰相反，这意味着，要专注于一个目标或一个需求，而且愿意等待直到你能最大限度地实现目标。这说明，要着眼于大局而不是对那些即时需求做出反应，免得自己迷失方向。这意味着学会一次只做一件事。

我不知道这个清单是否能帮到其他读者。尼采教导我们，人人都有自己的优点和缺点，这些优缺点在很大程度上或者有助于我们心理健康或者给我们带来痛苦。

好在这个清单对我有一些帮助。清单提醒我，我的确有繁荣发展的渴望，我可以做一些事帮助我过得更好，并远离自杀。

让我们再稍微谈一谈死亡。在生死问题上，自杀者可能处于更优越的地位，因为他们比其他人想得更多。奥地利犹太裔作家、奥斯维辛集中营幸存者让·埃默里这样说："有人提出了一个可怕的、尚未给出答案的问题——自杀者难道不是了解得更多吗？"他们不仅了解生命，而且还了解死亡。

"我自身存在在我将要死亡之中。"海德格尔写道。也就是说，要成为你，就要认识到也会有"非你"。你面临一堆令人眼花缭乱的选择，涉及自己该做什么、怎么做、什么时候做等。海德格尔称其为"可能性的意识"（取自克尔凯郭尔的概念），该说法来自德语中听起来很专业的说法：你是自由的，但这个自由既困难又痛苦。你对自由的敏锐意识与你意识到的可怕事实密切相连：每一天、每一分钟，你都在越来越近地奔向自己的死亡。面对所有这些选项，你未必有得选。事实上，你根本不知道生命何时会突然结束，所以你可能会想，应对自由所带来的恐惧的最好方法就是加快你的死亡脚步。尤其是，如果像我一样，你觉得自己根本无法胜任这些任务，这些任务来自你做出的所有选择所带来的责任、焦虑和失败，这些成为你想象未来时必须考虑的条件。

至少，自杀者不再假装自己能长生不老。渴望死亡早点儿来临

第十一章 西西弗斯的快乐

时,我们可能认为他觉得自己的生命理所当然;但他几乎可以肯定的是,他绝不会认为自己的死亡理所当然。海德格尔说,更常见的情况是人们将死亡理解为只发生在"常人"(the they)身上的事,即死亡发生在除自己之外的每个人身上。此外,我们避免谈论死亡的方式或从纯粹抽象概念的角度讨论死亡的方式干扰了我们认识死亡的能力,无法认识到死是理解生的重要组成部分。"死亡本质上是自己的,是无人可以替代的,却被扭曲成常人遭遇的公开发生的事。"海德格尔继续论证说,这种习惯很常见,也有很大的危害性,我们甚至"经常想说服濒临死亡者他将逃脱死亡,很快就会返回他的世界,返回平静的日常生活中"。这是非常复杂的欺骗我们自己的方式,让我们看不到自己马上就可能死掉的事实,看不到自己的"非本真"(inauthenticity)。

释一行禅师在《你可以不怕死》中提出了同样的观点:死亡意识让我们将关注焦点重新放在生命体验之上。因为我们的确喜欢避免思考人终将一死的事实,所以这个观点更值得我们牢记在心。即使有时我渴望死亡,但我仍然不愿意思考死亡本身,而是更愿意思考如何摆脱生命。

在《快乐的科学》中,尼采对死亡进行了若干次思考,其中一次思考令人眼花缭乱,他将两种观点融合在一起,即需要关注生命同时又要求我们永远别忘记死亡。

> 死亡的想法。生活在这混乱的街道、冥冥之中的必然性和五音杂处的喧嚣中,这给了我一种忧郁的快乐。多少

341

快乐、急躁和欲望，生活中有多少渴望和迷醉，每时每刻都显露无遗！然而，对于所有这些高声叫喊的、充满活力的、热爱生活的人来说，这一切很快都将寂静无声了！

有一个阴影——陪同自己旅行的忧郁伴侣——就站在每个人的身后！它一直在那里，直至通往奈何桥的船只出发前的最后一刻，人们比以往任何时候都需要互诉衷肠。时间一分一秒地流逝，在所有的嘈杂背后，忘川河孤独、沉默、焦躁地等候着，它贪婪至极，对要被索命之人确定无疑！假设过去的一切都不值一提，或小事一桩，那么近在咫尺的未来便是一切，因而才会出现这样的匆忙、哭喊、喧嚣、不自量力！人人都想在未来居于前列，然而，死亡和死后的寂静才是未来对所有人确定无疑的唯一结果！然而奇怪之处在于，这唯一确定无疑的、所有人都要面对的，却几乎对人不会产生任何影响，他们绝不会视自己为死神的兄弟！看到人们根本不愿意去思考死亡问题，我感到非常高兴！我想做些事情，让他们知道生命的理念值得他们更加重视一百倍。

在此，尼采捕捉到我们对死亡的态度是一种自相矛盾的喜剧：尽管死亡确定无疑，事实上，正因为它确定无疑，思考死亡应该迫使我们将注意力回归生命之上。我们不知死亡何时降临。但是，这对我们来说意味着什么呢？不要沉湎于死亡——别担心，不管怎样，你总会有机会生存下去的，不管生命多么短暂——而要坚持活下去。

第十一章 西西弗斯的快乐

我们不能陷入再熟悉不过的立场,即把生(或死)视为理所当然,听任自己陷入拖延症、社交网站泛滥、精神麻木的世界,向我们的亲人表明我们关心他们的明天而不是今天。

如果想到死亡让我们像磁铁的两极一样远离对方,像尼采指出的方向那样,那么我们能想到的就只有生命的价值,并捍卫生命,这难道不好吗?

但是,想要自杀者要告诉我们一个不同的故事。他想死,与此同时,他又说服自己放弃死亡。他的确想相信需要活下去的理由有很多,尽管他找不到,就算找到了也不相信。正如阿尔贝·加缪观察到的那样,自杀"仅仅是承认生活'不值得这么麻烦'"。当然,生活从来都不容易。出于很多原因,你继续听从生存指令,首要原因就是你的习惯。自愿死亡则意味着,你甚至本能地认识到这种习惯的荒谬之处,认识到继续活下去并无任何深刻的理由,认识到每天的躁动很疯狂,认识到承受这些痛苦毫无价值可言。

加缪主张生命的无意义性应该引发我们对死亡合理性的顽强反抗,不过这个结论并不完全令人满意。

当加缪坚称,"我们必须想象西西弗斯是快乐的",我们想知道,这种快乐是否源于这样一个事实,即西西弗斯知道,审判他的众神怀着沮丧的心情和十分不情愿的敬意正在注视着他如何再一次把那块该死的巨石推上山坡。正如加缪所说:"没有蔑视战胜不了的命运。"他们打不垮他。但是,由于宇宙不知道西西弗斯让它滚远点儿,而且他仍然被困在这里忍受磨难,加缪的解决办法就有点儿像动辄发怒的法国服务员拒绝辞职,哪怕他多么讨厌顾客。顾客却不知道他为什么脾气暴躁,就算真的注意到他在生气,也会纳闷他究竟在惩罚……谁?

但是,说到继续活下去的问题,固执很重要。在所有像我这样在自杀威胁和痴迷中挣扎的作家的书中,有一本书——萨拉·戴维斯的《时间论》让我印象特别深刻,部分原因就在于作者坚持认为固执有好处。

萨拉·戴维斯是笔名,其真名是罗斯玛丽·曼宁(其作品有时还使用笔名玛丽·沃尔)。除了其他内容之外,《时间论》还记录了她的两次自杀尝试。我被此书吸引的原因之一是她最终并没有死于自杀。和我一样,她也是作家和自杀尝试者,不过,她的小说有个大团圆结局。

事实却并非如此。她第二次尝试自杀时,服用了过量药物,差一点儿就成功了,她在医院的病床上昏迷了好几天才醒过来。谈起这段经历,她说:"关于我与死亡的短暂接触,我无话可说,因为虽然我离死亡之门很近,自己也是真正的亡魂,可我什么也没带回来。"

我想补充一句,我也一样。但是,我也在纳闷,这是真的吗,萨拉?难道就因为我们不记得死亡时间,就真的什么也没带回来吗?她是说,她没有智慧来向人们汇报自己在不省人事的黑暗中看到了什么——尽管她接近死亡,却没有找到来生——但是,这是真话吗?她这本书不就是自杀经历的产物吗?

她接着说:"我们什么也没看到。我相信死亡就是彻底遗忘,如果我错了,那么我想我也不大可能冒险再去阴间走一遭了解情况。"

当然,她可能不会冒险再去阴间走一遭了解情况。但同样的可

第十一章 西西弗斯的快乐

能性是，她什么都没经历过，因为吃药太多，以至于无论是生是死，她都没有体验到任何东西。但是，我认为，是否有来世其实并不重要。无论如何，她很清楚自己已经被生活困住了。她对自己现在过的特殊生活产生了新的、更加浓厚的兴趣。

"我现在只关心活着，以及如何过好自己的生活。幸运的是，我得到了评估自己人生的机会，是从差点儿失去生命的独特角度来评估人生机会。"

她现在从新的、截然不同的角度评估其人生，在我看来，这是说得通的。她当然不是在暗示说，她将不再会有精神上的挣扎，作为对濒临死亡经历的回应，她也未必肯定生命的价值，不再考虑自杀问题，但她的确以不同方式来评估人生了。她的好运在于赢得了重估人生的机会。

在谈到韧性、弹性时，钦哲仁波切说明了这一点。戴维斯强调的新重点是她如何评估自己的人生。她正在思考的是，有关自身特定存在意义的一些简单、基本而又实际的问题，而非思考普遍意义上的生命价值。这与我自己的思维方式有重大差别。

《时间论》以这样一句话开头："尽管我曾自杀过两次，但我已经活到了五十出头。"接着，她担心她之所以还活着，原因就在于"自己缺乏一种严肃性"，正是这一点阻碍了她自杀成功。我喜欢此书的另一个原因是：她和我同龄，她的自我怀疑和焦虑还没有严重到自杀的程度。我们都自杀未遂，都不如自杀成功者那样好，想到这些我俩应该嘲笑自己，但与此同时，我们认识到我们想自杀是胆小怯懦造成的，我们不敢面对生活的挑战。你要活下去还是死掉？

也许我太固执了,就是下不了决心。别再烦我了!

她采用的策略是让自己活下去。"五十岁后的那个夏天,我刚刚从服用过量的药物中恢复过来,我为自己设定了三个目标……十二个月;再过十二个月;然后是六个月。'一次,再一次,还有半次。'"对她来说,这是一种技巧,她告诉自己无须再活一辈子,也无须过分当回事,她只想再活一年,哪怕只是六个月而已。

她继续写道:"我似乎就这样度过了我的大半生,一步一步往前爬,总是在强迫自己低头看脚下的深渊,有时甚至全神贯注于那个深渊,以至于到了即将掉下去的边缘。在其他时候,鲁莽和冒险的愿望让原本谨小慎微的自我都感到惊讶,仍然能够兴高采烈地享受活着带来的回报……庆幸自己获得了在悬崖边生存的特权。"

戴维斯的观点让我们想起上文提到的威廉·詹姆斯的论证,即选择活着就意味着令人惊叹的活力。当你意识到自己随时可能自杀,那么你活着的每时每刻都是了不起的巨大胜利。对所有人来说,这种看待生命的方式不仅肯定了生命的美好,而且肯定活着本身就是一种胜利。戴维斯最后也没有自杀,活到七十六岁寿终正寝。

早些时候,我把自杀动机和离婚动机相提并论,如都是想逃避一切。我们很容易认为生命是你可以随时离开的伴侣,其实,生命不是这样的。我和我的生命密不可分,我就是我的生命。

几个月前,我洗热水澡时想到马上要过生日了。我今年五十五岁。多年来,就像人人在年轻时那样,我一直期盼着自己的生日。快三十岁的时候,我开始进入害怕过生日的阶段,认定自己很不堪,想到的是还没有拿到博士学位,还没有赚到一百万美元,还没有写

第十一章 西西弗斯的快乐

出一本小说，等等，这个阶段持续了很久，因为我没有实现的目标越来越多。

接着就进入这样一个阶段，我不仅开始评判自己，而且实际上对自己年纪越来越大感到惋惜了：外貌显老了；发现自己不再那么有活力了，不再能很快从沙发上站起来了；发现身上很多地方莫名其妙地疼痛；也注意到性欲在减退。我的数学运算能力和记忆力似乎都有所下降。我想到我那原本就并不出色的勇气、自信和混事能力正在慢慢萎缩。

我依旧处于这样的阶段，并且会一直持续到我死去。当我告诉比我年长的朋友觉得自己老了时，他们都笑着说："耐心等着吧。"淋浴时我在想，是啊，我又活了一年。也许我可以鸟瞰全局，开阔视野，也许我能看到更大的叙事，更长、更完整的故事，其结局是善终而非暴死。

热水淋在皮肤和头皮上的感觉很舒服。我伸长脖子，让热水淋在脸上。有趣的是，尽管我努力想自我毁灭，但我不知不觉竟然已经活到了五十五岁。我可以说，干得不错啊，克兰西。也许我可以再干一次。我已经发现生命本身的乐趣，仅仅活在世上的乐趣，尽管有时候，我会像戴维斯一样站在悬崖边上。但是，更多时候，我由衷地感激自己还活在世上，还拥有自己的家人、事业和自己的小窝。

我做到了，又活了一年。让我们来看看我的五十六岁。活一年是一年，这个方法同样也适用于你。正如大卫·福斯特·华莱士所安慰的那样，我们可以随心所欲地大哭，也可以改变主意，但这并不意味着我们就是骗子。改变自己的想法可能是真正迈向更健康、更切合实际的本真性的一步。也许我能慢慢地放下自杀这件事。也许我开始学习，即使不是学会如何生活，至少在学习如何不自杀。在书的最后，我不想对诸位多愁善感，但是，看看我们，我们一起走到这里，我们成功了。我们都还不想死，至少现在还不想。

附　录　樱桃的滋味

"继续活下去"的访谈

不久前，一位刚认识不久的朋友写信给我，告诉我她曾试图自杀，她知道这种想法可能会再次侵蚀她，但就目前而言，她觉得自己还是想深深扎根于这个世界。我喜欢这个表达："深深扎根于这个世界。"这句话越来越让我看到自己有能力继续活下去，尽管是在挣扎中求生。我们可以扎根于这个世界，我们可以从日常生活中找到心理或精神滋养，我们可以为自己在怪异、混乱的世界上建设一个家，这就是生活。

虽然这样说，我们有时仍然会感到飘在空中，或者感觉自己快要从空中跌落或者淹死了，身上却没有安全防坠绳，也没有可抓住的救命稻草。有时候我们处于自杀的边缘，甚至实施计划中的自杀。应该承认，我对本书抱有很大的希望，希望正在考虑自杀者捡起来看一看，然后发现他其实无须采取行动，或者将这个念头的紧迫性稍微减缓一些。

我也希望本书可以帮助那些身边有自杀倾向的朋友或熟人的人。如果有人向你求助，你应该了解美国预防自杀基金会推荐的六个步骤，该基金会是世界上致力减少自杀问题的主要组织之一。这是很好的建议，而且很有帮助，我自己也用这种方法帮助过别人。自杀预防基金会主要建议我们与有自杀倾向者"进行一次真正意义上的交流"以及：

1. 与他们私下沟通
2. 聆听他们的故事
3. 告诉他们你关心他们
4. 直接询问他们是否在考虑自杀
5. 鼓励他们寻求治疗或联系医生或治疗师
6. 避免与他们争论人生价值，将其问题的范围缩到最小，或者给出建议

我没有办法在一本书中做到这一点。如果你想自杀，现在就停下来。除此之外，我并不想给你任何生活建议。但是，在此，我能做的是与诸位分享我对自杀问题专家（有时在书的正文中提到过他们）的采访。

在所有这类采访中，我的目标是找到能给迫切想自杀者建议的人。如果你深陷绝望之中，不妨浏览一下。这些人知道他们在说什

附　录　樱桃的滋味

么，他们的话会很有用。

宗萨蒋扬钦哲仁波切：精致美味的樱桃

那是2012年一个凉爽的仲夏早晨，妻子艾米和我在喜马拉雅山高处的斯皮提山谷。我们正沿着山坡向一座佛教小寺院走去。我们在林木线以上，但在砾石、岩石和泥土之间，我们看到了苔藓、灌木丛般的杂草和白色、黄色和蓝色的夏日小花。

就在快要到达寺院所在的高台时，我们突然听到扩音器里传来一个男人的声音。他在诵经。

"那是仁波切的声音。"艾米说，她开始走得更快了。最后到达寺庙时，我们看到他和随从的僧侣正在门外踱步。他看到艾米，朝她笑了笑，然后看着我，却狠狠地皱起眉头。

宗萨蒋扬钦哲仁波切，被弟子尊称为仁波切，1961年出生于不丹，是世界上最受尊敬的佛教老师和学者之一。有趣的是，他也是电影制作人，曾师从贝纳尔多·贝托鲁奇，并在贝托鲁奇的电影《小活佛》中扮演年轻僧侣。2012年8月5日，我在比尔皈依（成为佛教徒的正式程序），正式成为他的弟子，仁波切在那里有个教学中心。在同一天，仁波切为我和艾米举办了婚礼，同时愉快地提醒我们，佛教徒并没有真正的结婚仪式。

我的一个学生曾经告诉我："如果你在巴纳姆贝利马戏团爱上了一个女人，今天你就会成为马戏团的小丑。"也许是真的。也可能是我太幸运了，那天我和艾米通了电话，说服她来堪萨斯城看我，然

351

后我们坠入爱河,她提议我们去埃及或印度旅行。我们去了印度,剩下的就交给历史讲述吧。

在第一章中,我引用了仁波切的书《活着就是死亡》中有关自杀习惯的探讨。以下是完整的引文:

> 自杀是一种我们很快就能养成的习惯,一旦养成,就很难改掉。这有点儿像酒精上瘾者总是忍不住再喝一杯……一旦你养成了遇到困难就想结束生命的习惯,在未来生活中,你就会越来越迅速地求助于自杀。

我之所以发现这很有帮助,不仅因为我是佛教徒,而且还因为它让我意识到自杀与其说是我的选择,不如说是我无可选择,或者并非完全无可选择。我有很多坏习惯,这些本来是我努力想改变的习惯。

就拿我和三岁大的儿子玩时看手机的习惯来说。我们在一起玩,玩得很开心,用他的玩具汽车作为角色,或者在咖啡桌上组装一些火车轨道。他休息一会儿,去换一辆车,或者在小蹦床上蹦蹦跳跳。几乎在不知不觉中,我就把手伸向沙发旁边茶几上的手机,看电子邮件或浏览《纽约时报》。这几乎是一种条件反射行为,除非制定了策略,比如把手机放在另一个房间的充电器上,或者不让自己去看手机,接着再和儿子一起玩。

同样,我也意识到,对我来说,自杀就像一种下意识反应,是我对恐慌的反应。但同时,这也意味着我可以制定策略来避免此事的发生。我的意思是，不错，你是有这个坏习惯，克兰西，但这是一个习惯，并非合理选择，就像任何坏习惯一样，你可以改掉它。每次只要你没有试图自杀，在改掉习惯方面你都取得了进步。任何时候你想自杀了，即使是浅尝辄止的尝试，如你将洗衣袋套在头上用透明胶带封住——嗯，（长叹一口气）我尝试过——你就是在强化你的习惯，是在让习惯变得更糟糕。

但是，我们都知道，改掉坏习惯的确很难。最近，特别是由于年轻人自杀率上升，尤其是在疫情期间，仁波切谈论自杀问题就更多了。

问：仁波切，你能告诉我们你自杀的经历吗？

答：自杀人数尤其是年轻人的数量不断增加使我深感不安。

问：仁波切，你对想自杀者有什么建议？

答：我想提醒大家一个我们常常忘记的简单真理——仅仅是视觉、听觉、嗅觉、味觉、触觉就是多么美妙。这就是活着！

问：但是，仁波切，生活中还有太多的挣扎和痛苦。结束这一切不是更简单吗？

答：生活中当然有艰辛的挣扎。但这种生活就是我们现在拥有的，即使它并不完美。我们不知道死后在"阴间"会遇到什么。如果我们在那里看不到、听不到或品尝不到东西，即使我们感觉到了，又该怎么办？我们可能无法解决这个问题，因为我们真的不喜欢不确定性，我们只是不知道"冥界"里究竟有什么。

问：很多人似乎都做得很好。我们中的有些人痛苦，而另一些人富裕，这不是不公平吗？

答：只要活着，我们就能欣赏它所提供的简单事物，即使有些事看起来很痛苦和不公平，比如看到同龄人穿着西装打着领带，开着宝马车，领导着互联网创业公司，而你却为了赚仨瓜俩枣到处碰壁。

问：如果痛苦太严重怎么办？如果出现自我厌恶和自我轻视，该怎么办呢？

答：有很多事你可能会感觉不舒服，但你可以做一些事。请记住，世事无常。你可能会经历五年的痛苦，但之后的十五年可能会非常幸福、快乐、愉快。

问：我一直在与自杀的念头作斗争，很多向我寻求建议或帮助的人也是如此。有没有什么具体行动可以帮助我们摆脱自杀念头？

答：我希望你们中有人能看一部叫《樱桃的滋味》的伊朗电影，在这部电影中，一个试图吊死在一棵树上的人在树枝折断时，突然发现了生命的奇妙和美丽，而且品尝到了樱桃的精致美味。

问：仁波切，有什么最后的至理名言可以给那些痛苦到无法再忍受一天的人吗？尤其是年轻人？

答：请不要放弃，去发现生活所能提供的东西，去欣赏生活中细小而美好的事物，就像你能看到、听到、感觉到和品尝到的东西一样。

德斯莱尔·斯特奇：这一切，都只是分心

在想到自杀时，很多人会在网上搜索这个话题。他们可能会找到讨论自杀的论坛，或者他们可能找到讨论自杀方式的网站。（很自然地，人们总在寻找最简单、最不痛苦的方法。）他们也会通过电话或电子邮件联系的资源来帮助他们处理危机，他们可能会找到试图自杀者的故事，并将他们的故事讲出来。我经常（也很高兴）收到一些电子邮件，他们告诉我，他们在网上搜索自杀，看到了我的自杀文章，然后改变了主意。

在某个时刻，我对自己说：那些不读长篇文章的人怎么办？也许，那些不愿意忍受阅读长文痛苦的人，那些厌烦一个中年白人男性哲学教授漫无边际的数千字的絮絮叨叨的人，也可能需要幸存者的描述，也能因这种描述得救的人，该怎么办呢？然后我想，我们需要一个或多个网站来讲述幸存者的故事，这些故事有长有短，涉及人物的年龄和背景各有不同，这样我们就可以接触和帮助尽可能

多的身处危险的人。

然后，我找到了一位身在布鲁克林的摄影师德斯莱尔·斯特奇和她的著名网站"渡过这一刻"。

德斯莱尔（一位自杀幸存者）是当代有关自杀"亲身经历"文学——那些曾试图自杀但幸存下来并谈论自杀的作品——中最突出的声音之一。德斯莱尔接触很多背景各异的自杀幸存者，引用他们自己说的话，记录他们的故事。她做的这份工作无私、费力、辛苦，目的就是上文谈到的东西：阅读试图自杀者的故事，告诉你他们如何渡过难关，这将让你感觉好一些，减少你自杀的可能性，把你和他人联系起来。至于为何会这样，我们中没有人完全理解。

也许是因为我们感觉不那么孤单了，也许是因为看到了隧道尽头的光明，也许是因为我们意识到自己没有什么好羞愧的。正如作家菲利普·洛帕特在评论阅读文学作品的好处时所指出的，"它让我们更多了解人的脆弱性、错误和悲剧性缺陷，因此，让我们变得更宽容，也更容易去原谅自我。"

最近，一位正在帮助我写这本书的研究生一直担心自己会自杀，她写道："这实际上对我有帮助。我不记得为什么老想死。所有这些人和故事都向你表明，他们身上发生的事不值得自杀，对其他人来说也是如此。因此，这实际上给了我第一手经验，让我明白谈论自杀为何很重要。这很有帮助。"当然，对我来说，这是极大的安慰。

不管怎样，它是有效的，而现在让它为其他人发挥作用的最佳人选之一是德斯莱尔·斯特奇。

附　录　樱桃的滋味

问：你是如何开始研究自杀的？

答：我什么时候开始的？自杀研究已经占据我的整个人生。我最早的记忆之一是一位家人般的好朋友自杀身亡。我记得问妈妈："这位朋友去世时我多大？"她说："两三岁的样子。"它就像一种东西，我明明能接触到它，却不知道它到底是什么。我想可能是人们谈论它的方式。特别是我自己的外祖父，在车库的举重台上自杀了，这给妻子和美丽的女儿留下的痛苦非常强烈。这是我的记忆之一。在我的家里，几乎人人都想自杀。不是主动的，绝对是被动的。外祖母是自杀威胁女王。我从舅舅们身上看到了不同程度的表现。妈妈最近几年也是。就是这样。然后在十四岁，在初中到高中的过渡时期，我患上了抑郁症，这让我感到孤独，同时还被人误解。我开始自残，开始萌发自杀的念头。我常常失眠，从那以后就一直有自杀倾向。

但是，我第一次真正感到沮丧是在我十四岁时。第一次有了自杀念头。我自残了九年。

事实上，尽管我二十三岁时就不再自残了，但那些冲动持续到2016年，年年都会划伤自己一两次。所以又过了十年，我才意识到，这招对我来说已经不再适用了。

十五岁那年，我第一个真正的朋友自杀了。我找到了一本那时的日记，他死的时候我已经想自杀了。

我想那一定把我吓坏了，你知道吗？这让一切开始成为现实，然后，在十七岁时，我试图自杀。我不记得了，一点儿也不记得了，不过我还是在一本日记里找到了。我描述我试图用电话线勒死自己。这种情况一直持续下去，直到我产生了能够自己意识到的自杀意图，明白了，哦，不，这绝对是发生过的事。我想死，特别想。在那之前还有过其他的自杀念头，不过，现在已经不太记得了。你怎么计算你有过多少次自杀企图呢？

问：一个人在真的处于危机之中，却无法向别人求救时，如果有机会，你认为可以对那人说些什么？

答：我认为这取决于个人，没有固定的答案。我认为，这是很严重的问题。我们只是试图把人们固定在一些条条框框里，一直用同样的方式对待他们。我们都知道每个人都不一样。我认为这取决于个人。即使是专业人士使用的评估也只有大约50%的疗效。

问：这实在令人沮丧。

答：我们总是痴迷于试图预测自杀。现在他们想看看是否存在自杀基因。这只是强迫我接受治疗的另一种方式，对吧？这本该是件有用的事。谈及治疗，我对自杀预防领域感到非常沮丧，它痴迷于将自杀视为精神疾病症状，但是，其实并非如此。不过，它可能变成那样的。

问：可能。但是，有自杀倾向并不意味着你患有精神疾病。

答：或者它们其实可以共存。我认为这种可能性更大些。大多数时候，被诊断出患有抑郁症者会有自杀念头。但是，这两种情况并不相同。这是一种反应，是对逆境的反应。我想我已经到了认为自杀预防也是杀人方式的地步。它不能让人活下去，而是在杀人。它让人觉得自己有问题。把他们送到治疗中心，在那里，他们得不到所需的帮助，结果可能变得更糟糕。

我想让人们知道，我采访过的这些人，其中大多数仍然有自杀念头。这就像一个循环，它不断往回流。这给了我希望，让我知道自己能够再一次渡过难关。

问：我和安德鲁·所罗门谈过抑郁症的问题，他说过类似的话让我产生共鸣。他说，对我来说，重要的是要认识到我以前经历过这种情况，而且可能再经历一次。这样，我就能熬过去了。自杀念头也一样。即使它非常非常接近，即使你真的觉得没有其他出路。知道别人也有同样的感觉，知道他们成功地活了下来，知道他们也会再次拥有这种感觉。

答：我刚刚和我的心理医生谈过这件事。她说，你有自杀念头吗？我说，不，但我知道我的诱因是什么。对我来说，这通常源于人际交往问题。如果我和伴侣吵架了，就会感觉自己遭到了误解，对方永远也不理解我。

没有人理解我。只是觉得遭到误解，觉得自己是害群之马。这就是我十几岁时和家人在一起的感觉。对我来说，那种被误解的感觉，那种情绪化的感觉让人很难受。这是触发点。如果我和伴侣吵架，因为我从不和别人吵架，我只会让自己在伴侣面前不堪一击。所以，发生这种情况就成为很大的问题。当我觉得自己是特别糟糕的家长时，有时我会想，哦，如果没有我，他们会过得更好，因为我只能给他们造成心理创伤。

问：你是怎么做的呢？

答：首先，如果可以的话，我知道我需要休息了。通常情况下，如果是和伴侣在一起，我要么打个盹儿，要么就直接上床休息。即使我们第二天早上醒来，还生彼此的气，但自杀的念头消失了。然后，我必须提醒自己，我的自我照顾清单是什么。我提醒自己，嗯，德斯莱尔，你到底需要什么？什么能分散你的注意力？什么能给你带来快乐？我自己必须有意识且明确地去弄清楚这些问题。

对我来说，解决办法之一就是一个人去看电影。此外，让自己先休息一下，如果你认为自己是糟糕的家长，这正是驱动这些想法的元凶，自杀不会使你成为糟糕的家长，但这样做肯定会伤害家人。

问：这并不会让你成为更好的家长，尽管你在那一刻可能觉得你是。

答：有时，你会发出低沉的咕哝声，好像在说，呃，如果我不在了，情况会更好。这种状况会持续几分钟甚至一天，真的很烦人。

问：我绝对深有体会。

答：就在这时，真正的自我照顾清单开始了。例如，我有一份自己喜欢的电影的清单，这些电影让人感到安慰，或许有点儿伤心。但你知道的，我只是放纵一下。

问：你能给我举几个例子吗？

答：《守丧七日晴》是我最爱的电影。《壁花少年》，这部电影我看了好多遍。《斯通家族》，看这个电影对婆媳关系有好处。再不然，我会花时间和我的狗待在一起。

问：还应该做什么？

答：我们都缺少个性化的自我照顾。而且，我经常遇到这种问题："我或朋友有自杀倾向，我需要去看医生，我该怎么办？我在治疗中有过可怕的经历。"我说："你的心理医生擅长什么？他们以前治疗过自杀倾向者吗？他们是否曾与伤害自己者共事过？你是否事先询问过他们的住院政策？"我直到三十二、三十三岁才学会怎么做。前几天，我不得不告诉一个人，因为她说她有强迫性自杀念头，这是一种强迫症（OCD），直到去年，我才知道有这种说法。就好像你不是真想自杀，你只是一直害怕会自杀。所以，我解释说："你不能在不知道其立场的情况下贸然走进治疗师的办公室，否则你会被安排立即住院。"

问：你还没离开办公室，就要住院了吗？

答：对。所以，我们需要思考并讨论该如何找到合适的心理医生。

问：也许我们每个人都能掌握的最重要生存技巧就是与自己建立一种治疗关系。

答：这是与教育相关的讨论。而且，你知道吗？我必须成为自己的主人，去控制我的精神状况。除非我掌控我的精神状况，否则它会继续伤害我。但在某种程度上，你自己是必须为此负责的人，因为没有人为你负责，至少现在没有。

问：很难知道在心理健康方面还可以信任谁。你有好心理医生吗？

答：怎么说呢，一位精神科医生尤其能证实我的观点。我说："我不想服用SSRI类抗抑郁药物，因为它会给我带来性方面的副作用，这让我觉得自己像僵尸。"她说："听起来你可能对SSRI类有抗药性。"我说："等等，可以这样吗？我可以直接说不，谢谢，这不适合我吗？"我当时也被诊断出患有双相情感障碍，结果，我不是。我患上的是注意缺陷与多动障碍。所以她列了一张药物清单，并解释每一种药物，然后说："你觉得怎么样？"我说："你的意思是？"

问：那是个很好的精神科医生。

答：她说："我的意思是，如果你愿意，我可以给你列出药单，你去做一些调查研究，自己决定是否服用。或者我们可以想其他方法。"我想，这太奇怪了。就像代理机构，让治疗变成合作，能让患者承担起照顾自己的责任。

问：有时候把工作交给别人会更容易一些。

答：人们不想一直考虑自己的心理健康，就像痴迷于此一样。但是，这正是我们需要了解更多信息之处。如何思考自我照顾这个概念？下面是你该如何做的建议。这是健康恢复行动计划，是个性化的方法。想想你的自我照顾，想想触发因素，把这些东西写下来。这让我想到，好吧，是这些电影，是小狗，是独自去看电影能有所帮助。这就像喝了一大杯星巴克冰咖啡，然后在上东区闲逛一样。这对我来说很特别，让我很开心。

问：这些都是真实的东西，可以阻止人自杀。

答：这一切，都是分心。

问：为了渡过那个危急时刻。

答：我还有另一个看法。作为社会整体，我们如何做才能做得更好。我最近和杰克·乔丹有过一次对话。他是研究自杀的重要临床医生之一。前几天我们还在讨论医生协助的死亡应该如何合法化的问题，就是玛格丽特·巴丁说过的善终。杰克说："我认为它应该合法化。"如果有人想结束自己的生命，家人应该参与进来。我想，将其合法化，引入大量官方机构。让它合法化，去建一个中心。在这个中心，他们会告诉你：如果你处于危机之中，你会觉得，好吧，这是我可以做出的有效决定。我可以选择结束生命，我最好填写这份申请表，这就分散了注意力。这也许是官方拯救生命的一次机会，因为政府工作没准儿可让人安全渡过危急时刻。

问：而且有统计数据表明，一旦在濒临死亡时获得医疗援助……

答：大多数人不用它？

问：你的确有退出机会的事实的确会帮助你意识到你不必自杀。

答：我一直在想这个问题，我认为恰恰相反，这个死亡援助计划可以拯救很多生命，它能给你机会选择如何离开这个世界。即使没人同意你的观点，你也可以说：这正是我要做的事，我要去的地方，所以我希望你在场。你会突然发现，将会有多少人因恐惧而放弃自杀。

附　录　樱桃的滋味

安德鲁·所罗门：两种记忆是不可能的

2001 年，当安德鲁·所罗门的《正午之魔：抑郁是你我共有的秘密》出版时，我和丽贝卡住在得克萨斯州的奥斯汀，后来她成了我的妻子。从 1994 年到 2000 年，我回到得克萨斯大学攻读博士学位，但我没有完成这个学位，因为我和兄弟合伙开珠宝店，在珠宝行业度过了漫长而痛苦的六年。安德鲁的这本书一经出版就成为几十年来有关抑郁症的最重要著作之一。

当我读这本书时，我感觉就像别人在描述我自己的亲身经历。这是一个启示，真的。我读过很多文章，包括短篇小说、回忆录和其他人写的描述其抑郁程度的书，但对我（以及成千上万其他人）来说，从来没有人能像他那样如此准确地捕捉到抑郁的感觉。当我问当代伟大作家玛戈·杰斐逊她自己与抑郁症的斗争时，她告诉我，当她在《纽约客》上读到安德鲁的早期作品时，她也第一次学会接受自己与抑郁症的斗争并掌握了其中的技能。我相信很多人都是如此。

从那以后，安德鲁成为世界上为那些与抑郁症和自杀作斗争的人提供帮助的领军人物之一。我非常乐意向读者推荐他在《纽约客》等刊物发的文章。这些对我们在当今文化背景下如何理解家庭的意义也具有突破性作用。在 2020 年 12 月一个温暖的日子，我们通过视频软件进行了交谈。

问：安德鲁，当有学生或读者来找你说"我觉得我坚持不下去了",你会对他们说什么?

答:的确有人这样跟我说过。也有人来找我说,他们曾考虑过自杀,但发现我所做的事对他们很有帮助。我不记得是谁说过一句话:"自杀是解决临时性问题的永久性办法。"我喜欢将这句话告诉别人。抑郁症非常普遍,比大多数人意识到的情况还要普遍得多。如果写一本这方面的书,你会发现它是多么普遍,因为你遇到的每个人都会和你谈论抑郁症。这非常普遍,但在大多数情况下都是可以治疗的。

我经常对人们说,我的确相信在某些情况下,若真的患有难以治愈的疾病,无论是身体上的还是精神上的,人人都有自杀的权利。但是,在想要自杀和确认你的确患有难以治愈的疾病以及对你的生活真的忍无可忍等这些事之间还有很多过渡环节。我想说的是,抑郁经历中最可悲的诅咒之一是,当你深陷其中时,你会觉得它是永久性的。很难记起有曾经让你感觉幸福的时光,也让你很难相信生活会越来越好。但事实是,你过去的感觉其实很好,你完全有能力再次让自己好起来。我觉得有成千上万的治疗方法,但很难去运用它们,因为其中涉及成千上万的问题,你对这种或那种药物有反应,也可能对眼动脱敏与再加工或者电磁时间反演或者精神分析以及其他可用的治疗方法有反应,你有哪种保险,等等。

但是，对大多数人来说，最终还是有办法解决的。过早放弃是最大的错误，因为生命是稀有而且无比珍贵的，如果你能把自己从抑郁中拉出来，那么你就有很多值得活下去的理由。

问：有时候，我觉得很沮丧，身体会感到冰冷。如果外面是冬天，而你真的很冷，一些暖心的举动给你带来的能量是无法估量的，也是你无法想象的。也许你在某个地方的海滩上，天太热了，你想象一下寒冷是什么感觉。这简直不可思议。我很想问你的问题是，当你感觉到这种情绪时，你会怎么做？或者当你担心这种事会发生时，你会怎么办？

答：我只是做一些最基本的行为：我试着让睡眠有规律，我试着确保饮食正常，每天多喝水，同时戒酒。不管怎样，我不想当酒鬼，所以还是戒掉了。我尽量保证多锻炼，尽管我一直讨厌锻炼，尤其是当我感到沮丧和情绪低落时，我会选择去锻炼身体。我去看精神病药理师，看看是否可以调整一些药物，有时会有新药，有时不会有很大改变。

我上一次检查出来病情很严重是在三年前。我想说，那一直持续了八个月。在那八个月里，我真的感到无能为力，但也真正在努力渡过难关。我觉得不给孩子带来负担非常重要，所以在与他们的互动中，我非常努力地表现得不沮丧。事实上，虽然这让人压力很大，但的确有些帮助。

问：你能再多说一点儿吗？

答：研究表明，如果你微笑，你的情绪会变好，向上翘起的嘴角可以创造出它反映的快乐。当你身处痛苦却试图对世界表现得不沮丧时，就像处于栩栩如生的地狱，如若完全屈服于抑郁，那感觉就像溺水一样。还有一条中庸之道，发自内心的笑容本身并非压力而是一种救赎。

问：的确如此。

答：但同时，我也试着提醒自己意识到自己已经经历过，既然以前能克服它，那么最终我会再次克服它。但是，这也令人吃惊。尽管我已经写了书，里面有各种各样的情节，但我还是记得一个特别的情节，我在和朋友共进晚餐，我说："你觉得……"我只是描述当时的感受，就像我刚刚对你说的那种。她说："但是，我有抑郁症，我当时也有这种感觉，你也有抑郁症，那时也有这种感觉。但从长远来看，你不会一直有这种感受。"

问：所以她给了你建议，你觉得对你有帮助吗？

答：没错。我做的另一件事是，我试着与像纽约这样更大的社交界断联，当我感觉到自己好一些的时候，可以从中找到乐趣，缩小自己的社交圈，但还是有部分人在其中，我也努力向他们证明，我正在努力解决问题，这样我就能得到他们的支持和安慰。在我不抑郁时，也会尝试做一些事，把一切安排妥当。这样，当我抑郁时，就会有人耐心且积极地开导我。我爱的人能给我安慰，我雇用的人专门从事此类工作，我尽量把这些都安排妥当，一旦发生类似的情况，我能直接得到帮助和救赎。

问：最近有个朋友问我："你认为你现在做的事中是什么让你不去自杀或试图自杀？"我列出了这些事物类型。最平凡的琐事：家务事、按时支付账单、锻炼，所有这些寻常且简单之事。但是，我担心青少年和大学生与我的情况不同。对于青少年或大学生来说，可能目前我们所拥有的一切对他们来说都不是那么轻易获得的。他们不一定有能力把这些事安排妥当。

答：抑郁症发作最严重的时候是第一次和最后一次，因为第一次发作时，你不知道自己能否熬过去，当你第四次抑郁时，即使你在情感上觉得，我现在处于绝望的境地，我将永远无法从中恢复，至少在理智上你知道，嗯，我终于熬过来了，即使我不确定我是否能安然度过这几个月，但我想会的。后来你又反复抑郁，我认为这是弗吉尼亚·伍尔芙的痛苦，你会想，实际上，我不能再这样了。在此情况下,我认为人们往往选择自杀,因为实在太痛苦了。

显然,人人都是在最后一次抑郁发作时自杀的,因为自杀以后,你就不能再自杀了。但我更倾向于,最危险的是第一阶段,也就是你和这些大学生交谈的阶段。而且,我的意思是,我没有以前那么困惑,也没有那么痛苦,但我不清楚到底发生了什么,我变得认不出自己了。我究竟是谁?

这与我在书中很多次提到过的事有关,我认为当下能做且最重要的事之一就是把抑郁这件事与你的生活叙事融合起来。当你再次陷入抑郁时,你会觉得,哦,这只是五年前发生在我身上的事,至少有五年的时间可以接受它,现在它再次发生了,那么我可以采取上次的应对措施。

很多人都患有抑郁症,并且他们一旦走出抑郁症就再也不想去想它,因为它太可怕了,让人想逃离。可是,最具讽刺意味的是,我认为,这些人很容易受到抑郁症的消极影响。因为他们在生活中避免提及抑郁症,尽管知道它几乎不可避免,但当它真的复发后,仍然不知道该如何应对,因此,完全陷入绝境。

我想第一阶段真的很难。我认为对他们以及其他人说句有用的话:"你知道,我已经经历过很多次,很多人也经历过很多遍,这是你第一次遇到这种情况,根本没有道理可讲，但是，当你从最糟糕的情况中走出来时，你会找到合理的办法来解决问题。"

问：我可以想象很多人对这种想法的反应。把它融入我们的生活叙事，有道理的事往往让人感到安心。在书中，你提到自己会产生一种时而平静时而躁动的自杀想法，这种想法会蔓延至全身。比如，你可能看到地铁来了，然后想，哦！也许我应该跳到车头前面。我想知道，你对此是否有任何想法以及如何来处理这种问题。

答：嗯，我的意思是，这有几个方面。其中之一是，我一直处于有时感觉压力大但最终又偶尔觉得庆幸的情况，意识到如果我一直这样做，我会对他人造成很大伤害。多年来，我知道，这会对父亲造成很大伤害，现在我知道，这会对爱人造成很大伤害，特别是我还有孩子。有了孩子，护栏升到了胸口位置，我不能像以前那样俯身跳下，我一度觉得自己可以这样做。但是，你知道的，现在不允许自己再这么想了。

甚至在我有孩子之前，我不得不与自己进行一次真正的对话，并说，好吧，你会给他人带来心理创伤。但是，我的意思是，自杀者的孩子一生中都有心理创伤。所以对我来说，如果我想有孩子，我必须意识到，一旦有了自杀想法，就必须赶紧杜绝。

但是，显然有许多人知道这一切，也走到了绝境般的地步，以至于无法忍受再多活一分钟。我不希望在任何方面听起来好像我在对这些人进行道德评判。我并不认同人们常说的观点，即自杀是自私和不负责任的行为。我认为，恰恰相反，这反映了他们的绝望，往往也是扭曲的思维方式，你认识不到自己将造成的伤害，因为你的思想已经转移到你只觉得自己是大家的负担。

问：你甚至可能认为你杀了自己是在帮他们的忙。这就是你的思维会变得如此扭曲的原因。

答：但我发现，知道有这种可能性总是令人欣慰。我经常想，好吧，如果我能活到今天，那么，我总可以在明天结束这一切，我不能承诺度过未来六个月，但我想可以承诺活到明天午餐时。然后在明天午餐时，我想，我想我可以再活一个下午或一天或一个星期，不管它持续多久，这取决于我的实际心态。

我母亲在五十七岁时被诊断出癌症，她在确诊后的第十八个月，在五十八岁时去世。我现在五十七岁，在很长一段时间里，我有一种怪异的想法，如果母亲在这个年纪去世，那么我也会在此年纪去世。我通过各种方式传播了这种想法，但我的另一部分一直在想，如果我只有一年的寿命，该怎么办？我肯定会感到混乱，认为这将是可怕的悲剧，我有那么多活下去的理由，有那么多事要做。又想，从某种程度上说，这将

附 录 樱桃的滋味

是一种解脱。而这种想法,哦,解脱的想法与认为我有这么多事要做的想法正好相反。我意识到这是一种抑郁症倾向,而且曾经与自杀如此接近,使我和自杀念头之间建立起一种与众不同的关系。现在,如果我在飞机上遇到可怕的气流,感觉就要坠毁了,我感到很害怕,我不认为那是解脱。但是,抽象地想一想坠机或突然死亡,我想,好吧,你知道,我会想念每个人,但我仍会选择继续活着。我的意思是,我觉得在我去过的地方,每天的工作是:哦,是的,我今天要活着,要竭尽所能地活下去。你知道,这是每天都需要重新做出的承诺。

问:在你的书中,我最喜欢的观点之一是,当你发现自己面对非理性的自杀冲动时,为自杀的念头做好理性准备可以帮助你。

答:是的,我是说我认为,人的理智和情感间的关系错综复杂,而试图分清它的过程耗时费力,通常潜在的危险是,如果你花了很多时间考虑自杀,就不再害怕自杀了。而一旦你不害怕它,就更难抗拒它了。如果你已经想了很多次,仍然没有行动,然后瞬间你可能想到,哦,我又在想这事了。我上次没有做成这事,如果上次没有做,这次有什么特别的理由去做呢?这就给你提供一些思路,你会想,好吧,好吧,也许我不

373

想自杀了。

问：这类似于你描述抑郁症特征的方式。这就像对激情的理性准备。你事先很清楚这件事，所以你站在很好的角度，并最终与意识中产生的情感反应建立起适当关系。

答：我的大学室友十年前或者十一年前自杀了，大概是这样。我在大学校友杂志写了一些关于他、他的自杀以及自杀想法的文章，它们当时的发行量很大，我最后把它们收录在文集中。我有那么多朋友，我为他们担心。特里是我从来没有担心过的人，他看起来精力旺盛，很乐观。在他自杀后，我阅读了他死前一年多发给我的电子邮件。我们并非形影不离的好朋友，但他是我喜欢和关心的人。他住在罗马，我住在纽约，我们并不经常见面。当我读到这些邮件时，我觉得从这些邮件中很清楚地看到他过得非常艰难。我回信鼓励他说："哦好吧，我相信你会渡过难关的。"因为显然我高估了自己对他的了解，我没有想到他有多么危险，我对他的死感到很伤心。

我家里挂有一幅他的画。在很多时候，他对我来说意义非凡。在某些方面，他死后出现在我面前的次数比他活着时更多。我觉得，不是说我能阻止他，但如果我明白发生了什么，我也许会乘下一班飞机去罗马，我会努力做我力所能及之事。我有时认为，很多外向的、迷人的和健谈的人都有一种掩饰情绪的技能，而这种情绪在那些抑郁症完全外露的人身上表现得更为明显。所以我认为，虽然在许多方面，患上不影响你做事的抑郁症要好得多，可以继续做你需要做的事。如果你能真正继续在工作和家庭关系中发挥作用，你的整个生活就不会崩溃。我认为，在某些方面，那些没有以如此明显方式崩溃的人最终会过得更艰难，因为他们被人忽视或无视了，甚至有人写了一整本有关抑郁症的书。要充分了解、熟悉其他人的情况非常困难。我觉得我对特里的回应方式就是因为不熟悉他的情况。

我意识到，自己有时变化无常和心情起伏波动很大，很容易陷入这样的想法：嗯，我似乎还不错。我们很容易忘记它躲藏在暗处，它是多么迫在眉睫，多么可怕，以及人们最终会多么轻易地屈服于它。同样，回到你的"热"或"冷"比喻，我认为，同样，你无法想象你冷的时候是热的，热的时候是冷的，你也无法想象你不自杀时是想自杀的，你自杀时是不想自杀的。我想这是不同情况，两种不可能一样的记忆。

约翰·德雷珀：你有一种天赋

约翰·德雷珀是美国"自杀干预热线"工作人员。如果你和自杀预防界的任何人交谈一会儿，就可能有人提到约翰·德雷珀这个名字。他是美国自杀预防界的领军人物之一，至今已有二十多年工作经验。他积极参与了许多国家危机热线网络的指导和管理，包括灾难求救热线、美国退伍军人事务部的退伍军人危机热线以及美国国家橄榄球联盟生命线。他也是"生命网"的创始人，该危机热线在"9·11"事件后对纽约市民心理健康咨询至关重要。我和约翰在2020年12月4日进行了视频通话。

问：约翰，你可能是地球上与有自杀倾向的人交谈过，并给他们最多帮助的人。你都说些什么？你会教人们怎么说？

答：这不是非常棘手的问题。要与他们友好相处。但是，人们总觉得你并没有这么对他们。最好是让他们感受到自己的感受。有一个自杀身亡者，就会有280人在思考自杀者究竟怎么想的。因此，你可以说服人们尝试理解这种感觉。

问：我们如何才能最好地做到这一点？

答：首先，人人都可以做到这一点。有些事我们可以说，而治疗师和咨询师永远不能说，因为他们有职业准则、保险、法规，这些都是限制。这是在建立一种联系，一种高质量的联系。当然，首先你应该问："你是否在考虑自残？"自杀研究告诉我们，这并没有埋下自杀的种子，它让人们得以缓解，允许当事人谈论自杀。告诉他们你很关心，你很在乎，你想谈谈这个问题。然后，无论他们告诉你什么，仅仅倾听、思考和好奇，不要做任何评判。你可以让他们知道，他们能够渡过这个难关。

询问他们："你想过要怎么自杀吗？"他们可能会说用绳子或者吃药等。然后你可以说："我可以帮你完成吗？我太关心你了。你不必独自面对这个问题。"这是加强帮助力度的方式。如果我们只是提醒对方，那表示关心又有何用呢？

你也可以问那个人："我们还能相信谁来处理这个问题？"因为在理想情况下，我们可以让这个人身边有关心他的人，也有关注他的人。然后，也许最重要的是，在谈话之后，要进行追踪观察。告诉他们，你会去检查。给自己留个纸条，这样你就肯定会去做。甚至还可告诉他们，你什么时候去检查。如果可以的话，定期检查，使之成为一件定期要做的事。无须做太多，只是检查而已。

问：朋友或家人似乎更有能力做到这些。
答：当然。这一点毫无疑问。我们教导人们，他们应该把它留给专业人士去处理，但是，我们需要赋予人们力量。我们都可以做到这一点。这将需要很多人去做，积极去做，以减少现在面临的危机。

问：自杀未遂后怎么办？有什么应该特别说的话吗？

答：我告诉人们："现在你有一种天赋。你可能不知道这一点，但你能以别人不理解的方式理解自杀。你能以一种他人做不到的方式帮助别人。"这一点特别重要。曾经尝试过自杀者是真正的自杀专家。关于自杀，我学到的最好东西是从有自杀倾向的朋友那里学来的。

自杀思维的一个问题是，我们在思维上犯了错误。我们从正在经历痛苦的想法过渡到我们就是痛苦的想法。你开始想，如果你离开了，痛苦就会消失。你会因此变得更好，人人都会变得更好。但现实是，痛苦并不会消失。情况只会变得更糟糕，痛苦必然会延续下去。

问：有些哲学家也提出过这个观点，认为它并没有真正结束痛苦，而是使痛苦成为永恒。

答：一点儿不错。人有了自杀倾向，他想结束的不是他的生活，而是想改变生活中的某些东西。如果改变了，你的生活会有何不同？事实上，可能有不同，这就是意义所在。想想我们所经历的所有痛苦。这应该意味着什么。这种痛苦太重要了，不能浪费掉。所有导致你自杀未遂的痛苦或想法都可能是高潮而非结局。它可能是意义的胜利。有一本书叫《意义的力量》。我真心推荐那本书。

问：当一个人可以说站在悬崖边上时，有没有什么特别要说的？假设读这篇采访的读者中就有人有这种感觉呢？

答：回顾一下，问问自己是什么让你走到悬崖边上的。我想你会看到，自己感觉到的一块大石头其实不过是一堆小石子。你可以在这里或那里取下一块小石子。然后你突然意识到，你拥有力量。你有能力继续生活下去。

坎迪斯·比金斯：让你的视野超越当下时刻

当我在堪萨斯城与人们谈论自杀和自杀治疗时，我四处打听当地人尊敬的咨询师和治疗师。因为我是白人男性，而且这本书里有很多白人男性，所以我特别想了解那些可能帮助妇女和其他与我不同的人，即非中产阶级中年白人男性。开始经常出现的一个名字是：堪萨斯城罗斯布鲁克斯家庭暴力紧急救助中心的坎迪斯·比金斯。

罗斯布鲁克斯是堪萨斯城的一个紧急救助中心，旨在帮助那些遭受致命虐待的人和家庭。网站的主页上说，"我们不仅保护数以百计的成年人、儿童和宠物"，而且还有许多在其他地方根本无法获得高质量心理帮助的人。坎迪斯是那里的一名治疗师。有人提醒我，"坎迪斯是个非常忙碌、非常注重隐私的人"，她不太可能和我交谈。

但是，在我打了几个电话和发了几条短信后，她同意了，我们进行了下面这次谈话。坎迪斯希望我特别注意，她不是作为罗斯布鲁克斯的代表发言，而只是作为她本人讲述帮助人们的经验。

问：如果有人来找你，而且你可以看出此人已经到了恐慌和绝望的地步，他正在考虑自残甚至自杀，你会怎么做？

答：你不一定能看出来。所以我认为询问很重要。你真不知道另一个人的计划是什么或他在想什么。你能发现的唯一方法是提出正确的问题，而且不仅仅是提问，还包括你如何提问以及何时提问。我认为与那个人建立关系很重要，这样他们就更有可能给你诚实的答案。根据我的经验，可以很快建立关系。我的意思是，在几分钟内，真的，如果你采取不知道的姿态，积极和认真地倾听。问问他们自己的情况。"是什么让你走到这一步的？"倾听那些触发因素，倾听那些消极想法，它们可能是自杀意念的预先决定因素。提问的时候要知道这是不舒服的。我知道很多人在评估自杀意念方面有困难，因为担心它们会给人带来消极的影响，或者因为这让人感到不适。但是，我学到的一点是，接受这种不舒服并向其靠拢。询问别人这些类型的问题永远不可能舒服。与处于这种程度的痛苦之中的人坐在一个空间里，永远不可能舒服。所以要承认这不舒服，但这真的与你舒适与否无关。这是有关此人安全的大事。因此，要控制好这一点。

问：这是在说，另一个人要愿意忍受不舒服的感觉。

答：这有助于与人相处。特别是当你年轻时，我不是指年龄而是指经验，我们可能会因为听到别人的经历受到很大刺激。但重要的是，首先要有这种意识；其次，要非常有意识地管控这种情况，因为这个空间真的属于客户，不属于你。所以要有同情心，但也要控制好自己的共情能力，需要在同情心和共情能力之间保持平衡。共情真的是关于你的，是你身上的反应，是会被触发的东西。所以你要管理好这一点，以便你有更多能力对与你一起工作的人产生同情心。为他们提供更多支持，这样你就可以帮助他们应对正在经历的任何挑战。

问：我的伙伴有时说，同情心不是你可以要求的东西。它是你只能为别人提供的东西。当人处于绝望的空间时，你是否觉得你可以从书中对他们说些什么？

答：当人们真正感到绝望和无望时，我所做的事之一是，试图帮助他们扩展视角。我可以说："现在，这就是你的感觉。但是，当你能够扩展视角，把眼光放远一点儿，超越你的环境，你知道这种感觉会转移，会改变。你以前在此空间有过经验，它转移了，改变了。"我建议，只是尝试将你的视角延伸到当下之外。这可能真的很困难，但如果有人和你在一起，能够支持你完成这个任务，可能真的很有帮助。我知道不可能总有人陪着你。你可以做一些事来帮助你处理好这个时刻以便超越它。

问：在那些时刻，如果可以的话，我们需要把视线拉长一点儿。

答：这可能很困难。但是，我试图对人做的是使其正常化。它未必是什么巨大或深刻的东西，可以是非常轻微的转变，因为任何轻微的转变都将改变动态。你能做的一件事是什么？你可以关注或思考什么无论多么轻微渺小的事，可把你从当下时刻转移出来？

问：坎迪斯，有人最近自杀未遂，现在仍然活着并试图恢复正常生活，你会对他说什么？

答：这取决于我与当事人的关系，因为有时你与和你有既定关系的人一起工作，而有时你通过接收评估遇到有自杀企图的人，他们可能刚从医院出院。因此，这将取决于相关因素。我会问他们："是什么帮助你感觉更好些？是什么帮助你超越那个空间？"真正具体化这一点。明确是什么让你与生活保持联系。帮助人们思考。在问这个问题时，你会发现人们有许多不同方式来感受联系，而且并非你可能认为的传统方式。它可能是"因为我爱我的狗"，或"我真的很喜欢照顾我的植物",它可以是任何东西。是什么让你保持联系?再一次视角扩展。这对年轻人不起作用,但当你过了三十岁或四十岁时,你有生活经验可以利用。你可以说,嘿,我以前熬过了这段时间。我以前能够忍受这场变故,现在我也可以挺过去。

陷入危机的克兰西

我不打算用克兰西和我的自问自答来烦扰诸位。但是,在本附录的最后,我的确想提一下我自己的方法,即通过与自己对话来让自己渡过真正可怕的自杀时刻。这是我在具体准备自杀时使用的技巧,非常有效。

以下是我试图问自己的十大问题清单(在埃德温·S. 施耐德曼的《自杀心理》一书的帮助下制定),有些问题有后续问题及其变体。当有人来找我说他们有自杀的念头时,我也经常依靠这些问题或者将它们变动一下来帮助他们。

我不认为这些问题的答案应该或必然决定我的行动方案。但是,在我自杀之前,即使我不愿意和别人谈论这一问题,但它是我试图与自己交谈的方式。

1. 有什么是我现在可以做的吗?让我感觉不那么恐慌,不那么受到威胁,不那么被束缚?克兰西,你能不能长时间散步?克兰西,你能不能像几乎所有恐慌和焦虑专家所说的那样,放慢脚步,做一些深呼吸?

2. 我想逃避什么呢?克兰西,你能说得具体点儿吗?还有其他逃避方法吗?

3. 我想停止所有思考吗?还是仅仅不去想痛苦的部分呢?

4. 还有没有其他方法可以减轻我的心理痛苦,哪怕只有一点点?就这一点,会让我的心理痛苦无法忍受吗?

5. 让我如此抓狂的主要挫折是什么?它有看起来那么重要吗?

6. 我可以希望什么?我可以帮助什么?要帮助我?

7. 有什么是我在乎的吗?

8. 你能等到明天再逃吗?你明天还能逃跑吗?

9. 克兰西,你有没有告诉别人你打算今天自杀?你能吗?打最后一个电话。来吧,你可以这样做。你能不能试试?至少要发个短信。好吧,你发了短信。他们说什么了?

10. 你走到当前这一步是因为你的思维模式吗?你能不能别这么老套乏味?玩出点儿新花样嘛。

当我感到绝望时,我就会尝试把这些问题至少再过一遍,如果我能做到。我把它们保存在我的电脑文档中,还把它们放在手机的笔记部分。我真的吓坏了,清单似乎太长,让我有幽闭恐惧症,于是我尝试让自己只大声读出一个问题。它帮我大声读出来其他问题。

我应该重复以前说过的话,从目前的文献中我们可以看出,向某人伸出手,也就是我的第9个问题,应该是避免自杀企图的最好方法。然而，对我来说，这接近清单的底部，因为我几乎永远做不到。难怪德斯莱尔认为，我们不应该过分强调向某人求救，因为我们可能倾向于认为，好吧，我无法伸出求救的手，那是我最后的希望，到了该放弃的时候。

也许你像我和德斯莱尔一样，在最糟糕的时候常常做不到向别人求救。好吧，也许你可以做其他事（我的第一条问题），像德斯莱尔说的那样。你可以像她以前那样去星巴克里买一杯冰咖啡，或者像我以前那样去麦当劳买个冰激凌甜筒（99美分！），或者泡一杯茶，或者听一首歌，把声音开到最大。你可以分散自己的注意力。你可以看网络平台上普林斯唱《当鸽子哭泣》的视频。随着摄像机慢慢推近，显示出他在浴缸里，然后看见他站起来伸出手时，你会感觉好一点儿。你甚至会用微笑面对你的痛苦。

关于第4条问题，它听起来很吓人，问自己心理痛苦是否无法忍受。但后来我几乎总是意识到，是的，它可能真的非常非常糟糕，它可能感觉像一团令人窒息的毒云，但它可以忍受。更大的问题是我对疼痛的恐慌而非疼痛本身。

我最喜欢的是第10条。但是，在我尝试其他几条之前，我还没有真正准备好接受第10条。不过，这句话让我很感动。我就是这样。该死的，实在老套乏味得很。克兰西，我们能不能试着混合一下？在经过了这一切之后，现在没有什么比自杀更明显、更无创意、更蹩脚的举动了。

毕竟，谁说过我必须以这种方式解决问题？难道我没有一点儿体现情感和创造性的自由吗？

译后记

一、缘由

译者首次关注克兰西·马丁教授是在 2013 年，他的《论自杀》被翻译发表在译者的博客上，后被共识网等网站转载。后来译者陆续翻译过该作者的若干文章，对他有一种莫名的亲切感。2023 年 3 月 31 日，译者从作者那里得知东方巴别塔（北京）文化传媒有限公司获得《我如此努力地活着》的中文版权，承蒙刘洋老师的信任和厚爱，我们很快签订了委托翻译合同。大约两个月之后，刘老师还将另外一本哲学书——格雷林教授的《良好生活的哲学：为不确定的人生找到确定的力量》也委托给译者和外院同事崔家军一起翻译。刘老师的完全信任和热情帮助令译者感到责任重大，故而竭尽全力，但愿能够顺利完成这项任务。在翻译该书之前，译者曾翻译过纽约社会研究新学院西蒙·克里奇利教授的《自杀遗书》一书。虽几经努力,联系过多家出版社,皆因各种因素而搁浅。此次《我如此努力地活着》的翻译和出版是对译者在这方面的兴趣和努力的极大鼓励和支持,因而深感欣慰。

这里,译者对《自杀遗书》稍作介绍,读者可以将其作为阅读本书的背景资料,有兴趣的读者或许还可以将两本书一起阅读,从中发现一些很有意思的相似性和差异。西蒙·克里奇利的《自杀遗书》既是哲学探索练习,又是非常感人的个人内心告白。克里奇利引用了郁郁寡欢却文笔流畅的罗马尼亚哲学家萧沆(埃米尔·米歇尔·齐奥朗)的观点:"每一本书都是推迟的自杀。"

作者在开头第一句中就说,此书不是自杀遗书。同样,马丁的《我如此努力地活着》不是为自杀辩护的书,更不是鼓励人们自杀的书。克里奇利在采访中承认他是存在主义者,一辈子都是存在主义者。他喜欢早期海德格尔、列维纳斯、莫里斯·梅洛-庞蒂、加缪、陀思妥耶夫斯基等人。克兰西·马丁也是存在主义者,喜欢的作家是尼采、克尔凯郭尔、萨特、加缪等。这两本书都引用了美国幽默作家多萝西·帕克阐述不同自杀方式的比较优势的著名诗行:

  剃刀令你疼痛

  河边湿漉漉的

  硫酸有污染

  药品引起痉挛

  枪支不合法

  绳子会断掉

译后记

煤气太难闻

还是活着吧。

两书也都提到作家大卫·福斯特·华莱士的自杀以及这位作家在2005年凯尼恩学院发表的精彩毕业典礼演讲《生命中最简单又最困难之事》。只不过，克里奇利谈及的是自杀是杀人的观点。克兰西·马丁则用下面的话描述华莱士的演讲：

"这有点儿像芥川龙之介在他未发表的遗书中对孩子说的话：'人生就像一场战斗。'""生活应该继续下去。拥有你这样的头脑需要一场战斗，但你值得为你的存在而奋斗。"

这个观点也是克里奇利完全赞同的观点，只不过分析角度不同。克里奇利引用最悲观的格言作家萧沆的观点：自杀是乐观主义者的最后一个行为。自杀者往往以为有些事必须靠死亡来解决，但自杀者的死亡什么也挽救不了。"你以为你是谁？为什么不冷静下来观察世界忧郁场景的优雅呈现？它们就美妙地来到你面前，萦绕在你身边。"克里奇利非常喜欢这种思想：自杀中有一种懦弱。萧沆认为更难的问题是如何挺住，要求我们顽强活下去。顽强活下去，你会发现它未必那么糟糕，这个世界一塌糊涂，乱糟糟、喧闹不堪，但里面也充满诱惑，为什么不在世界上待一段时间？克里奇利对记者说，他赞同一种有力量、有勇气的悲观主义。这让人想起以悲观主义而闻名的英国哲学家约翰·格雷的说法："我是个充满希望的悲观主义者。"

二、《我如此努力地活着》之前的作品

在介绍《我如此努力地活着》之前,译者简要介绍作者的若干文章和著作,以便给读者提供必要的背景资料来更好地理解本书讨论的内容。

(一)《论自杀》

此文可以说是作者后来撰写本书的源头。文中的核心观点在书中得到了进一步的发挥和阐述。他是反对自杀的,他引用玛丽·卡尔评论华莱士死亡的诗歌:"自杀者个个都是浑蛋,我当不了上帝有很好的理由,因为在打击自我毁灭者时,我心狠手辣残酷无情。"自杀被看作是最自私的行为,在我们身上按了即使凶手也不会按的键。(Clancy Martin, 2013)他虽不完全满意加缪的结论,但在某种程度上同意他的观点:继续活下去等于对根本不关心我们的世界说"去你的!"。克兰西·马丁在文中对自杀者深表同情,他说:"我们属于最丢人的俱乐部的成员。我们是自杀未遂者。"真实情况是:如果你自杀成功,人们对你愤怒不已,如果失败了,则往往蔑视你。克兰西·马丁在文中强调了公开讨论自杀的重要性。毕竟,人生是世界上唯一的游戏。(Clancy Martin, 2013)

(二)《欺骗哲学》

这是克兰西·马丁教授在 2009 年在牛津大学出版社编辑出版的一本著作,是由 14 篇随笔集结而成的文集,主题涵盖欺骗、自欺、

撒谎和各种形式的掩饰。与哲学家哈里·法兰克福的《论废话》类似，文集中的第一篇文章是罗伯特·所罗门的《哲学中的自我、欺骗和自欺》，所罗门说："哲学家通常欺骗自我和试图欺骗他人相信这个学派或者方法比其他更优越。"撒谎者仍然受制于真理这个标准，说废话者则根本不在乎真理还是谎言。难怪法兰克福说："对真理来说，废话是比谎言更可怕的敌人。"（Dion Scott-Kakures, 2010-06-17）

（三）伯纳德·威廉斯《真理与真诚：谱系论》书评

克兰西·马丁在书评中称该书是威廉斯的"绝唱"，是威廉斯得知自己身患癌症后撰写的最后一本书。威廉斯论证了真理概念对我们思考和谈论世界的重要性。他不是在提出真理理论而是集中讨论他辨认出的真诚、准确和本真等美德。这本书与马丁本人编的文集《欺骗哲学》密切相关。里面有希罗多德、修昔底德、卢梭、狄德罗、哈贝马斯和福柯等有关真理的论述。我们或许担忧真理性使其具有工具性的价值描述（难怪威廉斯想要提供对真理的内在价值的描述）的理由之一是人们很容易想象对欺骗的描述，使其具有类似的工具性价值。（Clancy Martin, 2003）

三、作者的采访记

克兰西·马丁在本书出版前后接受了包括《时尚先生》（*Esquire*）杂志在内的多家媒体的采访，回答了有关此书的很多问题，涉及作者的自杀经历和哲学探索、哲学探索和自杀的关系、撰写此书的主要动机、该书的目标读者、给读者的建议和希望、著作完成之后的感觉等，相信这些对读者快速了解本书的内容会有一些帮助。下面依次简要介绍。

（一）作者的自杀经历和哲学探索

"死亡的诱惑"几乎在作者的记忆之初就一直存在。六岁的时候，马丁首次尝试让自己消失，就是故意将三轮车冲着飞驰而来的公交车骑了过去。(Kevin Koczwara, 2023-03-20) 十五岁时，他在得克萨斯州和两兄弟一起做利润丰厚的珠宝生意。大把的金钱如瀑布般倾泻而来，随之而来的还有毒品和狂喜。除了毒品之外，二十来岁的钻石商人如酒神狄俄尼索斯般疯狂酗酒，完全忘记昨天和明天，整日里纸醉金迷。与此同时，自杀的想法从来就没有离开过马丁，在他的脑壳里嘀嗒作响就像个定时炸弹一样。总之，他尝试了至少十次自杀。(Gordon Marino, 2023-03-28) 他受哥哥和父亲的影响很大，六七岁的时候就接触过印度的《薄伽梵歌》，少年时期阅读过美国作家托马斯·默顿等作家的作品，刚入大学时学的专业是化学，后来选修了鲍勃·帕金斯的哲学课，从此爱上了哲学。柏拉图、笛卡尔、康德和克尔凯郭尔彻底改变了他的人生。他同时接触了东方哲学，等到毕业时同时申请了医学院和哲学院，同时被录取，他在咨询父亲的意见时，父亲说："克兰西，你知道，我的所有医生朋友一直在做的就是抱怨保险，从来没有时间和家人待在一起，整天都在工作，痛苦不堪。我的教授朋友赚不了很多钱，但他们真的很幸福。"后来，他上了哲学系，考上了研究生，获得哲学博士学位，并最后当了哲学教授。（Kevin Koczwara, 2023-03-20）甚至在他拥有好不容易获得的哲学教授职位之后，他尝试切断风筝线的企图仍然没有停下来。但自杀比表面看起来要更困难一些，他仍然想活在闹哄哄的、喧嚣嘈杂的世界。

（二）哲学探索和自杀的关系

自杀思维也是一种上瘾的形式，痛苦的习惯性源头之一是致力自我毁灭的想法。哲学探索和自杀有明显的联系。马丁说，几乎每个伟大哲学家至少是二十世纪的哲学家都撰写过自杀话题的文章。在思考美好生活的问题时，也是在思考善终问题。启蒙之后，人们在谈论如何为自杀的权利辩护，这被视为解放的一部分。大部存在主义哲学家认为人生是值得过的，痛苦是有意义的而不是没有意义的。（Tom Beer, 2023-03-29）他特别提到了将哲学家和作家的著作融合在书中的理由，他说他想依靠深入思考过自杀问题，甚至尝试过自杀的伟大哲学家和优秀作家的智慧，如塞涅卡、大卫·福斯特·华莱士、李翊云，他想学习他们有关死亡欲望的教导和生活下去的理由。（Reading Group Center, 2023-03-30）

（三）撰写此书的主要动机

真诚和准确地描述作者几乎每天都在想自杀却还一直活着究竟是什么样子，并显示这样做的特别理由是什么。作者和很多有自我厌恶和绝望等类似痛苦的人交流，这让他意识到有这种感受者并非只有自己一个，这一点很重要。他想让有自杀念头者明白，你不是失败者和废物，不是成功世界里的浑蛋。意识到别人也有这种感觉能够帮助我们理解自己没有毛病。通常正是我们出了毛病的想法产生了将我们推下悬崖的风险。我们必须谈论它。（Clancy Martin, 2023-03-28）自杀尝试没有什么好丢人的。写这本书让他学到了心态更加开放，更少恐惧，更少评判他人。作者在接受《时尚先生》杂志记者凯文·科奇瓦拉采访中说，他的这本具有醒目标题的书的目标读者是像他一样遭遇自杀执念困扰的人，在网上搜索有关自杀的信息时看到作者文章的人。作者希望本书能够给在精神病院治疗的人一些安慰。这本书让人觉得就像是作者写给自己孩子的书，读起来像回忆录或者写给孩子的信。（Kevin Koczwara, 2023-03-20）作者的第一个希望是多次尝试自杀者将看到自杀是糟糕的主意，第二个希望是有助于促进帮助自杀者的运动，尤其是促成国民如何帮助年轻人的大讨论。（Tom Beer, 2023-03-29）

（四）著作完成之后的感觉

马丁说感到轻松了许多，不那么抑郁了，祈求好运。他知道这是缓慢的过程，以前总想控制一切，现在学会放手了，一旦你把某个东西送人，它就不再是你的了。他特别补充说，年轻人的自杀率以前是以十五岁到二十四岁为界，现在是十岁到二十四岁，有些人甚至统计八岁到二十一岁的自杀率，很多青少年尝试自杀，进入急救 24 小时或者 48 小时之后就再也没有任何关照了。这太可怕了，我们必须找到办法帮助年轻人。（Kevin Koczwara, 2023-03-20）

四、《我如此努力地活着》的主要内容

《我如此努力地活着》的英文版 2023 年秋季出版，马丁说"在我的一生之中，脑海中一直存在着两种自相矛盾的想法：我希望我已死去，但我又庆幸自己自杀未遂"。这奠定了本书的基调，书中有对自杀的意义和历史的哲学及文学思考，同时还有作者本人在心理疾病、喝酒成瘾和自杀念头中挣扎的自传性描述。书中也包含了历史上很多著名自杀案例的分析，考察了尝试自杀和详细描述自杀经历的若干伟大作家的想法，包括大卫·福斯特·华莱士、李翊云、芥川龙之介、奈莉·阿坎；哲学史上支持和反对自杀的论述，如塞涅卡、苏格拉底、叔本华、克尔凯郭尔、休谟、尼采、弗洛伊德、加缪等；对哲学文献所做的干脆利落的评论，以及与其交流倾诉的自杀者的心路历程等。这本书部分是回忆录，部分是哲学文本，部分是行动指南，是由亲身经历过所谈论事件的人士所写。作为回忆录和哲学的结合体，它带有自我帮助类书籍的少许特征。这是一种诚实的尝试，作者向读者展示他的挣扎和如何逐渐克服这种思想困扰的。在正文后，读者能够发现包含大量有用信息的附录，万一自己陷入困境的时候，也许用得上。作者用愉快的、亲切的、推心置腹的交谈式口吻写成，他似乎一直在寻找一些话想与踏在刀锋上的人说一说。

本书分为三部分，每个部分对应作者人生的三个关键阶段。作者考察了自我毁灭的想法最初渗透进人们心理的过程是多么复杂和普遍，在探索自己的体验中，他也描述了知名作家和明星的自杀历

史。虽然专家给出过具有说服力的心理学解释，马丁的视角、敏锐犀利和令人不安的描述仍激起读者浓厚的兴趣。作为哲学家，马丁提供了有关释迦牟尼和弗洛伊德犀利深刻的见解，这两人都假设人有"死亡冲动"，这是就像吃饭和性一样强烈和根本性的心理欲望。作者试图解开自童年以来就一直在折磨他的棘手两难困境的奥秘。至少对那些受自杀问题困扰的读者来说，他将自杀问题人性化了。

马丁撰写自杀的话题已经行之有年，他一直以内行的身份非常慷慨地指导那些相信生活中除了折磨和痛苦什么都没有的可怜人。在最后一章，他为那些生存意志萎靡不振的人提供了长达30多页的一系列直截了当的建议，给出了自我帮助的种种资源，可谓爱心满满，非常有用。比如，它帮助人们记住，严重的抑郁能够让我们丧失时间视角，毒化我们的思想，促使我们相信任何变化都是根本不可能的。提醒你自己认识到"明天再自杀也不迟"，这样能为你提供喘息的微小空间。马丁的编辑说，克兰西令人印象深刻之处在于其文笔绝对坦率、温暖和幽默，吸引读者去观看这么一个灰暗的话题。他从来没有想到编辑谈论自杀的书还能笑起来，而且不止一次。其敏锐和诚实的态度让你心安，没有任何心理负担，允许你谈论难以启齿的东西。马丁的目标就是让人们谈论它，减少其污名化的程度，拯救生命。(Chris Vognar, 2023-01-06) 马丁说，对那些不理解自杀或者因为亲人自杀而深感内疚的人，希望他们对此问题理解得更好些，不要自责，不要责怪自杀者，接受这个事实，这是一场战斗，他打斗了一段时间了。《我如此努力地活着》是作者继续打斗下去的方式。(Chris Vognar, 2023-01-06)

译后记

　　译本出版之际，译者要感谢作者克兰西·马丁教授的厚爱和信任，和对译稿提出的修改意见。感谢东方巴别塔（北京）文化传媒有限公司刘洋先生的信任和支持。感谢译者任职单位2021级硕士生罗洁莹、张欢、邢明霞、关青恒、朱露露、刘余佳、陈娇娇等同学提供的帮助。译者在翻译过程中参考了若干译作，如陈蒲清注译《四书》（广州：花城出版社，1998年），柏拉图著、郭斌和与张竹明译《理想国》（北京：商务印书馆，1986年），克尔凯郭尔著、张祥龙和王建军译《致死的疾病》（北京：中国工人出版社，1997年），莎士比亚著、朱生豪译《莎士比亚经典名著译者注丛书——哈姆雷特》（武汉：湖北教育出版社，1998年），尼采著、孙周兴译《快乐的科学》（北京：商务印书馆，2022年），加缪著、杜小真译《西西弗神话》（北京：商务印书馆，2018年），柏拉图著、王太庆译《会饮篇》（北京：商务印书馆，2013年），伯纳德·威廉斯著、徐向东译《真理与真诚：谱系论》（上海：上海译文出版社，2013年）等，笔者对这些译者表示感谢。

吴万伟

2024年4月于武汉青山

参考文献

Alessandri, Mariana. Spitting in death's eye, *New Philosopher*, Fall, 2019, pp.124-126.

Auerbach, David. Ernst Cassirer, Heidegger, and the Pitfall of Being Reasonable 2011-08-27 Ernst Cassirer, Heidegger, and the Pitfall of Being Reasonable - waggish.

Baggini, Julian. I still love Kierkegaard, Aeon Magazine, http://www.aeonmagazine.com/world-views/julian-baggini-i-love-kierkegaard/

Baggini, Julian. The death of my father, *Aeon Magazine*, http://www.aeonmagazine.com/oceanic-feeling/would-philosophy-help-when-my-father-died/

Barbagli, Marzio. *Farewell to the world: a history of suicide*, translated by Lucinda Byatt, Cambridge: Polity Press, 2015.

Beer, Tom. A Philosophical—and Personal—Study of Suicide, 2023-03-29, A Philosophical—and Personal—Study of Suicide | Kirkus Reviews.

Bennett, Andrew. *Suicide century: literature and suicide from James Joyce to David Foster Wallace*, Cambridge: Cambridge University Press, 2017.

Brennan, Michael. The A–Z of Death and Dying Social, Medical, and Cultural Aspects, Santa Barbara: Greenwood, 2014.

Book Review: 'How Not to Kill Yourself,' by Clancy Martin - Silk-News.com, 2023-03-26

Cholbi, Michael. *Immortality and the philosophy of death*. London: Rowman & Littlefield International Ltd, 2016.

Cholbi, Michael and Travis Timmerman, *Exploring the Philosophy of Death and Dying: Classical and Contemporary Perspectives*, New York: Routledge, 2021.

Critchley, Simon. *Notes on Suicide*, London: Fitzcarraldo Editions, 2015.

Critchley, Simon. *Tragedy, the Greeks, and us*, New York: Pantheon Books, 2019.

Critchley, Simon. *Very Little...Almost Nothing: Death, Philosophy and Literature*, London: Routledge, 2004.

Evans, Brad. *ECCE HUMANITAS Beholding the Pain of Humanity*, New York Chichester: Columbia University Press, 2021.

Feldman, Fred. *Confrontations with the Reaper, a philosophical study of the nature and value of death* New York: Oxford University Press, 1992.

Gould, Emily. Making It: Clancy Martin Writes to Stay Alive, 2023-03-09, Clancy Martin Writes to Stay Alive (vulture.com).

译后记

Hecht, Jennifer Michael, *Stay: a history of suicide and the philosophies against it* New Haven: Yale University Press, 2013.

Heidegger, Martin, *The fundamental concepts of metaphysics: world, finitude, solitude*; translated by William McNeill and Nicholas Walker, Bloomington: Indiana University Press, 1995.

Kaag, John. and Clancy Martin. Dreadful dads, 2017-01-10, https://aeon.co/essays/what-the-childless-fathers-of-existentialism-teach-real-dads 忧心忡忡的父亲_爱思想 (aisixiang.com).

Kaag, John. *Hiking with Nietzsche On Becoming Who You Are*, New York: Farrar, Straus and Giroux, 2018.

Koczwara, Kevin. A Portrait of the Suicidal Mind, 2023-03-20, Clancy Martin on 'How Not To Kill Yourself' (esquire.com).

Lasch-Quinn, Elisabeth. Ars Vitae: The Fate of Inwardness and the Return of the Ancient Arts of Living, NOTRE DAME: UNIVERSITY OF NOTRE DAME PRESS, 2020.

Li Yiyun, *Where Reasons End*, New York: Random House, 2019.

Lugt, Mara van der. *Dark Matters pessimism and the problem of suffering*, Princeton: Princeton University Press, 2021.

Marino, Gordon. Navigating the Lull of Death: On Clancy Martin's "How Not to Kill Yourself" by 2023-03-28 Navigating the Lull of Death: On Clancy Martin's "How Not to Kill Yourself" (lareviewofbooks.org).

Martin, Clancy. On Suicide, http://harpers.org/blog/2013/06/on-suicide/

Martin, Clancy. Clancy Martin on the Contradictions of Living Through Suicidal Moments 2023-03-28. Clancy Martin on the Contradictions of Living Through Suicidal Moments ‹ Literary Hub (lithub.com).

Martin, Clancy. *How Not to Kill Yourself, A Portrait of the Suicidal Mind*, New York: Pantheon Books, 2023.

Martin, Clancy W. *Truth and Truthfulness*: *An Essay in Genealogy by* Williams, Bernard,2003-09-15, Truth and Truthfulness: An Essay in Genealogy | Reviews | Notre Dame Philosophical Reviews | University of Notre Dame.

Reading Group Center, 2023-03-30, Learning to Live with Death: A Q&A with Clancy Martin, Learning to Live with Death: A Q&A with Clancy Martin, author of How Not to Kill Yourself | Knopf Doubleday.

Reardon, Sarah. What is True Leisure? *Voegelin View*, November 27, 2023 What is True

Leisure? - VoegelinView.

Ricoeur, Paul. *Living up to death*; translated by David Pellauer, Chicago: The University of Chicago Press, 2009.

Schopenhauer, Arthur. *On the Suffering of the World*, Edited with an introduction by Eugene Thacker, London: Repeater Book, 2020.

Scott-Kakures, Dion. Clancy Martin (ed.),*The Philosophy of Deception*,2010-06-17. The Philosophy of Deception | Reviews | Notre Dame Philosophical Reviews | University of Notre Dame (nd.edu).

Smith, Emily Esfahani, *The power of Meaning : crafting a life that matters*, New York : Crown, 2017.

Unamuno, Miguel de. *Tragic Sense Of Life*, translated by J.E. CRAWFORD, New York: FLITCH DOVER PUBLICATIONS, INC. 1954.

Vognar, Chris. "Clancy Martin Explains 'How Not to Kill Yourself'", 2023-01-06 Clancy Martin Explains 'How Not to Kill Yourself' (publishersweekly.com).

Waller, S. *Serial killers – philosophy for everyone*: *being and killing*, Chichester: Wiley-Blackwell Publishing Ltd, 2010.

Weinberg, Rivka. *The risk of a lifetime*: *how, when, and why procreation may be permissible*, New York: OUP, 2016.

Weinberg, R. Ultimate Meaning: We Don't Have It, We Can't Get It, and We Should Be Very, Very Sad. *Journal of Controversial Ideas* 2021, 1(1), 4; doi:10.35995/jci01010004.

Wilson, Edward O. *The Meaning of Human Existence*. New York: Liveright Publishing Corporation, 2014.

王光耀：《何种无聊？何种畏？通向何种无？——对海德格尔情绪现象学的一项考察》，《世界哲学》2022 年第 4 期。